CW00798364

SVALI

LAS CRÓNICAS DE SVALI
LIBERARSE DEL CONTROL MENTAL
TESTIMONIO DE UN EX-ILLUMINATI

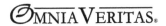

SVALI

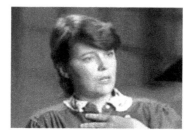

The Svali Chronicles - Breaking free from mind control - Testimony of an ex-illuminati

LAS CRÓNICAS DE SVALI
LIBERARSE DEL CONTROL MENTAL:
TESTIMONIO DE UN EX-ILLUMINATI

Traducido del americano y publicado por

OMNIA VERITAS LTD

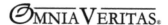

www.omnia-veritas.com

© Copyright Omnia Veritas Limited - 2023

SOBRE EL AUTOR

Hola, me llamo Svali. Toda mi familia y yo formábamos parte de un grupo sectario hasta que nos liberamos hace varios años. Yo era programador en la secta, y ahora quiero compartir los conocimientos que tengo para ayudar a los demás.

Es posible liberarse del abuso de una secta si uno está implicado. Es un proceso largo y desgarrador, pero merece la pena. En los artículos que voy a ofrecer, espero ayudar a los supervivientes del abuso de una secta a encontrar herramientas que les ayuden en su camino hacia la libertad.

Durante el último año y medio he sido asesora de un grupo de supervivientes en línea que ayuda a la gente a afrontar y liberarse de las agendas de las sectas. Yo misma he estado en terapia por abuso ritual y TID[1] durante nueve años, los últimos cinco de los cuales han estado marcados por el reciente abuso de una secta.

También soy escritora y enfermera diplomada. Actualmente trabajo como educadora en diabetes en Texas, 20 horas a la semana.

También he autopublicado un libro sobre cómo liberarse de la programación de las sectas, del que varios expertos en la materia han dicho que contiene "información inestimable" para los supervivientes de abusos rituales.

El año pasado, mi ex marido y mis dos hijos fueron liberados de los abusos de la secta. Mis hijos viven conmigo mientras mi marido trabaja en su recuperación. Todos padecen Trastorno de Identidad Disociativo (antes conocido como Trastorno de Personalidad Múltiple), ¡lo que hace que la vida en casa sea interesante! Actualmente estoy casada con mi segundo marido, que también se recuperó del TID y salió de la secta hace cinco años.

---

[1] Trastorno de Identidad Disociativo.

EQUIPOS UTILIZADOS CON FRECUENCIA POR LOS FORMADORES

Puede ser útil que los terapeutas conozcan el equipo que utilizan los entrenadores. Si su cliente describe estos elementos, que pueden parecer muy sofisticados, deben creerle. El culto se ha vuelto muy avanzado tecnológicamente.

Sala de formación: La sala de formación media es una sala de color neutro con paredes pintadas de gris apagado, blanco o beige. Algunas pueden estar pintadas de diferentes colores como parte de un código de colores. Suelen estar situadas en habitaciones subterráneas secretas o en los sótanos de grandes residencias privadas y se accede a ellas desde el edificio principal a través de una puerta cubierta. Las salas de entrenamiento improvisadas pueden instalarse durante ejercicios militares al aire libre en tiendas de lona cubiertas.

Entrenadores: Los Illuminati tienen la norma de que siempre debe haber al menos dos entrenadores trabajando con una persona. Esto evita que un entrenador sea demasiado estricto o demasiado permisivo, o que desarrolle un vínculo demasiado estrecho con el sujeto; el ojo vigilante del otro entrenador lo impide. Los entrenadores jóvenes se emparejan con entrenadores mayores y más experimentados. El mayor enseña al más joven, que hace la mayor parte del trabajo. Si el adiestrador más joven es incapaz de completar una tarea o se desanima, el adiestrador mayor toma el relevo.

Formadores senior: enseñan, pero también trabajan con los líderes del consejo y la jerarquía. Todos los miembros deben acudir de vez en cuando para una "puesta a punto" (refuerzo de la programación), incluso los altos cargos.

Máquina de electroencefalograma: suele estar equipada con conexiones de acceso directo para un uso rápido. Se utiliza mucho para la programación de ondas cerebrales; también puede utilizarse para comprobar que un determinado alter está fuera cuando se le llama. Puede utilizarse para comprobar el estado de trance profundo antes de iniciar la programación profunda. Se enseña a los entrenadores a leer estos datos.

Mesa de entrenamiento: mesa grande, a menudo de acero, recubierta de plástico o de un material fácil de limpiar. En los laterales, a intervalos regulares, hay sujeciones para brazos, piernas y cuello que impiden el movimiento.

Silla de entrenador: silla grande con reposabrazos. Se colocarán sujeciones como las descritas anteriormente a intervalos regulares para restringir el movimiento cuando la persona esté sentada en la silla.

Equipos de electrochoque: los modelos y tipos varían mucho según la edad y la empresa. La mayoría tienen un conjunto de cables recubiertos de goma, con electrodos que pueden conectarse mediante velcro, goma (pinchos de acero que se presionan bajo las uñas de los dedos de manos y pies) o almohadillas de gel (zonas más amplias del cuerpo, como el pecho, los brazos o las piernas). Algunos electrodos son diminutos y pueden pegarse junto a los ojos o colocarse en los genitales. Estos electrodos se conectan a la "caja de descargas", que tiene controles para determinar la cantidad de electricidad y la frecuencia, si se desean descargas espaciadas.

Medicamentos: un gran número de opiáceos, barbitúricos, hipnóticos, sedantes, agentes anestésicos. También se guardan fármacos de reanimación y antídotos, claramente etiquetados e indexados. Muchos medicamentos, sobre todo los experimentales, sólo se conocen por nombres en clave, como "alphin 1".

Equipo de reanimación cardiopulmonar: en caso de que la persona tenga una reacción adversa a la medicación o a la programación. Ocasionalmente, un niño alter puede salir inadvertidamente durante una secuencia de programación y sufrir una sobredosis de fármacos destinados a alter adultos. Los entrenadores tienen que administrar el antídoto y reanimar al niño como si fuera un niño de verdad. Son muy conscientes de ello y castigan severamente a los niños alter para enseñarles a salir sólo cuando se les llama.

Cascos de realidad virtual: la piedra angular de los últimos años. Muchas secuencias de programación utilizan imágenes holográficas y dispositivos de realidad virtual, incluidos programas de asesinatos, en los que la persona "mata" de forma realista a otro ser humano. Estos discos virtuales son mucho más avanzados que los de las salas de videojuegos.

Equipos de musculación: utilizados en el entrenamiento militar para mejorar la forma física y la masa corporal magra.

Instrumentos de acero: utilizados para penetrar en los orificios y causar dolor.

Máquina de estiramientos: utilizada como castigo, "estira" a la persona sin romper los huesos. Extremadamente dolorosa.

Rejillas y proyectores del formador: sirven para proyectar las rejillas en la pared o el techo.

Proyector de cine: para proyectar películas, aunque los nuevos discos de RV los están sustituyendo. Ordenador: recogida y análisis de datos; mantenimiento de una red informática en el sistema de la persona. Los códigos de acceso actuales de los ordenadores militares se utilizarán para descargarlos en los ordenadores gubernamentales.

Registros del formador: contienen copias indexadas de los sistemas del sujeto, incluidos los cambios de clave, los códigos de comando, etc.

Objetos reconfortantes: se utilizan para reconfortar al sujeto después. Puede ser un juguete o un caramelo para los niños alterados, o aceite para el masaje. Pueden ofrecerse toallas calientes o bebidas, ya que el adiestrador establece un vínculo con la persona con la que ha trabajado y la reconforta. Esta es probablemente la parte más importante del proceso de adiestramiento, ya que el adiestrador explica a la persona con calma y suavidad que lo ha hecho bien y que está orgulloso de ella.

CAPÍTULO I

Una visión general de Illuminati

Para entender la programación de la secta de los Illuminati, primero es necesario comprender un poco la estructura y la filosofía de la organización. Los Illuminati son un grupo de personas que siguen una filosofía conocida como "iluminismo" o "iluminación". Los Illuminati recibieron su nombre hace varios cientos de años, pero sus raíces y su historia se remontan a las antiguas religiones místicas de Egipto, la antigua Babilonia e incluso Mesopotamia. De estas antiguas religiones, practicadas en secreto durante cientos y cientos de años, surgieron grupos esotéricos que continuaron practicando los ritos, tradiciones y enculturación aportados por los grupos originales.

A lo largo de los siglos, estos grupos han practicado abiertamente en algunos países, y en secreto en países donde el cristianismo u otras religiones se oponían a sus prácticas. Entre los grupos que surgieron de estas antiguas raíces se encuentran la Orden de los Caballeros Templarios, los Rosacruces, el Bautismo y los cultos druidas. Estos grupos fueron los precursores, o las raíces, del Iluminismo moderno. Los primeros líderes iluministas optaron por tomar lo que creían que eran las mejores prácticas de cada religión raíz, combinarlas en principios y, a continuación, organizar estos principios siguiendo unas directrices específicas.

La Ilustración moderna es una filosofía financiada por los ricos, pero practicada en todos los estratos sociales. Es una filosofía cuyos principios se han extendido por todo el mundo. Comenzó con la rama alemana de los rosacruces, se extendió a Inglaterra y llegó a Estados Unidos con los primeros colonos.

Los Illuminati tienen tres ramas principales: la rama germánica, que supervisa a las demás, la rama británica, que se ocupa de las finanzas, y la rama francesa/rusa. Estas tres ramas están representadas en Estados Unidos y Canadá, así como en países de todo el mundo.

Cómo se organizan los Illuminati en Estados Unidos

Los Illuminati tienen grupos en todas las grandes ciudades de Estados Unidos. Originalmente entraron en Estados Unidos a través de Pittsburgh, Pensilvania, y desde allí se extendieron por todo el país. Dieciocho ciudades de EE.UU. se consideran "centros de poder" importantes para el poder y/o la influencia de los Illuminati. Se trata de Washington DC y sus alrededores, Albany (Nueva York), Pittsburgh (Pensilvania) y el "Triángulo de Oro" de los Illuminati. El "Triángulo de Oro" de la zona de Winston Salem; Raleigh, NC; Minneapolis, Minn; Ann Arbor, Mich; Wichita, Kan; Phoenix, Az; Portland, Or; Flagstaff, Az; Seattle, Wash; Houston, TX; Los Angeles, CA y alrededores; Atlanta, Ga; New Orleans, La; Springfield, Miss. Otras ciudades también son importantes para los Illuminati, pero estas ciudades les proporcionan dinero, realizan investigaciones y a menudo albergan consejos regionales.

Jerarquía Illuminati

Los Illuminati han organizado su sociedad en niveles extremadamente jerarquizados o estratificados. De hecho, los niveles superiores son conocidos como los:

Nivel jerárquico: Los Illuminati han dividido los Estados Unidos en siete regiones geográficas. Cada región tiene su propio consejo regional de 13 miembros, con un consejo asesor de tres ancianos para cada región. Estas regiones interactúan en asuntos de finanzas, personal, educación, etc. Por debajo de cada consejo regional hay un consejo local. Se trata de un consejo de 13 miembros, cuyo jefe forma parte del consejo regional y le proporciona información sobre los grupos locales que dirige. El consejo local también tiene un consejo consultivo de 3 miembros.

Una junta local en una gran área metropolitana podría tener el siguiente aspecto:

➢ Jefe del consejo local (depende del consejo regional)

➢ Dos intermediarios (que le informarán de todas las actividades bajo la responsabilidad del socio principal)

➢ Cuatro directores (supervisan las finanzas, administran y organizan las actividades del grupo)

> Seis formadores senior (supervisan a los formadores de los grupos locales, forman a otros formadores)

Bajo el citado Consejo de Administración hay seis personas designadas como informadores o intermediarios, que participan en las reuniones de los grupos locales, interactúan con los líderes de los grupos locales e informan al Consejo de Administración.

Nivel anárquico: los niveles por debajo del consejo se denominan niveles anárquicos. Por debajo del nivel medio se encuentra el nivel de grupo local. Está formado por "grupos hermanos" locales (cuyo número varía en función del tamaño de la ciudad o ciudades de la región). Una gran área metropolitana puede tener de diez a veintisiete grupos.

Cada grupo asociado estará dirigido por: Un Sumo Sacerdote y una Sacerdotisa: este papel rota cada tres años para permitir que diferentes personas dentro del grupo asuman funciones de liderazgo. Cada grupo tendrá también diferentes miembros con funciones/trabajos específicos dentro del grupo. Estas funciones se tratarán en el capítulo 2.

Una cosa que me gustaría subrayar es que los Illuminati de hoy son generacionales. Sus miembros nacieron dentro del grupo, que está altamente organizado, como se ha descrito anteriormente. La organización descrita anteriormente es representativa, con pequeñas variaciones, de la mayoría de las grandes áreas metropolitanas de los Estados Unidos. Los núcleos de población más pequeños se organizarán de forma similar, pero se agruparán con varias ciudades de la región para crear el consejo de gobierno local.

Cómo ganan dinero los Illuminati

Los Illuminati están involucrados en muchas áreas para hacer dinero, ya que necesitan financiación continua para sobrevivir. Están involucrados en muchas empresas tanto ilegales como legales.

> **Tráfico de drogas:** Los Illuminati se aliaron con la mafia y los colombianos hace años para ayudarse mutuamente a introducir drogas en EEUU. También proporcionan correos para sacar drogas y dinero de EE.UU. Los Illuminati suelen ser hombres de negocios ricos que tienen cuatro capas de gente por debajo de ellos. La cuarta capa está en contacto con gente de la industria de la droga. Nunca se presentan como iluministas, sino sólo como personas interesadas en inversiones, con un beneficio garantizado, y son muy discretos. A cambio, los

grupos locales proporcionan personas dispuestas a actuar como correos de dinero o drogas, o personas dispuestas a ayudar a cubrir las operaciones locales.

> **Pornografía:** En muchas ciudades, los Illuminati están vinculados a la pornografía, la prostitución, la prostitución infantil y la venta de blancas. Una vez más, hay varias capas presentes, como un amortiguador, entre los verdaderos "dirigentes" y los que participan en las actividades, o las financian, y acaban siendo pagados por ellas.

> **Niños:** a menudo son suministrados por grupos de culto locales y enseñados a convertirse en niños prostitutos (y más tarde en prostitutos adultos); son fotografiados y filmados en todos los tipos de pornografía disponibles, incluidas las películas snuff y las películas violentas.

> **Tráfico de armas:** Los Illuminati y otros grupos también están implicados en la venta y el transporte internacional de armas. Los Illuminati cuentan con correos bien entrenados que cruzan fronteras internacionales y nacionales. Estos correos son muy discretos y no revelan sus fuentes, so pena de suicidio o asesinato. Estas personas son responsables ante otras por encima de ellos, con dos "capas de amortiguación" más de personas por encima de ellos, antes de que se encuentre la persona Illuminati con el dinero que está ayudando a financiar todo esto.

> **Comprar códigos de acceso a ordenadores militares:** Los Illuminati entrenarán a personas de toda condición para que se reúnan cerca o en bases militares. La persona típica utilizada puede ser una esposa militar de aspecto inocente, un hombre de negocios local o incluso un estudiante. Un contacto dentro de la base, también un iluminista disociativo, transmite información al contacto exterior. A veces se paga al contacto con dinero, información o bienes. Los códigos de los ordenadores militares se cambian de forma aleatoria; los Illuminati tienen al menos 5 ó 6 contactos en cada base importante, que les avisan cuando los códigos están a punto de cambiarse, bajo pena de muerte. A los Illuminati les gusta tener acceso a los ordenadores militares, ya que esto les da acceso a archivos confidenciales de todo el mundo.

> **Contratación y venta de asesinatos:** Esta práctica existe en todo el mundo, más en Europa que en Estados Unidos. A estas

personas se les paga mucho dinero por llevar a cabo un asesinato privado o político. El dinero se paga al asesino o al entrenador; normalmente ambos comparten los honorarios. El asesino recibe protección en otro país durante un tiempo hasta que se aclare el rastro. Si el asesinato tiene lugar en Europa, puede ser enviado al Lejano Oriente o a Estados Unidos, y viceversa si el asesinato tiene lugar en Estados Unidos. Los Illuminati disponen de una amplia gama de lugares e identidades falsas para ocultar a estas personas, a menos que por alguna razón quieran deshacerse del asesino al mismo tiempo. En este caso, el asesino es capturado y ejecutado inmediatamente.

➢ **Mercenarios/entrenadores militares:** ¿adivina a quién pagan por venir a entrenar a grupos paramilitares? ¿Quién tiene campos de entrenamiento en todos los estados de Montana, Nevada y Dakota del Norte? ¿Quién ofrece ocasionalmente su experiencia a cambio de una gran recompensa económica? Nunca se anuncian como Illuminati, a menos que se sepa que el grupo simpatiza con su causa. Más bien, son entrenadores militares fríos, brutales y duros que se ofrecen a enseñar a estos grupos a cambio de dinero o, mejor aún, de una promesa de afiliación a su grupo (lealtad a cambio de conocimientos). Cada vez más grupos paramilitares se han integrado en los Illuminati de esta manera, sin que ellos sepan realmente quién y qué es el grupo. Esto permite a los Illuminati vigilar a estos grupos (sus entrenadores informan sobre ellos y sus actividades), y puede ser útil contar con grupos militares entrenados a los que puedan recurrir algún día.

➢ **Banca:** Los primeros iluministas eran banqueros, y cuentan con financieros altamente capacitados para organizar su dinero y canalizar los fondos ilícitos mencionados hacia grupos/organizaciones de fachada más "respetables". También crean organizaciones benéficas, comunitarias, etc., que sirven de fachada y reciben dinero de un gran número de personas. Los Illuminati están especialmente orgullosos de su dinero y de sus habilidades de manipulación, así como de su capacidad para ocultar expertamente su rastro de papel capa por capa.

Todas las pistas bancarias conducen finalmente a Bélgica, el centro financiero de los Illuminati para el mundo. Estas son algunas de las principales empresas para hacer dinero en las que están involucrados los Illuminati. Tienen considerables recursos financieros para apoyar sus empresas, lo que significa que realmente pueden contratar a los mejores abogados, contadores, etc. Para ayudarles a cubrir sus huellas.

CAPÍTULO II

Trabajos en los Illuminati (o por qué dedican todo su tiempo a formar a la gente)

Para entender la programación generacional, hay que entender POR QUÉ la secta se esfuerza tanto en introducir la programación en las personas. El entrenamiento requiere tiempo y esfuerzo, y nadie - especialmente un miembro de la secta - gastará esa cantidad de energía si no hay retorno de la inversión. Esto es sólo una visión general de algunos de los trabajos más comunes en la secta. No es una lista exhaustiva ni completa.

La secta tiene una jerarquía de cargos muy organizada. Como cualquier gran organización, necesita personas bien formadas para su trabajo -tan bien formadas que puedan hacer su trabajo sin ni siquiera pensar en ello- para funcionar sin problemas. Para mantener el secreto, este grupo también necesita personas que se comprometan totalmente a no revelar su papel en la secta, incluso bajo amenaza de muerte o castigo. La secta quiere miembros que sean totalmente leales al grupo y a sus principios, y que nunca cuestionen las órdenes que se les dan. Estas cualidades en los miembros del grupo garantizan la continuidad de la secta y aseguran que sus secretos nunca se revelen al mundo exterior.

He aquí una muestra de algunos de los trabajos de culto (no por orden de prioridad)

➢ **Informadores:** Estas personas están entrenadas para observar detalles y conversaciones con memoria fotográfica. Están entrenados para informar al líder o jerarquía local de su secta, o a su entrenador, y descargarán grandes cantidades de información bajo trance hipnótico. De este modo, pueden obtener información detallada sobre conversaciones o incluso documentos. A menudo se utilizan como "plantas" para recabar información en círculos gubernamentales y en reuniones de sectas.

> **Criadores:** Estas personas suelen ser elegidas desde la infancia para tener y criar hijos. Pueden ser elegidos en función de su linaje, o cedidos en matrimonios concertados o alianzas de culto, con el fin de "criar" hijos. Los padres suelen vender los servicios de sus hijos como reproductores al líder de la secta local a cambio de favores o estatus. Estos niños rara vez se utilizan como sacrificios; normalmente se entregan a otros miembros de la secta para que los adopten o los críen, pero a la criadora se le dice que cualquier niño que le nazca ha sido "sacrificado" para evitar que busque al niño. A veces, en cultos anárquicos, un jefe local o un pariente tiene un hijo fruto de una relación incestuosa. Este niño es regalado o asesinado, pero a la madre se le dice que el niño ha sido entregado a una rama lejana y debe ser abandonado.

> **Prostitutas:** Las prostitutas pueden ser hombres o mujeres de cualquier edad. Se les entrena desde una edad temprana para que proporcionen favores sexuales a uno o más adultos a cambio de un pago a los padres del niño o al grupo local de la secta. A veces, la prostituta puede ser entregada temporalmente a un miembro de la secta como "recompensa" por un trabajo bien hecho. La prostitución infantil es una actividad importante para la secta, y el entrenamiento de niños muy pequeños para este papel se toma muy en serio. Las prostitutas infantiles también se utilizan para chantajear a figuras políticas o líderes ajenos a la secta.

> **Pornografía infantil**: el niño utilizado en la pornografía (que puede incluir zoofilia) también puede ser de cualquier edad o sexo. La pornografía infantil es también una de las principales actividades comerciales de las sectas, e incluye las películas snuff. Los niños son entrenados para este papel desde la edad preescolar, a menudo con la ayuda o aprobación de sus padres. A los padres se les paga o reciben favores de la secta a cambio de que vendan a su hijo o les permitan entrenarlo en este ámbito.

> Personal de **los medios de comunicación**: si son muy brillantes y verbales. Se les enviará a una escuela de periodismo y trabajarán para medios de comunicación locales o regionales tras graduarse. Estas personas tienen muchos contactos dentro de la organización, así como en el mundo exterior. Escriben libros y artículos favorables al punto de vista de los Illuminati sin revelar nunca su verdadera afiliación. Suelen realizar investigaciones sesgadas en sus artículos, favoreciendo sólo un punto de vista,

por ejemplo negando la existencia del TID o del abuso ritual. Por ejemplo, sólo entrevistan a psiquiatras/psicólogos que favorecen este punto de vista y distorsionan los datos para presentar una imagen convincente al público en general. Si es necesario, mienten descaradamente o inventan datos para apoyar su punto de vista. Algunos miembros del grupo han sido entrenados deliberadamente para intentar ayudar a formar la opinión pública de que las sectas no existen (es decir, que ninguna persona racional creería esta "histeria colectiva"). Los iluministas creen que controlar los medios de comunicación es controlar el pensamiento de las masas. Por eso se toman muy en serio la formación del personal de los medios de comunicación. Los limpiadores limpian meticulosamente después de los rituales. Recorren el lugar después de la ceremonia, rastrillan la zona, etc. Este trabajo se les enseña desde el principio. Este trabajo se les enseña desde la edad preescolar.

> **Preparadores:** montan mesas, manteles, velas y demás parafernalia de forma rápida y eficaz. Este trabajo se aprende en la infancia.

> **Lectores**: leen del Libro de la Ilustración o de los archivos de los grupos locales; también guardan copias de la literatura sagrada en una caja fuerte y reciben formación en lenguas antiguas. A los lectores se les valora por su voz clara y su capacidad para dramatizar pasajes importantes y darles vida.

> **Cortadores:** Se les enseña a diseccionar animales o sacrificios humanos (también se les llama los "rebanadores y cortadores" de la secta). Pueden matar rápidamente, sin emoción y con eficacia. Se les entrena desde una edad temprana.

> **Cantores:** cantan, se mecen o dirigen coros de cantos sagrados en las grandes ocasiones sagradas.

> **Sumo Sacerdote/Sacerdotisa:** La persona que ocupa este cargo cambia cada dos años en la mayoría de los grupos, aunque pueden mantenerlo durante más tiempo en grupos más pequeños y rurales. Estas personas administran y dirigen el grupo sectario local, coordinan las tareas dentro de la secta, asignan tareas y transmiten las fechas de las reuniones establecidas por la jerarquía local o el consejo de gobierno. También activan el árbol telefónico del grupo local, evalúan el rendimiento de los miembros del grupo local y dirigen todas las actividades

espirituales. Dependen del consejo de administración local o regional de su grupo.

> **Formadores:** Estas personas enseñan a los miembros del grupo local las tareas que se les asignan y supervisan la realización de estas tareas en las reuniones del grupo local o después de una tarea asignada. Estas personas informan al sumo sacerdote/sacerdotisa de su grupo, así como al formador principal local de la Junta de Gobierno.

> **Castigadores:** son las personas que castigan o disciplinan brutalmente a los miembros a los que se sorprende infringiendo las normas o actuando fuera de su autoridad o por encima de ella. Son universalmente despreciados por los demás miembros de la secta, aunque el sumo sacerdote o sacerdotisa local les elogiará por un trabajo bien hecho. Suelen ser físicamente fuertes y utilizarán cualquier método que consideren necesario para evitar que se repita el comportamiento indeseable. El castigo puede ser público o privado, dependiendo de la gravedad de la infracción. Cada grupo local cuenta con varios castigadores.

> **Rastreadores:** Estas personas rastrean y vigilan a los miembros que intentan abandonar su grupo local. Están entrenados para utilizar perros, armas de fuego, pistolas taser y todas las técnicas de rastreo necesarias. También saben utilizar Internet para vigilar las actividades de una persona. Rastrean el uso de tarjetas de crédito, cheques emitidos y otros métodos para encontrar a una persona desaparecida.

> **Profesores:** Estas personas imparten clases en grupo a los niños para enseñarles filosofía, idiomas y áreas especializadas del culto.

> **Cuidado de niños:** Estas personas cuidan de niños muy pequeños cuando los adultos están en la reunión del grupo local. En general, el cuidado es sólo para niños pequeños. A partir de los dos años, los niños participan regularmente en una actividad de grupo dirigida por los formadores de los niños más pequeños. Los cuidadores de los niños suelen ser tranquilos y fríamente eficientes.

> **Contrabandistas:** Estos miembros pasan de contrabando armas, dinero, drogas o artículos ilegales de un estado o país a otro. Suelen ser jóvenes solteros que no rinden cuentas al mundo exterior. Están entrenados para utilizar armas de fuego para salir

de situaciones difíciles. Deben ser fiables y capaces de superar todos los obstáculos previstos.

> **Comandantes:** Supervisan el adiestramiento militar en las agrupaciones locales y contribuyen al buen desarrollo de estos ejercicios. Delegan tareas en sus subordinados y son responsables ante el consejo de gobierno local. El consejo tiene al menos un miembro que representa a la rama militar de los Illuminati. Además, hay muchos cargos relacionados con el ejército que dependen de los comandantes.

> **Especialistas en comportamiento:** Estas personas suelen supervisar la formación en grupos locales y regionales. Estos estudiosos del comportamiento humano se dedican intensamente a la recopilación de datos y la experimentación humana en nombre de la profundización del conocimiento del comportamiento humano en el ámbito científico. Casi siempre son personas frías, metódicas e impersonales que utilizarán cualquier método para estudiar el trauma y sus efectos en la personalidad humana. Su principal interés es aplicar la programación y el control de la secta de la forma más eficaz y duradera posible.

Hay muchos otros trabajos dentro de la secta. La secta dedica gran parte de su tiempo a conseguir que la gente haga estos trabajos para ella de forma GRATUITA, de modo que PROGRAMA a la gente para que crea que está haciendo un favor a su "familia" y al mundo. La realidad, por supuesto, es que la persona está siendo abusada y explotada por la secta.

CAPÍTULO III

Segunda teoría de la conspiración, o el plan Illuminati para la dominación mundial (conocido como "Novus Ordem Seclorum")

Antes de hablar de las técnicas de programación propiamente dichas, es importante comprender la filosofía en la que se basan los Iluministas para programar a la gente. Todos los grupos tienen objetivos, y los Iluministas no son una excepción. El dinero no es su objetivo final, es un medio para un fin. Ese fin, o meta, es nada menos que gobernar el mundo. Los Illuminati tienen un plan fijo, similar a los planes "quinquenales" y "decenales" de la Unión Soviética. Esto es lo que los propios Illuminati creen y enseñan a sus seguidores como verdad evangélica.

Que lo consigan o no es otra cosa. Esta es la agenda Illuminati en TODOS los niveles. Como con cualquier objetivo, los Illuminati tienen pasos específicos que planean implementar para lograr sus objetivos. En resumen, cada región de los Estados Unidos tiene "centros nerviosos" o bases de poder para la actividad regional. Los Estados Unidos han sido divididos en siete grandes regiones geográficas. Cada región incluye ubicaciones de complejos militares y bases ocultas en zonas remotas y aisladas o en grandes propiedades privadas.

Estas bases se utilizan intermitentemente para enseñar y entrenar a generaciones de Illuminati en técnicas militares, combate sin armas, control de multitudes, manejo de armas y todos los aspectos de la guerra militar. ¿Por qué? Porque los Illuminati creen que nuestro gobierno, tal como lo conocemos, y los gobiernos de la mayoría de las naciones del mundo, están destinados a colapsar. Estos serán colapsos planeados, que ocurrirán de la siguiente manera:

Los Illuminati primero planearon un colapso financiero que hará que la Gran Depresión parezca un picnic. Esto sucederá a través de las maniobras de los principales bancos e instituciones financieras del mundo, la manipulación de las acciones y los cambios en las tasas de interés. La mayoría de la gente estará en deuda con el gobierno federal a través de la deuda bancaria, tarjetas de crédito, etc. Los gobiernos retirarán inmediatamente todas las deudas, pero la mayoría de la gente será incapaz de pagar y se arruinará. Esto causará un pánico financiero generalizado que ocurrirá simultáneamente en todo el mundo, ya que los iluministas creen firmemente en el control de las personas a través de las finanzas.

Entonces se producirá una toma del poder militar, región por región, cuando el gobierno declare el estado de emergencia y la ley marcial. La gente habrá entrado en pánico, habrá un estado de anarquía en la mayoría de las localidades, y el gobierno justificará su acción como necesaria para controlar a los ciudadanos en pánico. Los líderes militares entrenados por la secta y la gente bajo su liderazgo utilizarán armas y técnicas de control de multitudes para implementar este nuevo estado de cosas. Esta es la razón por la que tantos supervivientes menores de 36 años afirman haber pasado por un programa militar. La gente que no sea iluminista o simpatice con su causa se resistirá. Los Iluministas esperan esto y serán (y son) entrenados para lidiar con ello. Entrenan a su gente en el combate cuerpo a cuerpo, el control de multitudes y, si es necesario, matarán para controlar a las multitudes. Los Illuminati entrenan a sus miembros para que estén preparados para cualquier posible reacción a la toma del poder. Muchas víctimas del control mental también serán llamadas a trabajar con códigos de comando preestablecidos. Estos códigos pretenden invocar un nuevo sistema de presentación, totalmente fiel al culto. Se utilizarán códigos de destrucción programados para destruir o enterrar a los alters que no sean leales a la secta.

Se instalarán bases militares en cada localidad (de hecho, ya existen, pero son secretas). En los próximos años se construirán y se darán a conocer. Cada localidad tendrá bases regionales y jefes a los que deberán rendir cuentas. La jerarquía reflejará fielmente la actual jerarquía secreta.

Hace unos cinco años, cuando dejé a los Illuminati, alrededor del 1% de la población estadounidense era parte de los Illuminati, apoyaba a los Illuminati o era víctima de Control Mental (y por lo tanto se consideraba utilizable).

Puede que esto no parezca mucho, pero imagina un 1% de la población altamente entrenada en el uso de armas, control de multitudes, técnicas psicológicas y de comportamiento, armada y vinculada a grupos paramilitares.

Estas personas también estarán totalmente comprometidas con su causa. Los Illuminati creen firmemente que pueden derrotar fácilmente al 99% restante de la población, la mayoría de los cuales no están entrenados, o están pobremente entrenados, como "cazadores de fin de semana". Incluso el ejército local será derrotado, ya que los Illuminati dispondrán de células regionales con líderes altamente entrenados. También cuentan con el efecto sorpresa para hacerse con el poder. Muchos de los máximos dirigentes del ala miliciana de los Illuminati son o han sido oficiales del ejército, por lo que ya conocen bien las técnicas más eficaces para superar las defensas de una región o localidad.

Tras la toma del poder militar, la población tendrá la opción de abrazar la causa Illuminati o rechazarla (con el encarcelamiento, el sufrimiento e incluso la muerte como posibles castigos). Estas personas creen firmemente que los inteligentes, los "iluminados" o los Illuminati han nacido para gobernar. Son arrogantes y ven a la población general como "ovejas estúpidas" que se dejarán llevar fácilmente si se les ofrece un liderazgo fuerte, apoyo financiero en una economía mundial inestable y consecuencias desastrosas si la persona se rebela. No hay que minimizar su crueldad y su capacidad para poner en práctica sus planes.

Líderes bancarios Illuminati como los Rothschilds, Vanderbilts, Rockefellers, Carnegies y Mellons, por ejemplo, se presentarán y propondrán "salvar" la alicaída economía mundial. Se establecerá un nuevo sistema de cambio monetario, basado en un sistema monetario internacional y con sede entre El Cairo, Egipto, y Bruselas, Bélgica. Una verdadera "Economía Mundial Única", creando el tan esperado "Orden Mundial Único", se hará realidad.

La agenda Illuminati no termina aquí, pero este es el núcleo. Esta agenda es en lo que los Illuminati realmente creen, enseñan y entrenan. Están dispuestos a sacrificar sus vidas por esta causa, para enseñar a la próxima generación, porque creen que sus hijos son su legado. Me dijeron que la generación de mis hijos vería esta toma de poder en el siglo XXI. En este momento, los Illuminati han promovido silenciosa y secretamente su plan de toma de poder a través de sus objetivos de infiltración:

1. Los medios de comunicación

2. El sistema bancario

3. El sistema educativo

4. Gobierno, tanto local como federal

5.   El mundo científico

6.   Las iglesias

Están trabajando ahora, y lo han hecho durante varios cientos de años, para apoderarse de estas seis áreas. NO llegan a una institución y dicen "Hola, soy un Iluminista local y me gustaría apoderarme de su banco"). En lugar de eso, empiezan haciendo que varias personas inviertan fondos silenciosamente durante varios años, comprando gradualmente más y más acciones del banco (u otra institución que deseen controlar), hasta que tienen el control financiero. Nunca revelan abiertamente su agenda ni sus actividades de culto, ya que suelen tener amnesia. Son líderes empresariales muy respetados y de aspecto "cristiano" dentro de la comunidad. La imagen en la comunidad es muy importante para un Iluminista; harán cualquier cosa para mantener una fachada normal y respetada, y DESESPERADOS por ser expuestos. En una junta de una gran ciudad metropolitana, de la que yo era miembro, se sentaban: un jefe de la administración local de pequeñas empresas; un director general de un contratista de defensa del gobierno; un director de una escuela cristiana; un teniente de alcalde de la ciudad; un periodista; una enfermera; un médico; un psicólogo conductual; un coronel del ejército; y un comandante de la marina. Todos menos uno asistían a la iglesia semanalmente; todos eran muy respetados en la comunidad.

NINGUNO de ellos parecía "malvado" o "desagradable".

Si los conocieras en persona, probablemente te caerían bien al instante cualquiera de estas personas inteligentes, comunicativas, amables e incluso carismáticas. Esta es su mayor tapadera, ya que a menudo esperamos que el gran mal "aparezca" como tal, tal y como se retrata en los medios de comunicación provocando cambios en el rostro y el comportamiento de las personas, o marcándolas como al bíblico Caín. Ninguno de los iluministas que he conocido era malvado o parecía malvado en su vida cotidiana, aunque algunos eran disfuncionales, como los alcohólicos. La disociación que anima a los iluministas es su mejor tapadera para no ser detectados en este momento. Muchas de estas personas, si no la mayoría, son completamente inconscientes del gran mal en el que están involucrados durante la noche.

Hay otros grupos que no forman parte de los Illuminati, pero los Illuminati saben de ellos. Los Illuminati no son el único grupo que sigue prácticas esotéricas o que adora a antiguas deidades o demonios. Fomentan la división entre los diferentes grupos (divide y vencerás es uno de sus principios rectores) y no se preocupan por los demás grupos.

Al contrario, a menudo los acogen bajo su paraguas, si es posible. Esto ha estado sucediendo cada vez más en los últimos años, ya que los Illuminati enseñan sus principios de entrenamiento, que son considerados los mejores por la mayoría de los grupos secretos, a cambio de lealtad a los Illuminati. Envían a sus entrenadores a estos grupos, y estos entrenadores informan al consejo regional local.

En el terreno político, los iluministas financiarán a ambos bandos de una contienda, ya que su mayor máxima es que "del caos surge el orden", o la disciplina de la anarquía. Por eso han enviado armas y financiado ambos bandos de las dos grandes guerras mundiales de este siglo. Creen que la historia es un juego, como el ajedrez, y que sólo a través de la estrategia, el combate, el conflicto y la prueba puede surgir el más fuerte. Ya no estoy de acuerdo con esta filosofía, pero en un tiempo lo estuve, de todo corazón. Esperemos que, a medida que estas personas y su agenda se revelen, el hombre de la calle se levante contra esta regla que se pretende imponer a la humanidad desprevenida.

CAPÍTULO IV

Cómo programan los Illuminati a la gente: visión general de algunos tipos básicos de programación

En los primeros capítulos he definido el Iluminismo, su alcance, y algunas de las filosofías, empresas para hacer dinero y programas que ayudan a explicar POR QUÉ programan a la gente. Creo que es importante entender estas cosas como prefacio a los siguientes capítulos. ¿Por qué? Las técnicas de programación que describiré requieren una increíble cantidad de esfuerzo, tiempo, dedicación y planificación por parte de la secta para aplicarlas al individuo. Sólo un grupo de personas altamente motivadas dedicaría el tiempo necesario a esta tarea. Estos capítulos son muy difíciles de escribir para mí, como individuo, ya que mi papel en la secta era el de programador. Así que las técnicas sobre las que vais a leer a menudo eran las que yo utilizaba para programar a la gente con la que trabajaba. La razón por la que estoy escribiendo este libro es porque creo que los terapeutas que trabajan con TID, así como los supervivientes, merecen saber QUÉ se está haciendo a la gente, CÓMO se está haciendo, y que se les den algunas ideas sobre cómo deshacer la programación que la secta está colocando en la gente.

En primer lugar, me gustaría abordar la cuestión de la programación no intencionada frente a la intencionada. Esto se llama el medio ambiente en el que el niño se cría. La programación de un niño generacional Illuminati a menudo comienza antes del nacimiento (más sobre esto más adelante), pero una vez nacido, el propio entorno en el que se cría el niño se convierte en una forma de programación. A menudo el infante es criado en un ambiente familiar que combina el abandono diurno con figuras parentales disfuncionales. El bebé aprende rápidamente que las actividades nocturnas y de culto son las más importantes. Se le puede privar de atención, o incluso abusar de él, durante el día, y sólo es tratado como especial o "visto" por los padres dentro de la secta. Esto puede dar lugar a alters muy jóvenes alrededor del núcleo o a escisiones en el núcleo, que se sienten "invisibles", abandonados, rechazados, indignos de amor o atención, o que piensan que ni siquiera existen a menos que estén haciendo trabajo para su "familia".

Otro entorno y proceso condicionantes con los que tiene que lidiar el bebé es el hecho de que los adultos que le rodean son INCONSISTENTES, ya que los adultos de una familia de secta generacional casi siempre son también múltiples o TID. Para el bebé, esto significa que los padres actúan de una manera en casa, de otra totalmente distinta en las reuniones de la secta, y de una manera incluso distinta en la sociedad normal.

Al tratarse de las primeras experiencias del bebé con adultos y sus comportamientos, no tiene más remedio que aceptar la realidad de que los seres humanos actúan de formas sorprendentemente distintas en contextos diferentes. Aunque involuntario, este comportamiento prepara al bebé para la disociación posterior mediante la mímica con los adultos que le rodean.

Programación intencionada

La programación intencional de un niño por los Illuminati a menudo comienza antes del nacimiento. El desdoblamiento prenatal es bien conocido en la secta, ya que el feto es muy capaz de desdoblarse en el útero tras un traumatismo. Esta operación suele tener lugar entre el séptimo y el noveno mes de embarazo. Las técnicas utilizadas consisten en colocar auriculares en el abdomen de la madre y poner música fuerte y discordante (como cierta música clásica moderna o incluso óperas de Wagner). También se ha utilizado música rock fuerte y estridente. Otros métodos consisten en hacer ingerir a la madre cantidades de sustancias amargas, para amargar el líquido amniótico, o gritar al feto dentro del útero. También se puede golpear el abdomen de la madre. Pueden aplicarse descargas suaves en el abdomen, sobre todo cuando se acerca el término, y pueden utilizarse para inducir un parto prematuro o para asegurarse de que el niño nazca en una celebración ceremonial. También pueden administrarse algunos fármacos inductores del parto si se desea una fecha de nacimiento determinada.

Una vez que el niño nace, las pruebas comienzan muy pronto, normalmente en las primeras semanas de vida. Los adiestradores, a los que se ha enseñado a buscar determinadas cualidades en el bebé, lo colocan en una mesa, sobre un paño de terciopelo, y comprueban sus reflejos ante distintos estímulos. Se comprueba su fuerza, su reacción al calor, al frío y al dolor. Cada niño reacciona de forma diferente y los entrenadores buscan disociación, reflejos rápidos y tiempos de reacción. También fomentan la disociación precoz del bebé mediante estas pruebas.

También se abusará del bebé para crear fragmentos. Los métodos de abuso pueden incluir: sondas rectales, violación anal digital, descargas eléctricas de bajo nivel en dedos de manos y pies y genitales, corte de genitales como parte de un ritual (en bebés mayores). El objetivo es comenzar la fragmentación antes de que se desarrolle un verdadero estado del ego y acostumbrar al bebé al dolor y a la disociación refleja del dolor (sí, incluso los bebés muy pequeños disocian; lo he visto muchas veces; se iluminan con una suave luz blanca o vidriosa ante un trauma continuado).

Los programas de aislamiento y abandono se aplican a veces de forma rudimentaria. El niño es abandonado o no es atendido por los adultos, intencionadamente durante el día, y luego es recogido, calmado, limpiado y cuidado en preparación de un ritual o reunión de grupo. Con ello se pretende que el bebé asocie las reuniones nocturnas con "amor" y cuidados, y fomentar el proceso de apego a la secta o "familia". El bebé aprenderá a asociar la atención materna con la participación en rituales y, con el tiempo, asociará las reuniones de culto con una sensación de seguridad.

A medida que el niño crece, entre los 15 y los 18 meses, se le fragmenta aún más haciendo que los padres y los miembros de la secta abusen de él de una forma más metódica. Esto se hace calmando intermitentemente al bebé, creando lazos afectivos con él, y luego dándole descargas en los dedos; se puede dejar caer al bebé desde una altura sobre una alfombra o colchón y burlarse de él mientras yace asustado y aterrorizado, llorando. Se les puede meter en jaulas durante un tiempo o exponerlos a breves periodos de aislamiento. La privación de alimentos, agua y necesidades básicas puede comenzar más adelante en esta fase. Todos estos métodos pretenden crear una disociación intencionada en el bebé. A esta edad, se puede llevar al bebé a las reuniones del grupo, pero aparte de ocasiones especiales o dedicatorias, todavía no tendrá un papel activo en la secta. Los niños pequeños suelen quedar al cuidado de un miembro de la secta, o cuidador, que los vigila durante las actividades del grupo; este papel de cuidador suele rotar entre los miembros de nivel inferior o los adolescentes.

Entre los 20 y los 24 meses de edad, el niño pequeño puede empezar a seguir los "pasos de disciplina" que los Illuminati utilizan para enseñar a sus hijos. La edad a la que el niño los empieza varía según el grupo, los padres, el entrenador y el niño. Estas "etapas de disciplina" deberían llamarse "etapas de tormento y abuso" porque su objetivo es crear un niño altamente disociado y emocionalmente desconectado que sea completa e inconscientemente leal a la secta. El orden de las etapas también puede alterarse ligeramente, dependiendo de los caprichos del adiestrador o de los padres.

En primer lugar, hablaré de los cinco primeros pasos de la disciplina: (nota: estos pasos pueden variar algo de una región a otra, pero la mayoría siguen al menos aproximadamente este patrón, aunque no en el mismo orden).

Primer paso: no necesita

Se coloca al niño pequeño en una habitación desprovista de estímulos sensoriales, normalmente una sala de entrenamiento con paredes grises, blancas o beige. El adulto se marcha y el niño se queda solo durante periodos de tiempo que pueden variar desde unas horas hasta un día entero a medida que el niño crece. Si el niño suplica al adulto que se quede y no se vaya, o grita, se le golpea y se le dice que los periodos de aislamiento aumentarán hasta que aprenda a dejar de ser débil. El objetivo aparente de esta disciplina es enseñar al niño a confiar en sus propios recursos internos, no en los externos ("reforzar"). Lo que hace en realidad es crear en el niño un enorme terror al abandono. Cuando el adulto, o el adiestrador, vuelve a la habitación, el niño se acuna o se acurruca en un rincón, a veces casi catatónico de miedo. El adiestrador de cachorros "rescatará" al niño, alimentándolo, dándole agua y estableciendo un vínculo con él como "salvador". El adiestrador de cachorros les dirá que la "familia" le ha pedido que salve al niño porque la familia "quiere" al niño.

El adiestrador inculcará las enseñanzas de la secta, en esta etapa, al niño indefenso, temeroso y casi locamente agradecido que acaba de ser "rescatado" del aislamiento. El adiestrador le dirá repetidamente lo mucho que necesita a la familia que acaba de salvarle de la muerte por inanición o abandono. El niño muy pequeño aprenderá a asociar el consuelo y la seguridad con el apego al adiestrador, que puede ser uno de los padres, y la presencia de miembros de la "familia". La secta conoce bien los principios del desarrollo infantil y ha desarrollado ejercicios como los descritos tras cientos de años enseñando a niños muy pequeños.

Paso 2: No quiere

Esta etapa es muy similar a la primera y, de hecho, la refuerza. Se llevará a cabo de forma intermitente con la primera etapa durante los siguientes años de la vida del niño. Una vez más, se deja al niño solo en una sala de entrenamiento o en una habitación aislada sin comida ni agua durante un largo periodo de tiempo. Un adulto entra en la habitación con una jarra grande de agua helada o comida. Si el niño pide alguna de las dos cosas, mientras el adulto come o bebe delante de él, se le castiga severamente por débil y necesitado. Esta etapa se refuerza hasta que el niño aprende a no pedir comida o agua a menos que se le ofrezca primero. La razón aparente que da la secta para esta etapa es que crea un niño fuerte que puede estar sin comida ni agua durante periodos de tiempo cada vez más largos. La verdadera razón es que crea un niño que está completamente disociado de sus propias necesidades de comida, agua u otras comodidades, que tiene miedo de pedir ayuda a adultos externos. Esto crea una hipervigilancia en el niño, que aprende a buscar adultos externos para saber cuándo es seguro satisfacer sus necesidades, y a no confiar en las señales de su propio cuerpo. El niño ya está aprendiendo a mirar a los demás para que le digan cómo debe pensar o sentir, en lugar de confiar en sus propios sentimientos. El culto se convierte entonces en el lugar de control del niño.

Tercer paso: No desee

Se coloca al niño en una habitación con sus juguetes u objetos favoritos. Un adulto entra en la habitación y juega con el niño. Este adulto puede ser un amigo, una tía, un padre o un entrenador. El niño y el adulto pueden jugar a fantasear sobre los deseos, sueños o anhelos secretos del niño. Esto sucede repetidamente, y el niño se va ganando poco a poco su confianza. A partir de entonces, se castiga severamente al niño por cualquier aspecto de sus deseos o fantasías compartidos con el adulto, lo que incluye destruir sus juguetes favoritos, ir a deshacer o destruir los lugares secretos de seguridad que el niño haya podido crear, o incluso destruir a los protectores no cúlticos. Esta etapa se repite, con variaciones, muchas veces a lo largo de los años siguientes. A veces se utiliza a los hermanos, padres o amigos del niño para revelarles fantasías internas que el niño les ha revelado durante el día o en momentos no supervisados. La razón aparente que da la secta para este paso es crear un niño que no fantasee, que mire más hacia fuera y menos hacia dentro. En otras palabras, el niño debe pedir permiso a los adultos en todos los aspectos de su vida, incluido el interior. De hecho, esta etapa destruye todos los lugares seguros que el niño ha creado internamente para refugiarse de los horrores que experimenta. Esta etapa crea en el niño la sensación de que no hay seguridad real, de que la secta descubrirá todo lo que piensa. Ejercicios como éste también se utilizan para crear jóvenes alters en el niño que señalarán a los entrenadores de la secta los lugares secretos de seguridad o los deseos ocultos contra la secta que tienen otros alters. Esto empieza a crear una hostilidad y división entre los sistemas, que la secta manipulará durante toda la vida de la persona para controlarla.

Cuarta etapa: la supervivencia del más fuerte

Esta etapa comienza a crear alter-agresores en el niño pequeño. SE ESPERA QUE TODOS LOS MIEMBROS DE LA SECTA SE CONVIERTAN EN AGRESORES; ESTO COMIENZA EN LA PRIMERA INFANCIA.

Se lleva al niño a una habitación con un entrenador y otro niño de la misma edad, o ligeramente menor, que el niño al que se está enseñando. El adiestrador golpea con dureza al niño durante un largo periodo de tiempo y, a continuación, le pide que golpee al otro niño de la habitación. Si el niño se niega, se le castiga severamente, también se castiga al otro niño y, a continuación, se le pide que castigue al otro niño. Si el niño sigue negándose, llora o intenta pegar al entrenador en su lugar, se le seguirá pegando con dureza y se le dirá que pegue al otro niño, para que dirija su ira hacia el otro niño. Esta etapa se repite hasta que el niño obedece. Esta etapa comienza en torno a los 2 o 2,5 años de edad y se utiliza para crear cambios agresivos en el niño pequeño. A medida que el niño crece, los castigos son cada vez más brutales. Se espera que los niños se conviertan en agresores de otros a una edad muy temprana y que practiquen con niños más pequeños que ellos, con el estímulo y las recompensas de los adultos que les rodean. También imitan a estos adultos, que constantemente ven la agresión como algo normal. El niño aprenderá que ésta es una salida aceptable para sus impulsos agresivos y la rabia generada por la brutalidad a la que está constantemente expuesto.

Quinta etapa: el código del silencio

Hay muchos, muchos esquemas utilizados para ponerlo en práctica, empezando aproximadamente a los dos años de edad, cuando el niño empieza a ser más verbal. Normalmente, después de un ritual o una reunión de grupo, se pregunta al niño sobre lo que ha visto u oído durante la reunión. Como la mayoría de los niños obedientes, obedecen. Inmediatamente se les golpea o tortura severamente, y se crea un nuevo alter, al que se le pide que guarde los recuerdos de lo que ha visto, o se arriesga a perder la vida. La nueva parte siempre accede. El niño y esta nueva parte se someten a una ceremonia en la que juran no contarlo nunca, y se crean alteres cuya función es matar al cadáver si las otras partes lo recuerdan.

También se somete al niño a graves torturas psicológicas para asegurarse de que nunca tendrá la tentación de hablar, entre ellas: enterrarlo vivo; casi ahogarlo; presenciar "muertes traicioneras" que implican torturas dolorosas y lentas, como quemarlo o desollarlo vivo; enterrarlo con un cadáver parcialmente putrefacto y decirle que se convertirá en un cadáver como él si alguna vez habla, etc. Los escenarios se suceden, inventados por personas con una imaginación infinitamente cruel, para garantizar el secreto del pequeño. Estos métodos se han perfeccionado a lo largo de cientos de años de práctica de la secta con sus niños. La razón por la que se hacen estas cosas es obvia: la secta está implicada en actividades criminales, como se explica en los primeros capítulos de este libro, y quiere garantizar el silencio continuado de sus niños. Esta es una de las razones por las que la secta ha sobrevivido tanto tiempo y, junto con su velo de secretismo, por la que cada vez más supervivientes tienen miedo o no están dispuestos a revelar los abusos que han sufrido. Para revelar los secretos de la secta, un niño debe enfrentarse a algunos de los traumas psicológicos y abusos más horribles imaginables; incluso de adulto, al superviviente le resulta difícil dejar de lado estas cosas cuando habla de los abusos que ha sufrido. Tanto a los niños como a los adultos se les dice que si hablan serán perseguidos y fusilados (el entrenamiento como asesinos hace saber al niño que no se trata de una amenaza vana), que serán torturados lentamente. A lo largo de la infancia, el niño está expuesto a dramatizaciones y juegos de rol que refuerzan esta idea.

Sugerencias que pueden ayudar

Creo que también es necesario aportar ideas sobre cómo deshacer algunos de los programas mencionados, porque no creo en el conocimiento por el conocimiento. El superviviente a menudo necesita herramientas para intentar deshacer algunos de los horribles abusos a los que le sometió la secta, especialmente cuando vuelven los recuerdos de estas cosas. ESTOS SON SÓLO CONSEJOS ÚTILES Y NO SUSTITUYEN EL ASESORAMIENTO DE UN BUEN TERAPEUTA.

1. Programación para la primera infancia:

Esto es difícil de abordar, ya que afecta a cuestiones fundamentales de abandono y rechazo para el superviviente. A menudo son las primeras experiencias que el superviviente tuvo de niño, en sus relaciones con sus padres y miembros clave de la familia. Trabajar en esto requiere el esfuerzo incondicional de todos los alter-sistemas internos, para unirse en la crianza del núcleo divisivo que experimentó un severo rechazo paterno, y el reconocimiento cognitivo de que el DÍA también era importante; que los adultos que rodeaban al niño eran los que no estaban sanos. Los bebés a menudo se sienten poco queribles, demasiado necesitados, deprimidos; pero los alteradores internos pueden consolarlos y compartir la realidad de que el bebé era verdaderamente querible, independientemente del comportamiento de los adultos externos que lo rodeaban. Una vez más, la ayuda de un terapeuta externo y un sistema de creencias sólido y afectuoso pueden ayudar enormemente en el proceso de curación, a medida que llegan nuevos mensajes a las partes abandonadas y heridas. Llevará tiempo entender lo que ha ocurrido, llorar los verdaderos problemas de abandono y llevar la realidad a partes muy jóvenes y profundamente heridas.

2. Fragmentación intencionada temprana: (0-24 meses)

Normalmente hay partes cognitivas del superviviente en su interior, que nunca han olvidado el abuso, y que pueden ayudar a compartir la realidad cognitiva del abuso con los alterados amnésicos. Esto tiene que hacerse muy lentamente, ya que el primer abuso se cometió muy temprano en la vida. La creación de una habitación infantil interna, con juguetes y objetos seguros, puede ayudar. Los adultos mayores de la habitación pueden ayudar a sostener y cuidar a los niños heridos en la habitación, mientras reconocen y lloran el abuso que ha tenido lugar. Es importante creer y validar a las partes jóvenes cuando se presentan para compartir. Puede ser útil permitirles que se expresen de forma no verbal, ya que se trata de niños muy pequeños que a menudo aún no pueden hablar. También puede ayudar que los niños mayores, cercanos a los bebés, verbalicen sus deseos, necesidades y miedos, ya que los más pequeños no suelen confiar en NINGÚN adulto, ni siquiera en los que están dentro. Un terapeuta externo fuerte y cariñoso también es importante para la curación, ya que modela una crianza sana a un sistema que puede no tener ni idea, a la vez que equilibra la necesidad del niño de ser nutrido desde fuera con la necesidad del sistema o sistemas internos de aprender sus propias habilidades de autoeducación. Los ayudantes internos pueden acercarse a los niños, anclarlos, compartir la realidad presente (el cuerpo es mayor, los niños están a salvo, etc.) y ayudarles a aprender las técnicas de autoeducación. Estos ayudantes pueden ser niños internos mayores, como ya se ha mencionado). El superviviente también puede desear encontrar adultos de apoyo, siempre que sea posible, que puedan ayudar a modelar un cuidado saludable con buenos límites.

UN TERAPEUTA O UN AMIGO NO PUEDEN CRIAR DE NUEVO AL SUPERVIVIENTE. El superviviente querrá hacerlo, pero en realidad sólo ha tenido un par de padres, buenos o malos, incluso tristemente terribles. Ninguna persona ajena puede venir y rehacer la paternidad completa de otra persona. Lo que el terapeuta y la persona de apoyo pueden ofrecer es cariño, empatía, escucha, mientras el superviviente sufre la pérdida de una educación adecuada. Pueden ofrecer amistad o empatía con buenos límites. No pueden convertirse en los padres del superviviente, de lo contrario la terapia no progresará. Al contrario, comenzará el enredo.

3. Las cinco primeras etapas de la disciplina (hay doce en total; otras se tratarán en capítulos posteriores)

Intente encontrar las partes de las que se ha abusado. Para ello, puede ser necesario trazar un mapa del sistema (dibujar cómo son las cosas por dentro) y dirigirse a los cognoscentes (intelectuales) o controladores (gestores internos) para obtener información. Un ayudante interno, o grabador, también puede ser muy útil para este fin.

Permita que estas partes reconozcan lentamente la agonía que experimentaron durante su privación: calor (ser mantenido sobre un fuego o estufa), frío (ser colocado en un congelador o hielo, por ejemplo), falta de alimento, etc. Anima a compartir primero la parte cognitiva de los recuerdos, mientras permites que los alterados amnésicos hagan el duelo "oyendo hablar" de estas cosas. Déles tiempo para asimilar estos traumas, ya que ocurrieron durante varios años en la primera infancia y tardarán en procesarlos.

La curación no puede precipitarse. Permita que los alters se presenten más tarde y compartan sus sentimientos, mientras que las partes más cognitivas o de ayuda están dentro sosteniéndoles la mano, anclándoles en el aquí y ahora durante todo el proceso de recuerdo. Prepárate para una avalancha de emociones y recuerdos corporales cuando se recuerde el abuso. Se puede designar a un grupo de personas internas como "equipo de enraizamiento" para que ayuden a enraizar a estas partes cuando se presenten y compartan sus recuerdos.

Recordar con seguridad presupone que la persona tiene un terapeuta cualificado y ha sentado las bases para una buena cooperación dentro del sistema, como hemos visto anteriormente. El trabajo con la memoria no debe realizarse hasta que exista una buena comunicación y cooperación dentro del sistema, de lo contrario la persona se verá abrumada por los recuerdos que vayan surgiendo. Se sentirá abrumada y re-traumatizada en lugar de ayudada, y correrá el riesgo de sufrir una descompensación.

Con una buena comunicación, los recuerdos pueden sacarse a relucir poco a poco, en trozos manejables, mientras que los alteradores cognitivos ayudan continuamente al superviviente a no hundirse completamente en el recuerdo, y también pueden ayudar a desarraigar las partes más heridas.

El culto somete a las personas a determinados tipos de programas para lograr un objetivo concreto: separar el intelecto, o cognición, de una persona de sus sentimientos. En estos sistemas, los alters cognitivos siempre se consideran "superiores" a los alters de sentimientos; a los alters cognitivos se les enseña a "transmitir" sus sentimientos a los alters de sentimientos "inferiores". Aunque estas etiquetas son falsas, los alters cognitivos tendrán miedo de sentir las emociones intensas y abrumadoras que les han hecho separarse cada vez más de los alters límbicos, o alters de sentimiento, dentro del sistema. Esto mantendrá al sistema dividido en el superviviente. Es importante que los alters cognitivos se den cuenta de que los alters sensoriales forman parte de ellos; que pueden entrenarse para compartir sus sentimientos en PEQUEÑOS pasos sin necesidad de inundarse o abrumarse.

Un recordatorio: LA SEGURIDAD EXTERNA ES PRIMORDIAL PARA ANULAR LA PROGRAMACIÓN INTERNA.

Tienes que ser capaz de prometer a estas partes seguridad externa y mantener esa promesa, de lo contrario es comprensible que se muestren reacias a trabajar internamente para deshacer la programación. ¿Por qué intentarían cambiar, sólo para volver atrás y ser castigados de nuevo? Ningún sistema deshará su propia disociación protectora si el abuso es permanente, de lo contrario seguirá desestabilizándose y disociándose de nuevo, una y otra vez. De hecho, desmantelar la disociación sería desmantelar su propia supervivencia y protección. Detener el contacto con los maltratadores y conseguir un terapeuta seguro son los primeros pasos que hay que dar antes de intentar deshacer la programación interna. Un sistema puede seguir trabajando para detener el contacto con las sectas y empezar a sanar, mientras se está accesible, pero esto ralentizará la terapia considerablemente, ya que la energía interna se desviará a mantenerse a salvo en lugar de reparar el trauma. Una persona puede curarse, y la mayoría de los supervivientes todavía están en contacto con una secta cuando empiezan la terapia. PERO el progreso será mucho más rápido una vez que se rompa el contacto con la secta (véase el capítulo sobre cómo impedir el acceso al superviviente)

CAPÍTULO V

Programación de colores, metales y joyas

Una forma de programación bastante común entre los Illuminati es la programación cromática. ¿Por qué se hace esto? La respuesta es que los entrenadores son seres humanos y bastante perezosos. La programación por colores es una forma sencilla de organizar los sistemas y permite al entrenador llamar fácilmente a los alteres dentro de un sistema. Con los miles de fragmentos que poseen muchos múltiples de la secta, los colores son una forma de organizarlos en un grupo de fácil acceso.

Además, los niños pequeños reconocen los colores antes de saber leer, por lo que esta formación puede tener lugar bastante pronto. Para la mayoría de los niños, empieza alrededor de los dos años.

¿Cómo se produce? Se lleva al niño a una habitación con paredes blancas, beige o de color. Si la habitación es de un color neutro, se cambiarán las luces de la habitación para que ésta se tiña del color de la luz. Si el color impreso es el azul, el formador llamará a un niño pequeño alter, ya sea un controlador o el núcleo de un sistema. Le dirá al niño que va a aprender a convertirse en azul y lo que significa el azul. La habitación está bañada en luz azul, como se muestra, o se ha pintado de azul para utilizarla en este tipo de programación. El formador va vestido de azul e incluso puede llevar una máscara azul. Se colocan objetos azules por la habitación. El alterado interior del niño es llamado, drogado, hipnotizado y traumatizado sobre la mesa. Cuando despierta del trauma, aún en trance, se le dice que el azul es bueno y que él es azul. Que el azul es importante. Que el azul les protegerá del mal. Que los azules no hacen daño. Esto continuará durante un tiempo.

A continuación, preguntan al niño si quiere ser "azul", como los entrenadores. Si el niño dice que sí, continúan. Si dice que no, le vuelven a traumatizar hasta que diga que sí. A menudo se desnuda al niño y se le dice que no puede llevar ropa hasta que se haya "ganado" el derecho a llevar ropa azul bonita. Se insiste constantemente en la "seguridad de ser azul" (es decir, la ausencia de peligro) y en el peligro de no tener color. Al cabo de un tiempo, los niños quieren ser azules. Se les pueden dar caramelos azules para recompensarles por elegir este color. Puedes darles gafas de sol azules o cristales tintados.

Pueden llevar vestidos azules siempre que se identifiquen con el color elegido para ellos.

Una vez que el niño se identifica plenamente con el color (o, mejor dicho, el principal alter o modelo del sistema acepta el color), se le enseña en etapas graduales, a lo largo de muchas sesiones de entrenamiento, lo que significa el color azul. Participan en obras de teatro con otros niños azules, en las que interpretan el papel de un "azul". Se les droga, hipnotiza y traumatiza mientras se les inculca una y otra vez el significado del color azul. Se les obliga a actuar como "azules". Según el entrenador y la región, el significado de los distintos colores varía. Muchos sistemas militares son azules o protectores. Los alteradores militares son convocados periódicamente para reforzar la formación azul. Si, más adelante, el adiestrador quiere acceder a un sistema azul, puede llamarlos por el color, o llevar una prenda o pañuelo del color al que quiere llegar.

Esto se convierte en un desencadenante inconsciente para que ese color se manifieste. La codificación por colores es uno de los primeros métodos utilizados en los sistemas. Todo un sistema puede codificarse con un color, o con dos o más, y cada controlador del sistema (la mayoría de los sistemas tienen tres) recibe un color distinto para su parte del sistema.

Programación de metales

La programación de metales es un tipo de programación que reciben muchos niños Illuminati. Como es muy similar a la programación de joyas, hablaré de cómo se realiza en el contexto de la joyería. Los metales pueden ir desde el bronce (el más bajo) hasta el platino (el más alto).

Programación de joyas

Muchos hijos de los Illuminati son sometidos a programación de metales o joyas, y a veces a ambas cosas. Las joyas se consideran más elevadas que los metales y más difíciles de obtener. Qué programa se elige y cuándo depende del estatus del niño, del estatus de los padres, de la zona en la que haya nacido, del grupo en el que haya nacido y de los formadores que trabajen con el niño.

Básicamente, los metales o joyas son una forma de programación basada en recompensas. Funciona así:

Se muestra al niño una pieza de joyería, como un anillo, o un ejemplo grande de la joya (o metal) que se pone. Se le pregunta: "¿No es preciosa esta amatista, este rubí, esta esmeralda, este diamante? El niño estará deseando mirarlo, tocarlo, y será animado a hacerlo por un formador con voz suave y amable. El adiestrador le preguntará: "¿No te gustaría ser tan hermoso como esta joya (o joya de metal)? El niño suele mostrarse entusiasmado. Aquí tiene una joya brillante, puesta en sus manitas (el adiestramiento suele empezar entre los dos y los tres años). Por supuesto, quiere ser hermoso, brillante, valorado. El adiestrador alabará la belleza de la gema (o metal), le dirá al niño lo especiales, preciosas y codiciadas que son las gemas, y esencialmente desarrollará la idea de parecerse a una joya.

Entonces se le dice que, para convertirse en una joya, debe "ganarse el derecho". Esto implica

A.) Pasar por las etapas de la disciplina (véase el capítulo 3)

B.) Superación de "pruebas especiales

C.) Ser galardonado por un logro concreto

Obtener una joya (o un metal precioso) se presenta al niño pequeño como una zanahoria por hacerlo bien en las sesiones de entrenamiento. Obtener una joya está vinculado a ascender en el largo y arduo proceso de entrenamiento que se espera de los niños Illuminati; tener una joya o un metal significa ascender y ser alabado. Pero el precio es soportar horas de abusos llamados "entrenamiento", pero que en realidad son abusos organizados y sistémicos destinados a convertir al niño en lo que el entrenador quiere que llegue a ser.

Con el tiempo, con la ayuda de drogas, hipnosis, shocks y otros traumas, a medida que el niño atraviesa su proceso formativo, comenzará a ganar sus joyas y/o metales, uno por uno. Estos se convertirán en verdaderos alteres en su interior.

La amatista suele ser la primera en ganarse, y está vinculada a guardar secretos, no hablar nunca de ellos y superar la primera etapa de disciplina. Cada etapa está vinculada a la recepción de una joya o metal precioso.

El rubí suele ser el siguiente, y está relacionado con el abuso sexual y las alteraciones sexuales internas. Cuando el niño sufre repetidos traumas sexuales y sobrevive, o crea alteraciones sexuales para complacer a los adultos, se le "recompensa" permitiéndole convertirse en rubí.

La esmeralda suele llegar más tarde (entre los 12 y los 15 años). Se considera muy preciosa y está vinculada a la lealtad familiar, la brujería y la realización espiritual. Las esmeraldas se asocian a menudo con un gato negro o un "familiar".

El diamante es la piedra preciosa más elevada y no todos los niños la obtienen. Se considera un gran logro y sólo puede obtenerse en la edad adulta, tras superar rigurosas pruebas. Es la piedra de control de un sistema de piedras preciosas. Un diamante ha superado las doce etapas de disciplina, ha superado pruebas inusuales y ha demostrado la mayor lealtad a su familia.

Las "joyas de la familia" suelen transmitirse internamente durante las sesiones de entrenamiento con instructores y miembros de la familia. Todas las grandes familias Illuminati tienen joyas escondidas en cofres secretos (verdaderas joyas) que se transmiten de generación en generación.

A menudo se da a los niños una joya para que la lleven durante el día como recordatorio o recompensa una vez que han completado con éxito su programación. Se le puede dar un anillo de rubí o un broche de granate para que lo lleve; de hecho, uno de los abuelos o los padres puede insistir en que lo lleve. En ocasiones rituales, el niño podrá llevar joyas del panteón familiar, una vez que haya alcanzado cierto estatus. Se le permitirá llevar un colgante de rubíes o una pulsera de esmeraldas en los rituales importantes, y estará muy orgulloso de ello, porque la secta es ante todo, y siempre, un grupo extremadamente consciente de su estatus. Los niños se dan cuenta de ello y los adultos alborotan a los niños que se han ganado el derecho a llevar joyas. Esto les da un fuerte incentivo para ganárselas.

Sugerencias para ayudar a aplicar estas formas de programación:

Programación del color: es importante tener una buena comunicación interna con los alteres internos y con un terapeuta externo durante el trabajo de programación del color. Si un individuo descubre que ciertas partes de su cuerpo creen que son de un color determinado, o si esto se plantea en la terapia, querrá averiguar si es posible cómo llegó a tener este sistema de creencias. Descubrir poco a poco cómo se introdujeron los colores puede ayudar. Duelo por la gran cantidad de engaños, la cantidad de abusos infligidos al niño y los alters muy jóvenes que fueron los modelos originales pueden ocurrir. Estas partes pueden ser apenas verbales y querer dibujar sus experiencias, o utilizar colores en collages (con la ayuda de las partes mayores del interior), para describir a una persona externa segura cuál ha sido su realidad. Puede ser útil hacerles comprender que NO son sólo un color y que forman parte de una persona completa. Durante un tiempo, el superviviente puede ver superposiciones de colores, ya que está deshaciendo esta programación, y las partes internas comparten sus recuerdos. Esto es normal, aunque puede resultar desagradable ver objetos en amarillo o verde, por ejemplo. La conexión a tierra, la orientación cognitiva de la realidad y la paciencia ayudarán al superviviente a superar este periodo.

La programación de joyas y metales puede ser más compleja, ya que el sentido de lo especial, el orgullo y el estatus del niño pueden estar vinculados a estos alteradores. Los rubíes, las esmeraldas y los diamantes se consideran "alteres elevados" internamente y se utilizan para funciones de liderazgo, tanto interno como externo. Reconocer su importancia para el sistema, escucharles llorar su salida de la secta, lo que significa renunciar a su estatus en el exterior, y darles nuevas posiciones en el interior que sean importantes puede ayudar. Pueden convertirse en líderes del sistema ayudando a la persona a mantenerse a salvo, una vez que ha tomado la decisión de abandonar la secta, y convertirse en fuertes aliados. Pero a menudo estarán entre los más resistentes, incluso hostiles, a la idea de abandonar la secta al principio, ya que sólo han conocido y recordado ser recompensados por un trabajo bien hecho, y han aprendido a "pasar" traumas a las "partes inferiores" dentro de la secta. A menudo no creen sinceramente que se les maltratara y sólo recuerdan que se les acariciara o se les permitiera dirigir, o que se les dijera que eran especiales, que eran valiosos.

Es útil escuchar cómo se sienten, reconocer que marcharse implica renunciar a cosas que eran importantes para ellos, averiguar cuáles son sus necesidades e intentar encontrar formas saludables de satisfacerlas fuera de las reuniones de la secta. Permitir que una joya tenga liderazgo interno o presida reuniones internas puede compensar la pérdida de liderazgo externo cuando el superviviente abandona la secta.

También es importante reconocer su importancia para el superviviente. Reconocer que estas partes están EXTREMADAMENTE disociadas de su propio abuso/trauma y no tienen prisa por recordar. Pero el superviviente y un buen terapeuta pueden hacerles volver suavemente a la realidad haciéndoles comprender que han sufrido abusos, que de hecho forman parte de las "partes emocionales inferiores" que han sufrido abusos y que con el tiempo tendrán que reconocerlo. Esto requiere tiempo y un buen apoyo externo. Permíteles expresar sus sentimientos. A menudo serán muy cognitivos al principio, pero los sentimientos irán apareciendo, especialmente la pena, luego el dolor de haber sido engañados por la secta, luego la angustia de darse cuenta de que el abuso que transmitían a otros en su interior les estaba ocurriendo realmente a ellos. Pueden llegar a deprimirse mucho en esta fase, pero también aportarán una estabilidad y fortaleza considerables al sistema, al permanecer seguros y libres de la secta, una vez alcancen esta fase.

He aquí algunas reflexiones sobre la programación de colores, metales y joyas. En el próximo capítulo se tratarán otros tipos de programación.

CAPÍTULO VI

Programación de ondas cerebrales

En este capítulo hablaré de la programación de las ondas cerebrales. La programación de las ondas cerebrales, como cualquier otra programación, depende de varios factores.

Entre ellos se incluyen la capacidad de disociación del niño, la región del país o el país en el que crece, el nivel de habilidad de los formadores con los que está en contacto, los recursos físicos y el equipo disponible. No existe una "receta" única que se adapte a todas las personas y sería ridículo sugerir que todos los que se someten a la programación de ondas cerebrales lo hacen de la misma manera. Cada vez más, los programadores hablan entre sí, comparten sus conocimientos en la red, tanto a nivel nacional como internacional, e intercambian éxitos y fracasos. Pero no existe una metodología estandarizada para la programación de las ondas cerebrales. A menudo influye el propio niño, así como los caprichos del entrenador. Los distintos grupos pueden organizar los sistemas de forma diferente o intentar conseguir efectos distintos.

¿Qué es la programación de ondas cerebrales? En términos sencillos, la programación de las ondas cerebrales consiste en que un niño entre en un estado de trance profundo y aprenda a disociarse en un determinado patrón de ondas cerebrales. Se trata de una habilidad compleja, y no todos los niños pueden hacerlo. El objetivo es que el niño alcance, por ejemplo, un estado delta coherente, en el que las ondas cerebrales delta aparezcan en el eeg, que se fija a la cabeza del niño mediante electrodos en el cuero cabelludo. Normalmente, dos o incluso tres entrenadores trabajan con un niño en las fases iniciales. Uno de ellos "prepara" al niño con un fármaco hipnótico para inducirle un estado de trance. También habrán colocado electrodos en la cabeza, utilizando una versión abreviada del método empleado en un entorno hospitalario tradicional. Si se induce el estado delta, por ejemplo, sólo se colocarán los electrodos necesarios para captar las ondas delta. Así se ahorra tiempo.

El niño preparado se colocará en una "mesa de entrenamiento" y estará muy relajado. El niño medio tiene unos ocho años cuando se inicia esta práctica, ya que la corteza cerebral y el desarrollo neurológico no están lo suficientemente avanzados a edades más tempranas (esta práctica se ha probado a edades más tempranas, sin mucho éxito, en el pasado; se abandonó debido a los daños neurológicos y a la "incapacidad para seguir el ritmo" que encontraron los entrenadores). A continuación, el entrenador no preparado hace saber al niño exactamente lo que se espera de él: que alcance un estado especial, denominado "estado delta". El entrenador le dice al niño, mientras está en el estado de trance, que sabrá cuándo lo ha alcanzado por las lecturas de los electrodos.

El formador le dirá al niño alter ego, al que se le ha pedido que sea un "modelo" o un bloque de construcción para el nuevo sistema, que el delta es algo bueno. Insistirá en ello repetidamente. A continuación, el niño recibe una descarga eléctrica que aumenta su receptividad al aprendizaje. También despierta al niño de su estado drogado y estará más alerta. Querrá complacer al adiestrador. El entrenador le dirá al niño que quiere que haga ciertos ejercicios mentales. A continuación, el adiestrador le dará ejercicios de cuenta atrás, que se utilizan para ayudar al niño a alcanzar estados de trance más profundos. Se pueden dar otras indicaciones verbales para que el niño entre en trance. Cuando el preparador o el entrenador técnico vea formas de onda delta, hará una señal al entrenador verbal con un movimiento de la mano. El entrenador verbal recompensará inmediatamente al niño diciéndole "bien, ahora estás en delta". El entrenador acaricia al niño y le dice que está haciendo un buen trabajo. Si el niño sale del delta, el adiestrador verbal se vuelve inmediatamente severo y le da una descarga como castigo. Se le dice al niño que ha salido del estado delta (que es "bueno") y que debe volver a él.

La inducción, el recuento, se repetirá hasta que se observe de nuevo el estado delta, momento en el que se recompensa repetidamente al niño por entrar en este estado y permanecer en él durante periodos cada vez más largos. Los entrenadores utilizan los principios de la biorretroalimentación para enseñar al niño a orientarse sistemáticamente hacia un patrón de ondas cerebrales. Cuando el patrón puede permanecer constantemente en el patrón delta, se le recompensa. Este proceso dura varios meses.

Los formadores disponen entonces de un modelo que aún se encuentra en estado delta, que pueden empezar a descomponer y utilizar como base para formar un nuevo sistema en su interior. Para ello utilizarán las herramientas de las drogas, la hipnosis y el trauma. El nuevo sistema creado registrará ondas delta en un EEG si se hace correctamente. El nuevo sistema aprende lo que significa Delta. Los formadores suelen mostrar una señal o símbolo delta (triángulo) en un retroproyector y "moldean" la huella delta. Llevan túnicas con signos delta y visten al sujeto con ropas o túnicas con el signo delta. Enseñan a los alters, bajo hipnosis, lo que hacen los deltas, cómo actúan. Les recompensan cuando cumplen y les dan un shock o les traumatizan si no actúan como "deltas". Les darán trabajo como deltas. Verán películas de alta frecuencia que muestren funciones delta. Pueden construir una estructura informática para contener el sistema, mostrando imágenes de su organización mientras el sujeto está en trance profundo, habiendo hecho borrón y cuenta nueva a través del trauma.

He aquí algunos ejemplos de cómo puede inducirse la programación delta.

Otros estados de ondas cerebrales se inducirán de forma similar. A menudo se formarán a partir de modelos que son niños internos extremadamente jóvenes, que pueden ser escisiones de escisiones básicas, como base para la programación. Los estados de ondas cerebrales más utilizados son

Alfa: Es el estado de ondas cerebrales más fácil de alcanzar y también incluye los alteradores más jóvenes y de más fácil acceso de todo el sistema. Los niños pequeños tienen largos periodos de actividad alfa y necesitan ser entrenados para entrar en otros estados de ondas cerebrales durante largos periodos. Programación de acceso al sistema: los códigos de acceso y los alteradores sexuales suelen situarse en alfa, que también puede estar codificado en rojo en algunos sistemas.

Beta: Este es el siguiente estado más fácil de alcanzar, y a menudo se asocia con impulsos agresivos. El estado beta suele contener protectores de culto, guerreros internos y sistemas militares. Pueden codificarse en azul.

Gamma: Suelen ser alters extremadamente sectarios y más emocionales que los otros estados, a excepción del alfa. La programación del suicidio suele estar integrada en este sistema, ya que estos alterados prefieren morir antes que abandonar a su "familia". Este sistema puede contener programas de erudición, ya que memorizan fácilmente de memoria. Varios idiomas pueden ser hablados por diferentes alteres en este sistema, ya que a los Illuminati les gusta programar en lingualidad plural, con hasta ocho idiomas, tanto modernos como antiguos, hablados.

Delta: es uno de los estados más cognitivos de las ondas cerebrales, a menudo muy disociado. También puede ser el estado "dominante" o controlador de los demás sistemas de ondas cerebrales. A menudo, el estado delta puede configurarse internamente como un ordenador, y los alters delta tendrán alters planos, sin emociones y con recuerdos fotográficos. Pueden retener la mayoría de los recuerdos cognitivos de otros sistemas, especialmente si se ha realizado una extensa programación amnésica. El estado delta puede tener hasta tres niveles de entrenamiento: delta 1, delta 2 y delta 3, que también corresponde al acceso de seguridad permitido dentro de la secta, es decir, acceso a información altamente confidencial. Este sistema puede contener programas de ciencias del comportamiento. Los sistemas delta pueden contener programadores internos, programas de autodestrucción, psicóticos y destructivos, y otras secuencias de programas de castigo diseñados para impedir el acceso externo o interno a los sistemas. Puede tener un código de colores naranja/azul/morado y, a menudo, será la puerta de acceso a sistemas superiores, como joyas o consejos internos.

Epsilon: Suele ser un "sistema oculto" que puede contener programas de la CIA y del gobierno de alto nivel. El programa de asesinos puede estar en este sistema o en el sistema beta, dependiendo del entrenador. Operaciones encubiertas, operaciones de mensajería, aprender a seguir a un sujeto, disfraces, salir de situaciones difíciles pueden ser manejados por este sistema, que se considera a sí mismo un camaleón. Puede ser de color marrón.

Programación Phi/Theta/Omega: Esta es la programación espiritual negativa. Estos son los alters rituales "oscuros", que participan en rituales de sangre, sacrificios y ceremonias. Brujas internas, magos, psíquicos, médiums, lectores y practicantes de ocultismo serán colocados en este sistema, que tiene un cerebro derecho altamente desarrollado y habilidades de trance profundo. Suelen estar codificados en negro.

Este es un resumen de los sistemas de ondas cerebrales más comunes. Suele implantarse a lo largo de un periodo de años, de 8 a 21 años para los primeros, con refuerzos ocasionales de la programación de vez en cuando.

Sugerencias

La programación de las ondas cerebrales es una forma muy compleja de programación que crea amnesia automática y barreras de comunicación entre los diferentes estados de las ondas cerebrales. Esta programación también se reforzará mediante choques y castigos para evitar su "degradación" o anulación. Los controladores y programadores del sistema interno también intentarán reforzar la programación, especialmente por la noche, cuando la persona está (físicamente) dormida.

Todos los sistemas de ondas cerebrales tendrán controladores del sistema, normalmente organizados en grupos de tres (a los Illuminati les gustan las tríadas, ya que son el número "místico" y más estable. Con la ayuda de un buen terapeuta, el superviviente debe conocer a los controladores y comunicadores del sistema interno. Están ahí, tienen que estar ahí, porque los formadores los han puesto ahí para que se comuniquen con ellos y les informen externamente, y a menudo tienen un conocimiento completo de su propio sistema. También estarán bastante planos y disociados del conocimiento de su propio dolor o del abuso que los creó. Este es un mecanismo de distanciamiento, y la supervivencia de la persona depende de la capacidad de su controlador para hacer esto en un momento dado. A menudo se mostrará muy hostil y poco dispuesta a mirar su propio abuso; se indignará ante la idea y fingirá que es cognitiva y que está "por encima" del abuso (otra mentira que le contaron sus abusadores).

El tiempo, la paciencia, descubrir sus necesidades, escuchar su frustración, mostrarles la realidad (es decir, que los controladores y todas las partes están relacionados entre sí, forman parte de la misma persona y TODOS fueron maltratados aunque fueran capaces de disociar su dolor) e intentar ayudarles a satisfacer sus necesidades de reconocimiento, aceptación y aprobación empezarán a permitirles cuestionar su lealtad anterior. Estos sistemas suelen estar impulsados por el miedo: miedo al castigo, miedo a recordar (a menudo fueron los más torturados de los sistemas del superviviente y se les prometió amnesia a cambio de seguir cooperando). Sus miedos son reales y deben ser escuchados y respetados, ya que los programas de ruptura e inundación son amenazas reales para el superviviente y pueden conducir a una pérdida de funcionalidad.

La programación de inundación es una secuencia establecida para castigar a un sistema si se permite que su programación interna se degrade o si se permite el acceso a una persona no autorizada, ya sea interna o externamente. Consiste en empujar hacia delante fragmentos que contienen recuerdos muy traumáticos, tanto emocionales como físicos, e inundar a la persona con una oleada tras otra de recuerdos. Si esto ocurre, y a menudo ocurre si el superviviente está en terapia, la primera prioridad debe ser frenar los recuerdos. Esto puede significar intentar razonar con los controladores internos o deltas que permiten la inundación; necesitan saber que si el frente, o los alters previamente amnésicos, colapsan, o se rompen de nuevo debido al trauma, todos los sistemas se debilitarán.

Negocia con ellos. La oración es útil en esta situación. La seguridad física, incluida la terapia hospitalaria, puede ser necesaria si se activan los programas de inundación o estallido. La seguridad física externa es primordial para el superviviente, que debe rendir cuentas al mundo exterior mientras se defiende de estas intensas secuencias de programación. La orientación frecuente a la realidad, la explicación de trabajos nuevos y más interesantes pueden ser útiles. Lo ideal es que la cancelación de la programación de ondas cerebrales sólo se realice con un apoyo externo amplio y seguro, que puede incluir sesiones de terapia adicionales, hospitalización si se desencadena una programación que podría llevar a la pérdida de funcionalidad o al suicidio, y debe centrarse en mejorar la comunicación interna y la cooperación. Las tareas de los alters pueden cambiarse: los programadores internos pueden convertirse en desprogramadores internos; los destructores o castigadores internos pueden convertirse en protectores internos; a los reporteros internos que informan a la secta se les puede pedir que informen internamente de lo que hace el cuerpo, y que lo mantengan a salvo.

Algunos ejemplos de posibles cambios son Entablar amistad con los controladores del sistema, ya que pueden convertirse en valiosos ayudantes y colaborarán con el terapeuta para garantizar la seguridad del superviviente.

CAPÍTULO VII

Programación militar

Me gustaría dedicar un capítulo entero a la programación militar y la forma en que se lleva a cabo. ¿Por qué? Como vimos en el capítulo 3, los Illuminati están enfatizando cada vez más la importancia del entrenamiento militar como parte de su plan para tomar el poder. Todos los niños de la generación actual están recibiendo algún tipo de entrenamiento militar como parte de este plan.

El entrenamiento militar comienza muy pronto. Suele comenzar a los tres años con ejercicios sencillos. Los niños son llevados por sus padres a una zona de entrenamiento, que puede ser un gran auditorio en el interior o una zona alejada al aire libre donde se realizan maniobras de entrenamiento. Se instalan tiendas de campaña, con centros de mando para los diversos mandos militares y entrenadores.

A los niños se les enseña a caminar con ritmo, manteniendo una línea recta. Se les castiga con patadas, golpes con una picana o porrazos si se desvían de su posición. Se les viste con pequeños uniformes para imitar a los adultos.

Los adultos reciben rangos, insignias y distintivos para indicar su nivel de logro en la jerarquía sectaria y militar. Las insignias y medallas se entregan para indicar el nivel de formación de la persona y las pruebas que ha superado. Los comandantes suelen ser brutales y enseñan incluso a los niños más pequeños con medidas severas.

Los niños tendrán que caminar largas distancias, que aumentan a medida que crecen, con cualquier tiempo. Deben aprender a superar obstáculos. Cuando son pequeños, se les dan armas de fogueo. Estas armas son réplicas perfectas de las armas reales, pero disparan balas de fogueo. Los niños aprenden a cargar y disparar todo tipo de armas, reales o falsas, bajo la atenta supervisión de un adulto. Pasarán horas aprendiendo a apuntar y disparar a blancos. Al principio, las dianas son ojos de buey, pero a medida que los niños crecen, las dianas parecen siluetas humanas recortadas por la policía. Los niños aprenden a apuntar a la cabeza o al corazón. Más tarde, cambiarán a maniquíes realistas.

Así se les condiciona para matar a un ser humano.

Se les proyectarán violentas películas bélicas, mucho más explícitas y gráficas que las habituales películas de grupo. Se mostrarán técnicas de asesinato a cámara lenta. El lema "matar o morir" se repetirá una y otra vez. El formador preguntará a los niños qué errores cometieron los asesinados. Ser asesinado se ve como una debilidad; ser un asesino se ve como una fortaleza.

A la edad de siete u ocho años, se obliga a los niños a arrastrarse boca abajo con balas de fogueo simuladas disparadas sobre sus cabezas. No se les dice que son balas de fogueo y son extremadamente dolorosas si el niño recibe un impacto en la espalda o en las nalgas. Aprenden rápidamente a agacharse cuando les disparan. Las condiciones de combate se irán simulando a medida que los niños pasen por los años de entrenamiento del "campo de entrenamiento".

Se les recompensará con insignias al mérito por los buenos resultados, como completar una carrera de obstáculos o mantener la compostura bajo el fuego enemigo. En otras palabras, la secta crea un microcosmos de entrenamiento militar real para sus niños y jóvenes. Se simulan campos de concentración nazis, con guardias y prisioneros. Los "guardias" suelen ser niños mayores o jóvenes que se han portado bien. Los "prisioneros" son niños más pequeños o castigados por realizar mal las maniobras. Hay mucha presión para ser guardia y no prisionero, ya que a los prisioneros se les encierra, golpea, patea y se burla de ellos.

Son habituales los juegos de caza y rastreo, en los que se da media hora de libertad a los presos. Estos juegos también pueden implicar el uso de perros especialmente adiestrados para aturdir a la presa, pero no para matarla. Los niños mayores aprenden a manejar y utilizar los perros. Los jóvenes aprenden a ayudar a los adultos a adiestrar a los perros.

Los adolescentes pueden ser recompensados convirtiéndose en "líderes juveniles" a los que se permite planificar las actividades de la semana. El entrenamiento militar seguirá de cerca los principios del entrenamiento militar nazi y la formación de las SS. Los instructores hablan a menudo en alemán a los niños, que tienen que aprender el idioma. Todos los comandantes y adultos de alto rango hablan alemán durante estos ejercicios. También pueden hablar francés, ya que en los Illuminati se fomenta el conocimiento de idiomas.

Los ejercicios para jóvenes mayores incluyen juegos en los que los grupos compiten y el adolescente mayor dirige, con la ayuda de un asesor adulto. Se premia a los grupos ganadores y se castiga a los perdedores. Se enseña a los jóvenes a abandonar a los miembros débiles o lentos. A los miembros no aptos se les dispara o mata, y al joven líder se le enseña cómo llevar a cabo estas tareas. Se les enseña a dirigir su unidad en batallas simuladas contra otras unidades, y se premia la lógica fría y cognitiva en estas condiciones. El objetivo es crear líderes cognitivos dentro de los sistemas militares, disociados de las emociones bajo el estrés de las condiciones de combate.

Los jóvenes y sus seguidores reciben formación en todos los métodos de control de multitudes. Ven películas especiales que tratan todas las posibles reacciones a una toma del poder por el ejército y la respuesta de la multitud. A continuación, estas situaciones se representan en ejercicios, y se espera que los líderes juveniles de más edad y sus unidades hagan frente a las diferentes reacciones. La "multitud" es entrenada por sus instructores para actuar de distintas maneras.

El objetivo final de todo esto es crear un ejército organizado de niños, jóvenes y adultos que sabrán exactamente qué hacer la próxima vez que el mundo sea tomado. El entrenamiento que he descrito se está llevando a cabo no sólo en Estados Unidos, sino en todos los países del mundo. Los mejores centros de entrenamiento están en Alemania, Bélgica, Francia y Rusia. Los instructores militares son enviados a menudo a estos países para aprender nuevas técnicas antes de ser enviados de vuelta a sus países de origen.

Qué hacer:

Es importante entender que los alters militares internos son extremadamente jerárquicos. Suelen tener un rango interno, y los "soldados rasos" inferiores dependen de los alteres internos de rango creciente. En general, cuanto más alto es el rango militar, más alto es el alter en el sistema. Un soldado sin rango puede no tener mucho conocimiento o influencia en el sistema. Su único trabajo es obedecer ciegamente a los demás, tras años de condicionamiento.

Los funcionarios internos suelen inspirarse en autores, funcionarios o formadores externos. Un funcionario

Los generales suelen tener muchos más conocimientos que los soldados de rango inferior, y conviene entablar amistad con ellos, ya que pueden ayudar con la terapia.

Llevará tiempo, esfuerzo y paciencia que el superviviente y el terapeuta lleguen a conocer a estos militares. Suelen ser bruscos, arrogantes y extremadamente hostiles a la terapia. Suelen ser muy leales a la secta y estar orgullosos de sus insignias, premios y logros que se han ganado tras años de traumas y duro trabajo. Suelen ser reacios a renunciar a ellos por la "pérdida" que supondría abandonar la secta.

También estarán rodeados de una fuerte programación, incluida la programación suicida de "honor/deshonor" (el soldado valiente y honorable morirá antes que traicionar a su grupo, etc.) Es importante tratar la programación suicida y el intenso condicionamiento límbico al que han sido sometidos muchos de estos alteres, mientras se razona con los miembros más veteranos.

Tendrán memoria fotográfica y recordarán todos los aspectos de la historia militar. Si se les proporcionan actividades físicas seguras y adecuadas durante el día, se les puede permitir que se desahoguen. Son alters muy aptos físicamente a los que les gusta correr, pasear, practicar tiro con pistolas y cuchillos. Puede ser útil dejarles ir de excursión (con una persona de confianza) y permitirles practicar actividades al aire libre.

Reconocer su importancia para el superviviente y el trauma que ha sufrido, respetar su lealtad, valentía y apelar a su sentido del honor para ayudar al sistema a mantenerse a salvo (estos alter ego suelen tener un sentido del honor muy desarrollado, aunque equivocado) puede ser útil. Se pueden organizar elogios internos por su valentía, o incluso una ceremonia interna de entrega de premios (están acostumbrados a ello) para aquellas partes que hayan decidido abandonar el culto y proteger el cuerpo. Están acostumbrados a los elogios y al reconocimiento por el trabajo bien hecho, y necesitan esta motivación. Estaban acostumbrados a recibir esto de la secta, pero el superviviente puede volver el locus de control hacia dentro, en lugar de hacia fuera, para romper los lazos con la secta.

Los protectores militares pueden cambiar su trabajo para mantener el cuerpo a salvo de los atacantes. Pueden ser el mejor activo de un sistema, ya que son muy buenos "pateando culos" y no se asustan fácilmente. Pueden ser capaces de decir a los atacantes externos que dejen en paz al superviviente y protegerlo del acceso exterior.

También es útil permitirles expresar sus sentimientos mediante terapia, diarios, fotos y collages. Aunque los oficiales superiores suelen estar muy disociados de sus sentimientos, pueden empezar a empatizar con quienes están por debajo de ellos y han sufrido su dolor y el peso de experiencias brutales y punitivas. Deben estar dispuestos a reconocer que han sufrido abusos en algún momento, que han sido engañados y utilizados. Buscar a los alters más jóvenes de los que han sido separados les ayudará en este proceso. Con tiempo y una buena comunicación interna, así como paciencia por parte del terapeuta y del superviviente, los alters militares pueden convertirse en una de las mejores bazas y aliados para mantenerse a salvo de las sectas.

CAPÍTULO VIII

CIA, gobierno y programas de becas

Algunos sistemas tienen programación interna de la CIA. Algunos de los métodos mencionados en los capítulos anteriores, como la programación de ondas cerebrales y la codificación por colores, se desarrollaron en parte con financiación de la CIA en los años cincuenta y sesenta. Oficiales de inteligencia militar que trabajaban en Langley, Virginia, utilizaron estos fondos gubernamentales para realizar investigaciones con sujetos humanos. Transmitieron lo que aprendían a instructores de Estados Unidos y Europa.

La programación de la CIA puede incluir alteradores en un sistema entrenados en diversas técnicas para encontrar un objetivo y estudiarlo sin ser detectados. El resultado final de marcar a la víctima puede ser una relación sexual con el objetivo, o personas dentro del sistema entrenadas para asesinar a un objetivo.

Se trata de secuencias de programación complejas, desarrolladas a lo largo de años de entrenamiento, con refuerzos periódicos. Los alter ego pueden ser entrenados para ser hiperconscientes de su entorno y capaces de escuchar conversaciones susurradas. Las grabadoras internas se entrenan para descargar estas conversaciones, junto con otra información. Se hace hincapié en el recuerdo fotográfico, ya que se hipnotiza a la persona o se la pone en estado delta para que "descargue" la información al entrenador o al agente de la CIA.

El superviviente programado por la CIA habrá recibido un amplio entrenamiento sobre cómo "soltar una baliza" (detectar a alguien que le sigue y abandonarle). Este entrenamiento comienza en la primera infancia y continúa a medida que el niño crece. Los niños suelen ser llevados a una sala de entrenamiento de color neutro. Pueden estar drogados o hipnotizados, normalmente una combinación de ambos.

Se les mostrarán películas de formación sobre cómo trabaja un agente de la CIA. Se les dirá que son "especiales", "elegidos", "uno entre mil" que pueden hacer este trabajo especial. Se les dice que se están convirtiendo en agentes secretos de la CIA. El niño pequeño, que no tiene ni idea de lo que es la CIA, se centra en el hecho de que ha sido elegido porque es especial, que se le necesita y que estará ansioso por complacer. Se lleva al niño a una cena o a una obra de teatro organizada por el entrenador. Habrá un grupo de diez a dieciséis personas en la "fiesta". Después, el formador interrogará al niño largo y tendido. ¿Quién estaba sentado dónde? ¿Qué ropa llevaban? ¿De qué color eran sus ojos? ¿De qué color eran sus ojos? ¿De qué color eran sus ojos? ¿Quién ha pronunciado el discurso? ¿Qué dijeron? Se elogiará al niño si responde correctamente, pero se le castigará y escandalizará si no es capaz de recordar los detalles. El objetivo es reforzar la memoria fotográfica natural y ayudar al niño a registrar los detalles. Las veces siguientes, el niño mejorará su capacidad, ya que quiere evitar el castigo.

En el siguiente nivel de formación, se pedirá al niño que observe y comprenda: ¿Quién es la persona más importante de la habitación? ¿Por qué? Se enseñarán al niño movimientos corporales y gestos que den señales no verbales. Se puede enseñar al niño a acercarse a adultos importantes o a un objetivo designado, primero en un juego de rol y luego en la vida real, y entablar con ellos una conversación informal mientras buscan información que se les ha ordenado obtener. Se les puede enseñar a ser inocentemente atractivos, y se les vestirá en consecuencia. A menudo se les enseña a atraer al objetivo para que mantenga relaciones sexuales con ellos.

A un joven o adulto mayor se le enseñará no sólo a atraer a un objetivo a la cama, sino también a matarlo, si es un objetivo de asesinato, mientras duerme o se relaja después del sexo. Se les enseña a registrar las pertenencias del objetivo en busca de cualquier información que necesite el entrenador o el líder de la secta. A menudo, antes de ser asignado para llevar a cabo un asesinato, el miembro de la secta es adoctrinado sobre por qué matar a la víctima es un servicio a la humanidad. Se le mentirá sobre si es el jefe de una red de pornografía, un pedófilo o un villano brutal. Esto despertará la ira natural del asesino hacia esa persona y le motivará, al tiempo que le ayudará a superar su natural reticencia moral y su sentimiento de culpa por matar a un ser humano.

Aprenderán a disfrazarse, a cambiarse de ropa, de sexo (hacerse pasar por el sexo opuesto), a maquillarse, a usar lentillas y a salir sanos y salvos de la situación. Aprenderán a superar las técnicas de interrogatorio gracias a un amplio entrenamiento y a la hipnosis, por si los atrapan. Aprenderán a suicidarse con una pastilla o un puñal, si son detenidos, en la mayoría de los casos.

Sugerencias

La programación de la CIA implica el uso de tecnología sofisticada para aumentar su eficacia y puede ser difícil de romper. Puede implicar que la persona sea traumatizada en tanques de aislamiento (lo que también se hará con la programación de ondas cerebrales). Puede implicar privación sensorial, sobrecarga sensorial, aislamiento, privación del sueño. Puede consistir en escuchar cintas repetidas durante horas a través de auriculares. Si el sujeto intenta quitarse los auriculares, recibe descargas eléctricas o un castigo severo. Se les hipnotiza, se les tortura, se les somete a diferentes combinaciones de drogas, se les expone a sonidos armónicos, a menudo en un oído o en el otro. Se les expondrá a luces estroboscópicas parpadeantes, que pueden provocar convulsiones, y los alteradores estarán programados para provocar convulsiones si el sujeto intenta romper la programación. Se les mostrarán películas de alta velocidad con pistas diferentes, una para el ojo izquierdo y otra para el derecho, para aumentar la división cerebral o el pensamiento dicotómico.

El superviviente y el terapeuta deben trabajar lentamente para revertir los efectos de este trauma. La persona tendrá que aceptar, lenta y cuidadosamente, cómo se hizo la programación. Tendrá que aprender sus propios códigos de acceso (lo mismo ocurre con las ondas cerebrales y otras técnicas sofisticadas de programación). Tendrán que comunicarse con los alters y los fragmentos traumatizados de su interior, haciéndoles saber que han sido utilizados. Tendrán que ayudar a los alters jóvenes, que han sido divididos para crear el sistema, y que a menudo han sufrido los peores traumas. El duelo por los abusos, los traumas, los cálculos metódicos y los métodos científicos utilizados para crear esta programación llevará tiempo. Será importante dejar salir los sentimientos, incluida la rabia, de forma segura. El superviviente puede tener miedo a los sentimientos fuertes y temerá especialmente la ira y la rabia, ya que asociará estos sentimientos con la necesidad de matar, herir o asesinar a otros. Es importante dejar que los sentimientos afloren lentamente y con cuidado, sabiendo que es probable que surjan sentimientos homicidas y suicidas.

Si la capacidad de controlar el comportamiento es un problema, el cliente puede necesitar ser ingresado en un centro seguro que incluya programas de control mental y de culto. Temerá ser etiquetado como "psicótico" porque los programadores le han dicho que le llamarán así y le encerrarán para siempre. Lo PEOR que puede hacer un terapeuta o un hospital en esta situación es jugar con estos miedos o etiquetar a la persona como psicótica. Es importante arraigar constantemente a la persona en la realidad, utilizando ejercicios de anclaje, liberar lenta y cuidadosamente los sentimientos de rabia y traición, reforzar constantemente la idea de que la persona puede recordar y no volverse psicótica o morir, y creer en la persona y valorarla. El superviviente puede tener a veces un comportamiento inestable, pero no se trata de una psicosis, sino de una reacción natural a un trauma extremo. El superviviente necesita darse cuenta de ello y saber que puede superar los efectos con el tiempo y una buena terapia. Necesitará esperanza y un buen sistema de apoyo.

Programación gubernamental

Los programas gubernamentales implican formación para puestos directivos o administrativos en el gobierno. Pueden ser entrenados para trabajar en red con otros miembros de gobiernos locales, nacionales e internacionales. El objetivo declarado de los Illuminati es infiltrarse en todos los gobiernos importantes del mundo y, en última instancia, provocar su caída. Los agentes gubernamentales aprenden a hacerlo infiltrándose en partidos políticos locales, presentándose a elecciones locales y nacionales, trabajando para líderes clave como administradores, asesores financieros, financiando carreras gubernamentales y apoyando a la persona afín a los Illuminati, o colocando a su persona para ganar, creando caos político y disturbios a través de agentes entrenados en la disidencia. Los seleccionados para los programas gubernamentales suelen ser muy inteligentes y tener un encanto o carisma natural. También son hábiles manipuladores. Estas habilidades pueden potenciarse mediante programación, animando a la persona a proyectar una "personalidad" que atraiga a la gente hacia ella.

También se les enseña ampliamente finanzas. Esta programación se lleva a cabo hipnotizando a la persona, ya sea niño, joven o adulto (suele iniciarse al final de la infancia en los candidatos adecuados), e induciendo un trance profundo mediante drogas. La persona recibe un shock y, a continuación, se le informa de los planes del adiestrador y de la secta para con ella. Se le dice que es muy especial para los Illuminati y que será una de las personas que ayudarán a cambiar la historia del mundo. Se le dice que será recompensada con riqueza, popularidad y poder por llevar a cabo la agenda de la secta. Se les dice y se les muestra el castigo por la desobediencia. Les enseñan películas de formación sobre el gobierno, su funcionamiento y los asuntos nacionales e internacionales. Se reúnen con profesores especiales que les enseñan el funcionamiento político interno del grupo en el que quieren infiltrarse, incluida la estructura de poder y los puntos fuertes y débiles de los actores clave.

Aprenderán todos los idiomas necesarios para el trabajo. Irán a la universidad o recibirán la formación y educación necesarias para ser creíbles. Recibirán becas especiales para financiar estos estudios, si es necesario.

Tienen la oportunidad de practicar sus habilidades de infiltración, recopilación de información, manipulación de personas y política en un escenario escenificado y, más tarde, en situaciones de la vida real. Si van a aprender a controlar los medios de comunicación, aprenderán los métodos para hacerlo. Reciben un amplio apoyo y orientación a lo largo de su carrera.

Sugerencias

La programación gubernamental es bastante compleja, ya que está relacionada con las capacidades naturales de la persona. A las personas les puede resultar difícil desvincularse del papel que desempeñan y a menudo sólo se sienten aceptables cuando hacen su trabajo. Puede resultarles difícil creer que su carrera, sus amistades, su matrimonio y sus contactos han sido guiados en secreto por la secta durante la mayor parte de su vida. Pueden sentirse ofendidos, traicionados o enfadados cuando se dan cuenta de ello. También les resultará difícil no utilizar las técnicas de manipulación que les resultan tan naturales, tanto con su terapeuta como consigo mismos, para aliviar el dolor que la verdad pueda causarles. La persona y los alteres que se han sometido a este tipo de programación tienen mucho que perder si abandonan su papel y su persona, y deben calcular el coste de dejarlo y reconocer la dificultad de hacerlo. Tendrán que hacer el duelo por haber sido utilizados y por la falsa interpretación de la realidad en la que han creído toda su vida. Escuchar a otras partes de la persona y reconocer la realidad del abuso de la secta serán pasos importantes para liberarse. El éxito de una nueva carrera en la vida cotidiana de la persona también ayudará a restaurar una imagen destrozada de sí misma.

Becas de formación

Los Illuminati veneran la erudición, especialmente la tradición oral. Los niños con buena memoria e inteligencia nativa pueden ser entrenados específicamente en la erudición. Esto incluirá el aprendizaje inducido por el trauma, con elogios por el éxito. Tambien implicara castigo o shock por mal rendimiento. Las principales áreas de erudición son las siguientes:

Tradición oral: historia de los Illuminati, especialmente de la rama particular del niño, memorización de genealogías. Aprendizaje y dominio de varios idiomas, modernos y antiguos, entre ellos: inglés, francés, alemán, ruso, español, árabe, latín, griego, hebreo, jeroglíficos egipcios, babilonio antiguo, caldeo antiguo y escrituras cuneiformes. Algunos textos antiguos venerados están escritos en lenguas muy antiguas, y algunas ceremonias pueden incluir rituales que las utilizan. Aprender sobre historia antigua y moderna y adquirir destreza en la planificación de juegos de rol y dramatizaciones. Aprender a enseñar a los demás las habilidades antes mencionadas. También se espera que el niño que se convierte en erudito llegue a ser un profesor competente y transmita sus conocimientos a los demás. Practicará la enseñanza en el aula y en sesiones individuales.

Sugerencias

En los programas de becas participan alters que son intensamente leales al culto, ya que creen estar vinculados a un largo e ininterrumpido linaje de personas desde el principio de la historia. A menudo están inmersos en la filosofía del culto, habiendo leído y memorizado muchos volúmenes esotéricos relacionados con él. Apelar a su lógica, intelecto y apertura mental y discutir con ellos los pros y los contras de abandonar la secta suele ser bien recibido. Desprecian el conflicto abierto y prefieren abordar los problemas intelectualmente. Se les da bien debatir y son muy expresivos. Pedirles que lean libros que traten sobre la liberación de la secta y pedirles que presencien y escuchen las historias de alters traumatizados, ya sea en su sistema o dentro de él, les ayudará a menudo a tomar la decisión de cambiar de lealtad. Aunque hayan estado inmersos en ideologías y doctrinas falsas, suelen estar dispuestos a ser intelectualmente honestos. Leen y debaten los dos lados de una cuestión y pueden ser de los primeros en tomar la decisión de abandonar la secta una vez convencidos de que es abusiva.

CAPÍTULO IX

Programación vinculada a cuentos, películas, dibujos animados o juegos de rol

En este capítulo quiero hablar de un tipo particular de programación que es universal entre los Illuminati. Se trata de la programación vinculada a una historia, una película, un dibujo animado o un juego de rol.

Durante incontables siglos, los instructores y líderes Illuminati han utilizado el juego de roles para reforzar y programar a los niños, y todavía hoy es un modo favorito de enseñanza. Un juego de rol típico consiste en una "visita en el tiempo". Al niño se le dice, mientras está drogado o hipnotizado, que él y los otros niños que le acompañan (normalmente un pequeño grupo pasa junto por este programa) van a viajar atrás en el tiempo. Los niños consideran que el formador o profesor es inmensamente poderoso, ya que les transporta mágicamente al pasado. Entran en otra sala, donde la gente está vestida con trajes de época del periodo histórico que el profesor quiere que los niños descubran. Todo es históricamente exacto y está bien documentado. Por ejemplo, si los niños van a visitar la antigua Roma, se les llevará a una sala del Senado, donde los personajes van vestidos con togas. Hablan entre ellos en latín antiguo y debaten temas. César, u otro rey, entrará en el Senado. A lo largo del juego de rol se seguirán las costumbres romanas para un escenario como éste.

Uno de los objetivos de este juego de rol es ofrecer a los niños una mirada entre bastidores de la historia. Se pondrá de relieve la agenda de los Illuminati y los niños "verán" que personajes famosos de la historia eran en realidad Illuminati. Esto reforzará su "especialidad" y la historicidad del grupo. También reforzará el aprendizaje de idiomas, ya que las escenas pueden tener lugar en la Inglaterra medieval, o en la corte francesa de Luis XIV, etc. Las escenas también contendrán una moraleja que se basará en la programación que han seguido los niños. Quizá vean cómo "guillotinan" a un "traidor" en la corte francesa. O se apuñala a un senador indigno que intenta traicionar a su rey. Puede que al niño se le asigne un papel en la obra, como llevar un mensaje secreto al rey o a la reina, para reforzar el programa de mensajería. El niño cree realmente que ha entrado en la historia y que forma parte del proceso de creación de la misma.

En los tiempos modernos, la programación se ha vuelto más sofisticada con la llegada de la tecnología. Antes de la televisión o el cine, los programas solían estar "guionizados" en torno a cuentos o historias famosas, leídos en voz alta por un formador mientras el segundo trabajaba con el niño. El "lector" debe tener una buena voz para cantar. Al niño se le lee el cuento y, bajo hipnosis y trauma, se le dice que es uno de los personajes del cuento. Se le explica el significado "real" de la historia, su "significado oculto", y se le dice que cada vez que escuche la historia debe recordar lo que realmente significa.

Hoy en día, las películas y los vídeos se utilizan con frecuencia en la programación. Entre los guiones favoritos figuran los siguientes: Las películas de Walt Disney (Disney era iluminista), sobre todo Fantasía, La Bella Durmiente, La Sirenita, Cenicienta, La Bella y la Bestia. El Mago de Oz, tanto los libros como la película. Se puede utilizar cualquier película que incorpore temas iluministas. En los últimos años se han utilizado E.T. y La guerra de las galaxias.

Cómo se programan los guiones

El formador reproduce la película para el niño. Se le dice al niño que se le va a "preguntar sobre" la película, lo que le anima a utilizar el recuerdo fotográfico de lo que ve. El formador puede mostrar al niño una versión abreviada de la película, con sólo partes del conjunto, o puede mostrarle una escena corta de la película.

Tras ver la película o la escena, se droga al niño para que se relaje y luego se le pregunta qué recuerda. Se escandalizará al niño si no recuerda los elementos que el formador considera importantes, y se le obligará a ver las escenas repetidamente.

Cuando el niño recuerda perfectamente los segmentos, el formador le dice que ése es uno de los personajes. El niño puede quedar muy traumatizado al principio, y se crea una personalidad en blanco en su interior para convertirse en el personaje deseado. Lo primero que ve la pizarra en blanco es una grabación de la película o escena. Es su "primer recuerdo". A continuación, el entrenador asocia la escena con la ideología Illuminati. El entrenador enseñará al niño el "significado oculto" de la película y le felicitará por ser uno de los pocos "iluminados" que comprenden lo que realmente significa. La programación del guión suele estar vinculada a otra programación que esté experimentando el niño. La programación militar puede estar vinculada a La guerra de las galaxias. La programación de recuerdo total puede estar vinculada a Data en Star Trek. La programación informática puede relacionarse con Hal en 2001: Una odisea del espacio; la programación de laberintos internos puede relacionarse con la película "Laberinto". Las posibilidades son muy variadas y dependen tanto del niño como del entrenador en cuanto a la dirección que tomará la programación del escenario. La música del programa o de la escena se utilizará como detonante para acceder a la programación interna o para sacar a relucir estas personalidades.

Sugerencias

La programación guionizada a menudo implica una gran cantidad de traumas con el fin de crear las alteraciones deseadas de "borrón y cuenta nueva". La programación se basa en la repetición, el electrochoque, la tortura, las drogas y la hipnosis. Los alterados que se han sometido a esta programación suelen estar muy desconectados de la realidad externa y pueden creer que forman parte de un "guión". Pueden ser Dorothy en busca de la Ciudad Esmeralda (o de la culminación de la dominación Illuminati de la Tierra). Pueden ser un ordenador o el personaje Data. La orientación a la realidad será muy importante. Permita que estas partes experimenten una realidad externa segura y comprueben por sí mismas si realmente forman parte de un hombre o una mujer. Mirarse al espejo puede ser útil cuando expresen su deseo de hacerlo. La presencia de asistentes cognitivos que puedan compartir con ellos recuerdos de la vida cotidiana puede ayudarles a anclarse en la realidad. Al principio se mostrarán muy sorprendidos, incluso indignados u hostiles, cuando se les sugiera que ellos no son el personaje. Pensarán que el terapeuta es un entrenador o parte del escenario, ya que ésta es la única realidad que han vivido. Será necesario traerlos pacientemente de vuelta, una y otra vez, a la realidad presente, para aumentar la comunicación con los demás en su interior y, finalmente, para llorar la intensa cantidad de engaños y decepciones que han experimentado. Con tiempo y paciencia, estas partes estarán dispuestas a abandonar sus antiguos papeles "guionizados" y pasar a formar parte de la realidad presente de la persona.

CAPÍTULO X

La sexta etapa de la disciplina: la traición; hermanamiento, muros internos, estructuras, geometría

Este capítulo trata de la sexta etapa de la disciplina Illuminati:

Programación de la traición

La programación de la traición comenzará en la primera infancia, pero se formalizará a los seis o siete años y continuará en la edad adulta. La sexta etapa puede resumirse así: "la traición es el mayor bien". Los iluministas enseñan esto a sus hijos como un principio espiritual muy importante. Idealizan la traición como el verdadero estado del hombre. La mente perspicaz, el adepto, lo aprende rápidamente y aprende a manipularlo.

El niño aprenderá este principio a través de situaciones sucesivas. Se colocará al niño en situaciones en las que un adulto que es amable y que, en una serie de representaciones, "salva" al niño, se gana la confianza de éste. El niño ve al adulto como un "salvador" después de que éste haya intervenido y protegido al niño en repetidas ocasiones. Tras meses o incluso un año de vinculación, el niño acude al adulto en busca de ayuda. El adulto se echa atrás, se burla del niño y empieza a maltratarlo. Esto establece la siguiente programación: los adultos siempre traicionarán al niño y a otros adultos.

Otro patrón implicará el hermanamiento, que merece una mención especial aquí. Los Illuminati suelen crear vínculos gemelares en sus hijos. Lo ideal es tener gemelos idénticos, pero no siempre es posible. Por lo tanto, al niño se le permite jugar y establecer vínculos con otro niño de la secta desde una edad temprana. En algún momento, el niño se entera de que el otro niño es en realidad su "gemelo" y que fue separado al nacer. Se le dice que es un gran secreto y que no debe contárselo a nadie o será castigado. El niño, que a menudo está solo y aislado, está encantado. Tiene un gemelo, alguien que tiene un vínculo especial con él debido a su nacimiento.

Los niños hacen todo juntos. Van a la escuela juntos, hacen el entrenamiento militar juntos. Se cuentan secretos. También suelen ser amigos durante el día. Se les enseña a pasar unos de otros, como lo harían los verdaderos hermanos y hermanas.

Pero en algún momento se verán obligados a hacerse daño mutuamente. Si uno de los "gemelos" se considera prescindible, el escenario final será que un gemelo se vea obligado a morir delante del otro. Un gemelo puede recoger secretos del otro, verse obligado a revelárselos a un entrenador o líder de una secta, y luego verse obligado a matar al otro gemelo. Un gemelo puede ser obligado a golpear o herir al otro. Si se niega, el otro gemelo será golpeado por el entrenador y al gemelo que se negó se le dirá que fue herido por su negativa a obedecer. En muchos casos, uno de los gemelos se ve obligado a traicionar al otro y volverse contra él tras la programación intensiva. Esta traición devastará a ambos niños y aprenderán la verdadera lección: no confíes en nadie. Traicionar o ser traicionado.

Los niños también tendrán modelos adultos en todas las manos, ya que la secta es una sociedad muy política, jerárquica y traicionera. Los adultos se traicionan constantemente, se pisotean para ascender. Los niños verán a un adulto ser alabado, ascendido, porque ha traicionado a otros que están por debajo de él, o les ha tendido una trampa para el fracaso. Los niños aprenden rápidamente a imitar a los adultos que les rodean, y tanto los adultos como los niños pueden llegar a ser bastante cínicos sobre la naturaleza humana. La habrán visto en su peor momento, ya sea en las sesiones de entrenamiento, la brutalidad de un comandante en el ejército o los cotilleos y puñaladas por la espalda que se producen antes y después de los rituales. También integran el mensaje internamente: participa en el juego o serás aplastado. Incluso los niños más pequeños aprenden a manipular a los demás a una edad temprana, mientras que los adultos se ríen de lo rápido que aprenden las costumbres de los mayores. Manipular a la gente se considera un arte en la secta, y los que mejor lo practican, como en cualquier grupo, suelen ganar.

Sugerencias

El programa de traición puede haber roto por completo la confianza del superviviente en las personas externas. El terapeuta tardará mucho tiempo en ganarse la confianza del superviviente. Se trata de personas a las que se les ha enseñado repetidamente que hablar, compartir secretos, sería severamente castigado. Los pequeños que llevan dentro serán muy cautelosos al principio, no creerán que el terapeuta no es sólo otro entrenador que un día gritará "¡ajá!" y les traicionará si empiezan a confiar. Esta confianza requiere tiempo y paciencia, y debe ganarse a lo largo de sesiones en las que el terapeuta demuestre que es digno de confianza y no abusivo. Los supervivientes pondrán a prueba a los terapeutas una y otra vez para ver si son realmente quienes dicen ser. Es una parte normal del proceso terapéutico. Los supervivientes pueden incluso intentar alejarse de la terapia o del apoyo externo, ya que un apoyo solidario genuino les hará "salir del paso", es decir, entrará increíblemente en conflicto con su visión del mundo y sus experiencias antes de abandonar la secta.

Tanto el superviviente como el terapeuta deben comprender que una cierta dosis de desconfianza es saludable, basada en lo que el superviviente ha experimentado, y que puede salvarle la vida, ayudándole a protegerse del acceso exterior. Respete esta necesidad y sea paciente mientras la superviviente prueba una y otra vez. El superviviente puede intentar razonar con los alters internos que han sido traicionados hasta el punto de volverse legítimamente paranoicos. Puede pedirles que observen y vean cómo es el terapeuta y/o la persona de apoyo. Que se tomen su tiempo, que los examinen. Que sean conscientes de que lo que han vivido puede amplificar los sentimientos normales de cautela. Ayudándoles a orientarse hacia la realidad exterior, y en particular hacia experiencias positivas en las que tengan cierta confianza y no se sientan heridos, será posible realizar grandes progresos en la resolución de este problema. El superviviente puede sentir confusión y conflicto interno al experimentar un mundo en el que la confianza es posible. Puede alejarse o, por el contrario, volverse muy dependiente del terapeuta y compartir su experiencia demasiado rápido debido a un deseo de intimidad segura que nunca fue satisfecho. Establecer límites sanos al tiempo que se reconocen las necesidades ayudará al superviviente a superar esta etapa.

Otro tipo de programación implica la creación deliberada de estructuras internas dentro del miembro de la secta.

Estructuras internas: sienes, ojos, espejos, carruseles, etc.

Los entrenadores Illuminati intentarán crear estructuras internas en los sistemas de personalidad de la persona. ¿Por qué? Creen que crea más estabilidad. También da a los alters y fragmentos un lugar para pasar el rato dentro, y crea una manera conveniente de llamarlos. Si un fragmento está indexado dentro de una hélice interna, por ejemplo, el entrenador sabe cómo localizarlos más fácilmente.

Las estructuras internas varían considerablemente en función del formador, el grupo, la región de Estados Unidos o Europa y los objetivos del individuo. Las estructuras internas más comunes son, entre otras, las siguientes

➢ **Templos:** Suelen estar dedicados a las principales deidades Illuminati y en ellos se reúnen altares espirituales. Pueden ser templos reales, masónicos o privados, que el sujeto puede haber visitado.

➢ **El templo de Moloch** será creado en piedra negra con un fuego ardiendo en su interior.

➢ **Ojo de Horus que todo lo ve:** una de las estructuras más comunes en un sistema Illuminati; universal. Horus es una deidad adorada por los Illuminati, y el ojo que todo lo ve representa internamente el hecho de que la secta siempre puede ver lo que el individuo está haciendo. También representa haber sido entregado a Horus en una gran ceremonia. El ojo puede estar cerrado o abierto, dependiendo del estado del sistema en ese momento. Este ojo también estará vinculado a la vigilancia demoníaca de las actividades de la persona en un momento dado.

➢ **Pirámides:** Los Illuminati veneran la antigua simbología egipcia, en particular la "religión del misterio" y las enseñanzas del Templo de Set. Se colocarán pirámides en su interior, tanto para dar estabilidad (un triángulo y/o una pirámide representan fuerza y estabilidad) como para llamar a los demonios. Las pirámides y los triángulos, así como el número tres, representan la llamada al demonio en la filosofía iluminista.

➢ **Sol:** representa a Ra, el dios del sol

➢ **Figuras geométricas:** configuraciones de círculos, triángulos, pentágonos, etc. Los patrones geométricos se consideran sagrados y se basan en una antigua filosofía. Puede haber cientos de ellos superpuestos en una cuadrícula de entrenamiento para sistemas complejos, que albergará fragmentos en cada uno de ellos.

> **Rejillas de entrenamiento:** pueden ser sencillas, como cubos con dibujos o filas de cajas, o más complejas, como hélices, dobles hélices o bucles infinitos. Cada entrenador tendrá favoritos clasificados como simples, medios y complejos, en función del niño y de su capacidad para recordar y memorizar.

> **Columnas:** columnas dóricas griegas, columnas jónicas. Se utilizan a menudo en programas de "viajes en el tiempo", con un portal entre dos columnas.

> **Ordenadores:** sistemas complejos, muy disociados, con alteraciones y fragmentos almacenados en un sistema informático.

> **Robots:** pueden estar presentes en sistemas antiguos

> **Cristales:** gemas, bolas, polifacéticos. Se utilizan en sistemas espirituales para potenciar los poderes ocultos. Alteraciones y fragmentos pueden reunirse en las facetas de una gran bola.

> **Espejos:** utilizados internamente para reforzar otras secuencias de programación, hermanamiento interno y distorsión de la programación de la realidad. Pueden crear sistemas sombra de sistemas funcionales. También puede encerrar programación demoníaca.

> **Carruseles:** utilizados en algunas secuencias de programación para confundir a los alteradores en el interior. A menudo vinculados a la rotación, programando la confusión en el interior. Puede utilizarse para castigar a los alters internos; se les hará girar en el carrusel si ellos lo dicen.

> **Cartas de juego:** Pueden ser cartas de una baraja o configuraciones complejas con cientos de cartas en su interior. La programación de las fichas de dominó es similar. Todas las fichas de dominó se tocan entre sí y si alguien intenta desmontar la programación, la baraja caerá.

> **Cajas negras:** representan programas de autodestrucción y explosión sellados en una caja negra para proteger el sistema. No debe abrirse sin una preparación cuidadosa y una buena terapia.

- ➤ **Minas, trampas:** véase más arriba

- ➤ **Telas de araña:** representan la programación enlazada, con una araña (programador interno) que teje continuamente la tela y refuerza la programación interna y el castigo. La telaraña también se comunica con otros sistemas. También puede representar vínculos demoníacos internos, tejidos en el interior.

- ➤ **Salas de entrenamiento internas:** se utilizan como castigo para los alters internos. Representará las salas de entrenamiento externas en las que ha estado la persona.

- ➤ **Paredes internas:** suelen representar barreras internas de amnesia muy grandes. Los muros pueden ser muy gruesos, impermeables o semipermeables. Un uso típico de un muro será mantener altos niveles de amnesia entre las alteraciones amnésicas del "frente" o vida cotidiana, y las alteraciones activas del "fondo" o culto, que contienen más información sobre la historia vital de la persona. El "atrás" puede ser capaz de ver selectivamente por encima del muro y cruzarlo, pero el "adelante" ignorará por completo que existe un muro o lo que hay detrás de él.

- ➤ **Sellos:** normalmente en grupos de seis o siete, representan el sello demoníaco y pueden abarcar el final de los tiempos, el colapso de los programas, así como el papel dentro de la secta en la nueva jerarquía.

Estas son algunas estructuras de programación comunes. De nuevo, hay muchos, muchos otros tipos de estructuras internas, cuyo número y tipo sólo están limitados por la capacidad creativa del formador y del superviviente.

La forma en que estas estructuras se colocan en la persona es bastante similar. Bajo la influencia de drogas, hipnosis o electroshock, se traumatiza a la persona y se la pone en un estado de trance profundo. En este estado de trance profundo, se pide a la persona que abra los ojos y mire una imagen proyectada de la estructura, un modelo en 3D de la misma o una imagen holográfica utilizando unos auriculares de realidad virtual. La imagen se acercará, utilizando amortiguadores y acercando la imagen al campo de visión de la persona. Se puede girar, si se dispone de gráficos, o se utiliza una imagen en 3D. Se le puede decir a la persona que va a entrar, si se trata de un templo o pirámide, bajo hipnosis profunda, que ella (el alter programado) ahora "vivirá dentro" de la estructura, caja, mapa, etc. Esto también servirá para reforzar la programación de amnesia y aislamiento en el interior, ya que la estructura se utilizará para reforzar los muros entre el alter/fragmento y otros alter y fragmentos en el interior.

Sugerencias

Si el superviviente encuentra estructuras en el interior, primero será útil intentar comprender POR QUÉ están ahí. ¿Cuál es su propósito? ¿Reforzar la amnesia? ¿Aislamiento? ¿Programación espiritual? ¿Castigo? ¿Para contener secuencias de programación peligrosas? Esta pregunta es importante porque algunas estructuras, como muros o barreras internas, pueden haber sido creadas no sólo por la secta, sino también reforzadas por el superviviente como medio de protección interna. Es posible que el superviviente no quiera desmantelar las estructuras internas demasiado rápido sin conocer su propósito y lo que contienen. El superviviente y el terapeuta tendrán que ir poco a poco. El primer paso será aprender cómo se colocaron las estructuras y qué alteraciones están conectadas a ellas. Se necesitará una preparación larga, lenta y cuidadosa, con mucha cooperación del sistema, para examinar algunas estructuras. Es posible que esto sólo ocurra después de años de terapia intensiva. Cada superviviente progresará a su propio ritmo. Si existe un muro, derribarlo lentamente, ladrillo a ladrillo, o permitir que parte de él se vuelva semipermeable puede ser un primer paso hacia la curación. Los equipos de las salas de entrenamiento pueden apagarse y desmontarse; la sala puede convertirse en una habitación segura, redecorarse y reorganizarse con juguetes y objetos seguros. Los ordenadores pueden empezar a darse cuenta poco a poco de que son humanos y adoptar gradualmente características humanas.

Los supervivientes pueden utilizar su creatividad para recuperar su persona, con el apoyo de sus terapeutas, y deshacer lo que se ha hecho.

CAPÍTULO XI

Programación suicida

He decidido escribir un capitulo entero sobre la programacion suicida, ya que esta es a menudo la programacion mas peligrosa a la que el superviviente se enfrentara en el proceso de curacion. TODOS LOS SUPERVIVIENTES ILLUMINATI TENDRAN PROGRAMACION SUICIDA PROTEGIENDO SU SISTEMA. He enfatizado este punto para recordar al superviviente la necesidad de una buena terapia y un fuerte sistema de apoyo.

Los Illuminati saben y son conscientes de que, con el tiempo, los miembros de su grupo pueden empezar a cuestionarse lo que están haciendo. También pueden desencantarse de su papel. Pueden incluso querer abandonar el grupo o intentar desmantelar su propia programación.

Los entrenadores son muy conscientes de esta posibilidad y, para evitarla, siempre programan la suicidalidad. La suicidalidad, o programación suicida, puede rodear internamente uno o varios sistemas. Puede superponerse a más de un sistema.

Desde la más tierna infancia, los supervivientes han sido condicionados a creer que preferirían morir antes que abandonar a su "familia" (el grupo Illuminati). Este es el núcleo o la base de la programación suicida. Estará estrechamente ligada a la lealtad a la familia y al grupo (recuerde que se trata de un grupo generacional y abandonarlo puede significar renunciar a todo contacto con padres, cónyuges, hermanos, tíos, primos e hijos, así como amigos íntimos). Todas estas personas intentarán ponerse en contacto con el superviviente y atraerle de nuevo a la secta, preguntándole "¿Ya no nos quieres?" e incluso volviéndose acusadores y hostiles si el superviviente no responde como ellos desean. Se dirá al superviviente que está "loco". O que está delirando. Que su familia le quiere y que nunca estaría en una secta. Todos los miembros de la familia permanecerán amnésicos, a menos que algo desencadene sus propios recuerdos.

Una de las secuencias de programación suicida más comunes que se colocan en el interior es la programación "vuelve o muere". Un miembro de la familia puede activarla diciendo al superviviente que se le echa de menos y que la familia quiere verle. Si el superviviente no regresa, la programación se activa. Sólo puede desactivarse mediante una palabra clave del entrenador de la persona o de la persona de contacto de la secta. Esto garantiza que volverán a ponerse en contacto. Si el superviviente intenta romper esta programación, necesitará ayuda, tanto interna como externa, para su seguridad.

Puede ser necesaria la hospitalización en un centro seguro que entienda el TID y la programación, así como la suicidalidad, porque los alteres internos empezarán a luchar si la persona intenta romper la programación. Han sido programados para suicidarse, para romperse internamente o, como mínimo, para ser severamente castigados, y temen las repercusiones de no obedecer. El superviviente tendrá que conocer a estos alteres internos y tranquilizarlos para que no sigan haciendo su trabajo.

La programación suicida temporizada es otro tipo de programa interno. No requiere contacto con los miembros de la familia para activarse. De hecho, se activa automáticamente tras un periodo de tiempo SIN contacto con la secta. Los alters controladores y/o los alters castigadores habrán sido programados para suicidarse si transcurre un determinado periodo de tiempo sin contacto con el adiestrador. Se les dirá que la única forma de evitarlo es volver a conectar con el adiestrador, que conoce un código de comando para detener el programa. El intervalo de tiempo puede oscilar entre tres y nueve meses, ya que cada sistema es diferente. Los programas de recuperación pueden tener este tipo de programa como respaldo, para garantizar su cumplimiento.

La programación de sistemas estratificados es una forma especialmente compleja de programación del suicidio en la que se programan varios sistemas (hasta seis a la vez) para desencadenar la programación del suicidio simultáneamente. Este tipo de programación siempre requiere hospitalización para la seguridad del superviviente.

La programación del honor y el deshonor es habitual en los sistemas militares. En este caso, se dice a los militares que un soldado "honorable y valiente" se suicidará antes que revelar secretos o abandonar su unidad.

La agenda de "no decir nada" se ve a menudo reforzada por una agenda suicida.

El programa de denegación de acceso, que impide el acceso no autorizado al exterior y al interior, se reforzará a menudo con un programa de suicidio/homicidio o con ambos.

Casi todos los programas de suicidio se establecen para garantizar la obediencia continuada al programa de la secta, para asegurar la reconexión periódica o para impedir que el individuo o una persona ajena acceda al sistema de la persona sin autorización (es decir, los códigos de acceso correctos, que los formadores se cuidan de utilizar al principio de cada sesión). A menudo bloquea la terapia, ya que el superviviente teme morir si revela su mundo interior o su historia.

Sugerencias

En primer lugar, el superviviente y el terapeuta deben determinar qué programación suicida está presente (es probable que esté presente, no es necesario preguntar SI está presente). Será importante la comunicación interna y encontrar los alteres o fragmentos que contienen la programación suicida. La seguridad física, ya sea con una persona externa segura o en el hospital, mientras se trabaja en la programación suicida es extremadamente importante, ya que esta programación puede llevar al superviviente a un comportamiento autodestructivo o a volver a la secta. El tratamiento de la programación suicida requiere que el superviviente y el terapeuta dispongan de un buen sistema de comunicación interna. Esto es extremadamente importante, ya que el superviviente necesitará cooperación interna para desmantelar la programación suicida.

Hacer saber a los alters internos que ya no tienen que hacer su trabajo, que pueden cambiar, puede ser útil. Orientación a la realidad, haciéndoles saber que si matan al cuerpo, morirán, también puede ayudar (a menudo estas partes han sido engañadas haciéndoles creer que no morirán, si hacen su trabajo. Así que necesitan oír la verdad).) Puede ser útil si los alteres de control, alteres de alto nivel que tienen influencia sobre el sistema, aceptan ayudar al terapeuta a desmantelar la programación. Pero es importante saber que se establecerán algunas secuencias suicidas internas y que ni siquiera los controladores podrán desmantelarlas. También será de gran ayuda la creación de un comité de seguridad interno cuya principal tarea sea velar por la seguridad del cuerpo y pedir ayuda si la programación suicida empieza a instalarse, ANTES DE QUE SE PRODUZCA EL ACTO.

A medida que el superviviente desarrolla la confianza con su terapeuta y se da cuenta del valor de la vida, y de que la vida puede ser mucho mejor de lo que nunca fue, estará más dispuesto a tender la mano y pedir ayuda si llega a tener tendencias suicidas. El superviviente también puede encontrarse ante una profunda desesperación. Esta desesperación puede haber sido utilizada por la secta para establecer un programa suicida, pero no es un programa como tal. Un núcleo dividido muy joven puede haber asumido muchos de los sentimientos de desesperanza, impotencia, fracaso y deseo de morir que el niño sintió al crecer en un ambiente horriblemente abusivo. No se trata de programación, sino de sentimientos reales, y será importante diferenciarlos de la programación. Si aparece la desesperación básica, el alter ego que la contiene también puede afirmar que ha sido entrenado para no suicidarse o rendirse. Los entrenadores harán esto si la desesperación empieza a abrumar al sujeto a una edad temprana, para evitar que el niño se suicide.

Será necesario reunir a los cognitivos, ayudantes y cuidadores del superviviente para ayudar a sanar esa parte del núcleo. Habrá una pena y una angustia intensas y legítimas por el inmenso dolor que ha soportado el niño pequeño. Se expresará desesperación. Puede ser útil para los alters con recuerdos más felices intentar compartir sus recuerdos con esta parte tan joven. El apoyo y la atención externa también pueden marcar una gran diferencia. La curación del inmenso dolor causado por esta escisión central llevará mucho tiempo y no debe precipitarse. Los antidepresivos pueden ayudar, ya que la depresión puede ser compartida por todos los sistemas. Los mensajes de esperanza, las experiencias nuevas y positivas pueden ayudar al superviviente a superarla, al igual que los diarios, la poesía, el arte y el collage de sentimientos. El tiempo, la paciencia, el apoyo, la capacidad de expresar los sentimientos con seguridad y la seguridad física si es necesario contribuirán en gran medida a que el superviviente supere estos problemas.

CAPÍTULO XII

Impedir el acceso al superviviente

Este capítulo es, con diferencia, uno de los más importantes que
he escrito en este libro. ¿Por qué? La desprogramación no puede
tener éxito si la persona sigue en contacto con sus agresores.

Los supervivientes dan un paso adelante, sólo para encontrarse
internamente derrotados. Todos los esfuerzos realizados en la terapia
serán deshechos o cuestionados. Los supervivientes y su terapeuta
descubrirán que tienen dificultades para encontrar alteraciones internas.
Pueden romperse sistemas enteros. Puede surgir un sistema de
presentación infantil.

Los confundidores e inhibidores tomarán el control de las sesiones
de terapia y los bloqueadores bloquearán la terapia.

Ningún capítulo puede ser totalmente exhaustivo sobre cómo evitar
el nuevo contacto. Lo que compartiré son algunas de las formas más
comunes en las que la secta y los entrenadores intentan volver a acceder
a los individuos, y daré algunas técnicas para evitarlo.

A la secta le interesa conservar a sus miembros. Al fin y al cabo,
lleva generaciones diciéndoles que si se van, morirán, los matarán o se
volverán psicóticos. Les hace muy infeliz ver marchar a alguien que
está muy vivo y claramente no es un psicótico. Los miembros más
reacios también cuestionan la veracidad de lo que les han dicho si ven
que alguien se marcha. La marcha de un miembro puede romper el
arraigo de algunos programas sobre otros miembros. Los formadores
odian especialmente que alguien se marche y crujen los dientes por esta
cuestión por la noche. La salida de un miembro de la secta se considera
un fracaso de la formación y los formadores pueden ser severamente
castigados.

Por ello, la secta ha encontrado ciertos medios para mantener a sus
miembros con ella, voluntaria o involuntariamente. Estos medios
incluyen, entre otros

E.T. teléfono a casa: el individuo tendrá personalidades cuya única

LIBERARSE DEL CONTROL MENTAL

tarea es llamar e informar al entrenador o líder de la secta. Suelen ser niños pequeños que sólo quieren ser satisfechos, necesitan atención y cuidados y son muy recompensados cuando devuelven la llamada al líder de la secta. Todo superviviente que intenta abandonar la secta se enfrenta a la necesidad de llamar a casa. De llamar a sus agresores. De llamar a sus amigos que forman parte del grupo. De llamar a sus padres, hermanos, primos o tíos. A veces, este impulso se vuelve irresistible y, lo que es peor, el superviviente puede ignorar por completo que las personas a las que llama son miembros de la secta que le están instando, en clave, a volver. Las frases más comunes son: tu "familia" te quiere, te echa de menos, te necesita. Fulanito está enfermo y necesita verte. Eres muy especial para nosotros. Eres muy valioso. Tienes que venir a vernos. ¿Por qué estás tan distante? ¿Por qué no hemos tenido noticias tuyas últimamente?

La lista es larga. Frases suaves y amables con doble sentido, colocadas en la persona durante las sesiones de entrenamiento. Los formadores no son estúpidos y saben que si los miembros de la secta dijeran "ven a la reunión ritual a medianoche la semana que viene", el superviviente correría hacia otro lado y obtendría la confirmación de que no se lo está inventando. Por lo tanto, insertan mensajes codificados detrás de frases inocuas como las descritas anteriormente.

Estos y otros mensajes tienen por objeto activar la programación del contacto.

En la programación de recontacto (TODOS LOS MIEMBROS ILLUMINATI TIENEN PROGRAMACIÓN DE RECONTACTO, NUNCA SE DEJA AL AZAR), la persona tiene partes cuyo único trabajo es tener contacto con su entrenador o el líder de la secta, o la persona a cargo (la persona un escalón por encima de ellos en la secta). Estas partes están fuertemente programadas, a través de drogas, hipnosis, shocks, tortura, para volver a establecer contacto. El individuo se sentirá agitado, tembloroso, lloroso, asustado si intenta romper esta programación. Esta programación suele estar vinculada o asociada a la programación suicida (véase el capítulo anterior para más información sobre la programación suicida). Puede experimentar síntomas de estrés postraumático, incluso programas de inundación y secuencias de autocastigo interno, mientras lucha internamente con esta programación.

A menudo, los hermanos están entrenados para acceder a los demás mediante códigos especiales. Recuerda que... Puede ser la razón de esto. También pueden utilizarse las frases "Te quiero" o "Tu familia te quiere". Las frases se personalizan en función de los miembros de la familia y de los antecedentes de la persona.

Determinadas prendas de vestir o joyas que se lleven pueden utilizarse para enfatizar un sistema de lealtad al culto, como un código de colores o un sistema de joyas. La persona debe parecerse físicamente a la que se le ha asignado en la secuencia de programación, de modo que una persona que lleve un broche de rubí, por ejemplo, no haga aparecer inadvertidamente a los alters. Este tipo de pista se basará en el reconocimiento visual de una persona, así como en el color de la ropa o las joyas que lleve de una determinada manera.

Las llamadas telefónicas de familiares, amigos y miembros de la secta preocupados inundarán las líneas telefónicas y el contestador automático del superviviente, especialmente durante la fase inicial de salida.

Las llamadas colgadas, tres o seis seguidas, o las llamadas en las que se oyen una serie de tonos, pueden utilizarse como pistas para volver a llamar a la persona y activar la programación interna.

Las tarjetas o cartas de cumpleaños, vacaciones o "te echamos de menos" pueden enviarse con códigos de activación.

Se pueden enviar flores con un determinado número de flores o de un determinado color. Las margaritas pueden activar la programación interna.

Las posibilidades son casi infinitas, dependiendo de los formadores, del grupo al que pertenezca la persona y de las personas con las que esté más relacionada en la secta. Se organizarán sesiones especiales de entrenamiento, con palabras en clave y pistas integradas en la programación del sistema.

Si todo lo demás falla, aparece la hostilidad. Se oirá "No te gustamos", aunque el superviviente haya afirmado en repetidas ocasiones que le importa. Los límites establecidos con los miembros de la secta se interpretarán como falta de interés o retraimiento. Las acusaciones, la culpa y la ira, y la manipulación se utilizarán como ganchos para hacer que el superviviente se sienta culpable por retirarse de la secta.

El programa de aislamiento puede activarse cuando el sistema de apoyo de la secta se retira de la vida del superviviente y éste se esfuerza por desarrollar relaciones sanas y apropiadas fuera de la secta. A menudo, el terapeuta será el salvavidas y el único apoyo del superviviente al principio. La persona puede caer rápidamente en relaciones de codependencia o con otros supervivientes para llenar el vacío de su vida. En el peor de los casos, desesperado por recibir atención y sintiéndose aislado, se hará amigo de la primera persona comprensiva que encuentre. Esta persona puede ser un miembro de una secta, enviado para entablar una amistad rápida. Los supervivientes deben desconfiar de las "amistades instantáneas" o de las conexiones instantáneas con otras personas. La mayoría de las buenas relaciones requieren tiempo y esfuerzo.

Sugerencias

Una de las tareas de seguridad más difíciles, pero más importantes, será que un sistema de presentación totalmente amnésico se dé cuenta de la identidad de sus abusadores. Parecerá increíble cuando partes de la espalda se presenten en terapia y revelen que familiares queridos, o incluso apenas tolerados, forman parte de la secta. Creer a estas partes y escucharlas será crucial para la seguridad. Los protectores serán importantes para la seguridad del superviviente, especialmente si están dispuestos a renunciar a su lealtad a la secta y ayudar a la persona a mantenerse a salvo. La rendición de cuentas externa a personas seguras es extremadamente importante. El problema es que los supervivientes generacionales de los Illuminati a menudo han estado rodeados toda su vida por una red de otros miembros de la secta. Sin que ellos lo sepan, sus amigos más cercanos y los miembros de su familia forman parte del grupo. La amnesia es el mayor peligro para el superviviente en las primeras etapas, ya que confiarán en la gente antes de recordar que no están a salvo.

Un superviviente puede recordar que su padre le llevaba a rituales y creer que su madre o su abuela están a salvo. Sólo más tarde, en terapia, recordará que su madre o abuela era en realidad su entrenadora, ya que los recuerdos más dolorosos tienden a llegar más tarde. Puede que el superviviente sólo recuerde el abuso ritual en la primera infancia y piense que fue liberado a cierta edad. Esto es extremadamente raro, ya que el grupo ha dedicado años de esfuerzo a su entrenamiento. En las familias generacionales, casi nunca se trata de "dejar ir a alguien". Pero a veces se les dan recuerdos falsos o blindados, sobre todo si están en terapia, para confundir al superviviente y al terapeuta.

El cliente tendrá que escuchar y creer a las partes internas que tienen más información que él, y tomar las medidas adecuadas para mantenerse a salvo. Llegados a este punto, probablemente tendrá que cesar todo contacto con los agresores. Una vez más, la responsabilidad externa es primordial. Los albergues, los refugios para mujeres o las familias de la iglesia pueden ser alternativas. Una de las peores cosas que puede hacer la víctima es aislarse, caminar sola a altas horas de la noche o acampar sola en el bosque. El secuestro suele producirse en estos escenarios, cuando la superviviente está sola y vulnerable. Los compañeros de piso seguros pueden ayudar a mantener a salvo a la superviviente.

Encerrar el teléfono en el maletero del coche puede ser útil si la programación telefónica es intensa. Esto permite al superviviente despertar o detener las llamadas telefónicas, si un alter tiene que levantarse, buscar las llaves del coche, encender la luz, salir, abrir el maletero del coche, volver a meter el teléfono y enchufarlo antes de hacer una llamada.

También puede ser útil establecer un sistema de apoyo a través de grupos de apoyo seguros, un buen terapeuta, la iglesia o el trabajo. Cuando sea posible y práctico, puede ser útil mudarse fuera de la ciudad o estado donde el superviviente era miembro activo de la secta. ¿Por qué? Recuerde que toda la red de apoyo del superviviente era la secta en su ciudad anterior. Los instructores y/o familiares han invertido tiempo y esfuerzo en el superviviente y tienen un gran interés en que éste regrese. Si el superviviente se traslada lo suficientemente lejos, el grupo de la secta en su nueva ciudad o estado no le conocerá tan bien y no tendrá una larga historia con él. Esto puede ayudar a reducir el riesgo de reingreso en la secta, junto con una buena terapia y una red de apoyo segura.

El superviviente tendrá que reconstruir su sistema de apoyo de todos modos, así que ¿por qué no hacerlo lo más lejos posible de las personas que ha conocido y que podrían hacerle daño? Para el superviviente, ver a su antiguo entrenador caminando por la calle hacia él puede ser un desencadenante intenso, y su doble interior puede desestabilizarse o sentirse inseguro. Este es un caso en el que la distancia es buena.

Tenga cuidado, sin embargo, de que aunque el superviviente se mude, tendrá que trabajar intensamente en el bloqueo de la programación interna de reconexión al mismo tiempo, o se arriesgará a ser reconectado rápidamente. Los entrenadores suelen enviar los códigos del sistema y las rejillas de la persona a través de Internet a los grupos de culto de la nueva ciudad, e intentan enviar a alguien que se parezca físicamente al entrenador o a un familiar para que establezca contacto con el superviviente.

La comunicación interna y hacer saber a los informadores internos que pueden cambiar de trabajo ayudará. Recompensar a los informadores internos que cambien de lealtad y se comprometan con la seguridad del superviviente. La secta solía recompensarlos por hacer su trabajo; ahora el superviviente puede recompensarlos por cambiar de trabajo. Desarrollar nuevos intereses, trabajo o aficiones que puedan ayudar al superviviente a conocer a nuevas personas seguras. Es posible que el superviviente quiera practicar habilidades de amistad en grupos de apoyo, siempre que estén dirigidos por terapeutas reputados y seguros.

Tenga en cuenta que los días festivos suelen ser fechas importantes para volver a acceder. Existen calendarios con los días festivos importantes para los grupos de ars. Los cumpleaños también son fechas en las que se espera que la persona vuelva y puede haber programas para ello.

Los programas de recordatorio (en los que a la persona se le da una fecha concreta o unas vacaciones en las que debe volver a la secta o será castigada) también pueden tener que detenerse. Permitir que los alters que han sido sometidos a esta programación compartan sus recuerdos, reconocer sus necesidades e intentar satisfacerlas de forma saludable son factores curativos.

El superviviente tendrá que pasar por un periodo de duelo por la pérdida de contacto con familiares y amigos de la secta. Sea cual sea el abuso y la aversión, puede ser muy difícil romper con los perpetradores, especialmente si eran las únicas personas cercanas al superviviente. El superviviente debe reconocer la dificultad de crear un grupo de apoyo nuevo, sano y ajeno a la secta. El superviviente debe reconocer que aprender nuevas habilidades y desarrollar amistades sanas llevará tiempo.

Una pregunta que se plantean a menudo los supervivientes es: ¿hasta qué punto debo contar mi pasado a los demás? Se trata de una decisión individual que el superviviente y el terapeuta deben considerar juntos. En general, es mejor ser prudente, porque si el superviviente cuenta demasiado sobre su pasado, puede atraer hacia sí a las personas equivocadas.

Estas personas pueden ser disfuncionales o miembros de una secta. Por lo general, es mejor basar las nuevas amistades no sectarias en los aspectos sanos de la persona al principio y compartir muy gradualmente pequeñas piezas de información a medida que la amistad progresa y compartir parece apropiado. Con el tiempo y la oportunidad, el superviviente aprenderá la importancia de los límites adecuados y querrá tener relaciones más sanas en su vida.

CAPÍTULO XIII

Programación Shell, guía interna, experimentación humana, códigos de función

A lgunas partes de este capítulo pueden ser extremadamente impactantes, por favor, léalo con precaución y sólo con un terapeuta si es usted un superviviente.

La programación de la cáscara es una forma de programación utilizada para crear una "cáscara" en el exterior, a través de la cual se expresan otras alteraciones en el interior. Está diseñada para ocultar la multiplicidad de la persona al mundo exterior y funciona muy bien con sistemas muy fragmentados. También requiere una persona capaz de disociarse en alto grado.

Cómo sucede: En el caso de la programación de conchas, el entrenador suele coger una máscara de plástico transparente o de cristal y la coloca delante del sujeto. El sujeto estará muy traumatizado, conmocionado, drogado y se le dirá que él (el alterado o alterados que tiene delante) es la "máscara" que ve. Su trabajo consistirá en ser un caparazón, o una voz, que cubra a los otros que están detrás. Estas partes estarán tan traumatizadas que se verán literalmente como una cáscara, sin sustancia ni cuerpo real.

A continuación, se invitará a los otros alters interiores a acercarse a los alters "caparazón" y a utilizar sus voces para cubrir las suyas propias. Esto permite una mayor fragmentación de la persona, sin dejar de ocultarla del mundo exterior, ya que los alters interiores aprenderán a presentarse a través del caparazón. Los alteres de la envoltura siempre se ven a sí mismos como "claros" y no están codificados por colores, en caso de que estos estén presentes en otros sistemas.

Sugerencias

Es importante entender que lo que el sistema está haciendo en realidad es co-presentación, aunque no sea consciente. Para que un programa shell funcione, los alteres en el shell han sido enseñados a permitir la co-presentación con los otros alteres en el sistema. Los otros alters de atrás no siempre son conscientes de lo que está pasando, y los alters de delante, en particular, no son conscientes de que están siendo "cribados" para la co-presentación.

Reconocer el trauma que se ha producido y averiguar de dónde proceden los fragmentos del caparazón será de gran ayuda. Permitir que los alters del caparazón y otros alters reconozcan que así es como se han presentado, y por qué, es un paso importante. Los alters del reverso pueden entonces empezar a presentarse sin pasar por el caparazón, y la persona puede parecer "más múltiple" de lo que nunca fue durante un tiempo, con acentos o voces juveniles. Lo que ocurre en realidad es que el reverso se presenta sin enmascarar lo que es a través del caparazón. Mientras tanto, los alters del caparazón pueden decidir reagruparse, para fortalecerse, y pueden decidir cambiar de trabajo. Cada sistema decidirá qué es lo mejor para él.

Asesoramiento interno

Los supervivientes de los programas Illuminati siempre tendrán alguna forma de jerarquía dentro de ellos. Esto se debe a que la propia secta es muy jerárquica y coloca esa jerarquía dentro del individuo. ¿Qué mejor manera de inspirar lealtad a un líder que colocar al líder dentro de la cabeza de la persona? Los propios formadores están muy preocupados por la jerarquía. Saben que un sistema sin jerarquía y sin un líder dentro que dirija las cosas es un sistema en caos. No dejarán el sistema de la persona sin un líder dentro.

Muchos formadores asumen el papel de la persona, en detrimento de los programadores o formadores internos. Esto se debe a que son egoístas, pero también a que utilizan un fenómeno bien conocido de la naturaleza humana: LAS PERSONAS TENDEN A INTEGRAR A SUS maltratadores. El superviviente puede horrorizarse al encontrar en sí mismo un representante de uno de sus peores agresores, pero se trata de un mecanismo de supervivencia. Uno de los principios del comportamiento humano es que la gente suele castigar menos a quien le imita. Un nazi brutal será menos propenso a castigar a otro nazi brutal, pero despreciará y castigará a una persona débil y llorona. Por lo tanto, el superviviente interiorizará al nazi brutal que lleva dentro para evitar que le hagan daño. El superviviente puede imitar los acentos, manierismos e incluso reclamar la historia de vida del agresor como propia.

La última forma de interiorización es la interiorización del consejo jerárquico. Bajo la influencia del dolor, la hipnosis y las drogas, la persona aprende a incorporar un grupo altamente disociado en su interior para dirigir a los demás. Estos grupos se crean a menudo a partir de divisiones del núcleo, porque los entrenadores quieren que sean alters extremadamente fuertes y estables en el sistema.

Pueden observarse tríadas de tres ancianos. Las barajas pueden tener un tablero principal de tres personas.

Las joyas tendrán una tríada, formada en muchos sistemas por un rubí, una esmeralda y un diamante, que gobernará sobre las demás.

Y, por supuesto, se puede encontrar un "consejo de gobierno" interno, un "sistema desde arriba", "maestros ascendidos", un "consejo supremo", un consejo regional, un consejo mundial, etc. Los consejos encontrados varían según los supervivientes.

Estos grupos internos se corresponden aproximadamente con los grupos externos. A menudo, a los doce años, el niño o joven es presentado a estos grupos en una ceremonia formal de mayoría de edad. Esta ceremonia se considera un honor e implica que el niño sea traumatizado y acepte el liderazgo del consejo para el resto de su vida. Se promete al niño una lealtad incondicional. Puede haber otras ocasiones en las que la persona se vea obligada a comparecer ante los consejos a lo largo de su vida, ya sea para ser juzgada, puesta a prueba, castigada o educada. Estos consejos serán vistos como poseedores del poder de la vida y la muerte, y el niño o joven hará cualquier cosa para ganarse su favor. El niño lo interiorizará. El formador ayudará a la interiorización, utilizando fotografías o imágenes holográficas de personas para "quemarlas". A cada miembro del grupo se le asignarán diferentes tareas de liderazgo.

No es infrecuente que el superviviente incluya a uno o ambos padres o abuelos en la jerarquía de liderazgo interno en el caso de un superviviente generacional.

Los sumos sacerdotes y sacerdotisas pueden formar parte de los consejos de gobierno del interior. Sugerencias:

Los internos suelen ser de los más resistentes y hostiles a la terapia, sobre todo en las primeras fases. Bromean verbalmente con el terapeuta o se niegan a hablar con él porque creen que está "por debajo de sus competencias". Imitan las actitudes altivas y jerárquicas a las que han estado expuestos toda su vida.

También son los que más tienen que perder si el superviviente abandona la secta, y pueden luchar contra esta decisión con uñas y dientes. A menudo son los alter ego los que tienen una "actitud".

El superviviente y el terapeuta tienen que reconocer que estas partes tenían necesidades importantes que fueron satisfechas dentro de la secta. Ignorar esto y discutir con ellos sólo reforzará su creencia de que los terapeutas son estúpidos e ignorantes. Hay que reconocer su papel interno y, al mismo tiempo, señalarles la realidad con delicadeza. Intenta conseguir su ayuda para que el superviviente se haga más fuerte. Mantén una conversación sincera sobre los pros y los contras de abandonar la secta. Se trata de alters muy intelectuales que necesitan expresar sus preocupaciones y dudas. Es importante establecer buenos límites y no permitir el abuso verbal del terapeuta. Estos alterados están acostumbrados a "mangonear" verbalmente a la gente y han sido recompensados por ello antes de la terapia. Ahora necesitan aprender nuevas habilidades de afrontamiento y comportamientos, y este proceso puede llevar tiempo. Permítales expresar su enfado, su insatisfacción y sus temores sobre la decisión de abandonar la secta. Ofrézcales nuevos trabajos con la persona que dirige los comités de seguridad o incluso los comités de toma de decisiones.

A veces, un sistema que se ha liberado de la secta y no tiene una jerarquía externa a la que rendir cuentas atraviesa un breve periodo de caos cuando se difunde la noticia: ¡somos libres y ya no tenemos que hacer lo que nos dice la secta! Pueden estallar cientos de discusiones internas sobre a qué nos vamos a dedicar, dónde vamos a vivir, qué vamos a comer, cuáles son nuestras aficiones. Todo el mundo quiere salir, ver el día y vivir esta nueva vida libre. Pero la libertad puede provocar un desequilibrio con todos los cambios que se están produciendo en el interior. La ayuda de la jerarquía interna y la creación de una democracia limitada con reglas básicas pueden ser útiles durante este tiempo. No desmantele la jerarquía interna de la noche a la mañana, o los sistemas se quedarán sin timón. Busque su ayuda para dirigir al superviviente en la dirección correcta. Las cosas se asentarán al cabo de un tiempo, cuando los sistemas aprendan a escucharse, votar ideas y avanzar juntos en la misma dirección.

Experimentación humana

Esta es una de las cosas más serias que siguen ocurriendo con los Illuminati hoy en día. Los Illuminati fueron famosos por decidir hace años "volverse científicos" e incorporar la experimentación científica a sus principios de formación. Esta es un area en la que rompieron con otros grupos mas tradicionales, que todavia seguian "principios espirituales". Los Illuminati decidieron utilizar datos científicos, sobre todo en el campo de las ciencias psiquiátricas y del comportamiento, para guiar sus prácticas de entrenamiento. Esta práctica se dio a conocer abiertamente durante la Segunda Guerra Mundial, cuando el mundo se enteró de los experimentos con judíos y otros grupos en campos de concentración, pero los experimentos con seres humanos llevaban años realizándose en silencio antes de pasar a la clandestinidad.

Tampoco se detuvo al final de la guerra. Los instructores y científicos alemanes se dispersaron por todo el mundo y se escondieron, donde siguieron enseñando a otros los principios que habían aprendido y continuaron con sus experimentos.

Algunos de estos experimentos fueron financiados por el gobierno a través de grupos como la CIA y la NSA. Los Illuminati tenían infiltrados en estos grupos, que utilizaban los principios que descubrían y los compartían con sus propios instructores.

La experimentación continúa hoy en día. Se hace en secreto. Su objetivo es ayudar a mejorar y crear técnicas de entrenamiento más sofisticadas. Se trata de evitar los "fallos de programación", o "PFS", como los llaman en la secta.

A muchos supervivientes, si no a todos, se les ha dicho que no eran más que un experimento. Esto puede ser cierto o falso. A los entrenadores les gusta decir a sus sujetos que son experimentos, aunque no lo sean, por varias razones:

1. Crea un miedo inmenso y un sentimiento de impotencia en el sujeto (piensa para sí mismo que si esto es un experimento, tendré que esforzarme mucho para sobrevivir a él).

2. Esto devalúa enormemente a la persona. Sentirá que no tiene ningún valor real como ser humano, que no es más que un experimento. A una persona que se siente devaluada no le importa y estará dispuesta a hacer cosas que no haría si sintiera algún valor, alguna humanización.

3. Esto da al formador un poder adicional, ya que puede iniciar o detener el "experimento". Casi siempre, cuando se le dice a la persona que es un experimento, en realidad no es así. Cuando los adiestradores y los miembros de la secta realizan experimentos, nunca se lo dicen a los sujetos, ya que esto podría distorsionar los resultados. El miedo podría interferir con los

efectos de las drogas y distorsionar los resultados. Los experimentos más recientes de la secta han sido sobre los efectos de las drogas: el uso de diferentes drogas, tanto solas como en nuevas combinaciones y dosis, para inducir estados de trance y abrir a la persona al entrenamiento. Se buscan drogas que acorten el intervalo de tiempo necesario para inducir el estado de trance, se metabolicen rápidamente y no dejen residuos detectables al día siguiente.

Ciencias del comportamiento: observación y registro de datos sobre distintos parámetros ambientales en el comportamiento humano. Modificación del medio ambiente.

Elogios y castigos como motivadores

Técnicas de aislamiento: registro de datos fisiológicos y psicológicos a partir de diferentes métodos de aislamiento. Eliminación, adición, combinación de diferentes métodos de aislamiento sensorial y efecto de cada uno de ellos.

Eficacia de la realidad virtual en la aplicación de la programación. Eficacia de los nuevos discos creados para incorporar la programación. Los expertos en gráficos e informática de la secta trabajarán para crear discos de realidad virtual mejores y más eficaces, cuya eficacia se probará en sujetos de la secta. La secta quiere cada vez más estandarización y menos margen para el error humano y la debilidad en sus técnicas de entrenamiento, por lo que utiliza cada vez más equipos y vídeos de alta tecnología. Se intenta romper la programación, hacer que el programa falle, registrar lo que funciona y lo que no, y desarrollar nuevas secuencias para evitar la PF. Se instruye a los sujetos bajo hipnosis para que intenten romper determinadas secuencias de programación interna. Las formas en que lo hacen y lo que parece ser eficaz se comunican a los entrenadores, que a continuación crean nuevos programas para evitar que la programación se rompa.

Armonía/luz, privación sensorial y sobreestimulación y sus efectos neurológicos y físicos. Constantemente se prueban nuevas combinaciones de estímulos sensoriales para determinar cuáles dan los resultados más duraderos y pueden conseguirse rápidamente.

La secta siempre está tratando de encontrar formas nuevas, mejores y más rápidas de desglosar los temas, introducir la programación y evitar que ésta fracase.

Este es el resultado de muchas de las investigaciones que ha llevado a cabo. Los resultados de esta investigación se comparten en todo el mundo, tanto a través de Internet como de llamadas telefónicas y conferencias internacionales de formadores, en las que formadores de todo el mundo comparten los resultados de sus investigaciones. Las nuevas técnicas son incorporadas por otros grupos deseosos de conocer lo que se va descubriendo.

Sugerencias

Si tienes una programación experimental, debes saber que los alters que se han utilizado están muy traumatizados. Se sienten devaluados, menos que humanos, y esto ha sido fuertemente reforzado por los formadores que han trabajado con ellos. Probablemente no fueron utilizados en los experimentos iniciales, como se ha descrito anteriormente, pero pueden haber sido utilizados en experimentos de segundo nivel.

Voy a explicar lo que significan estos términos.

Los mejores formadores y líderes pondrán en marcha un experimento con un nuevo fármaco. Aprenderán a juguetear con las dosis y a registrar todos los datos observables en cientos de sujetos. Cuando hayan recogido suficientes datos, permitirán que los utilicen los formadores de los grupos locales. El experimento seguirá considerándose experimental, pero será de segundo nivel, no de primero. En esta fase, se pedirá a todos los formadores de los grupos locales que registren y notifiquen cualquier reacción adversa al fármaco, las dosis habituales necesarias, etc. Estos datos se recogerán en bases de datos (sí, la secta ha entrado en la era informática), dentro de archivos encriptados, que luego se enviarán a una base central en Langley, Virginia.

Los alters utilizados en experimentos, o a los que se les dice que son experimentos, necesitan entender que tienen valor. Deben darse cuenta de que han sido sometidos a una intensa programación y se les debe permitir expresarse y hablar de sus experiencias. Hay que abordar adecuadamente el miedo asociado a la creencia de que son un experimento. Estarán enfadados por la deshumanización, la intencionalidad y la frialdad de lo que han vivido, y con razón. Pueden resentir los efectos en su vida actual de las experiencias y procedimientos a los que se sometieron, y necesitan llorar la pérdida de imagen corporal, la pérdida de confianza en la gente, la sensación de traición e impotencia que sintieron durante los procedimientos. Puede que quieran llevar un diario o hacer dibujos de sus experiencias.

Un terapeuta cálido y empático que escuche, crea y no minimice lo que han experimentado es inestimable en esta fase. Permitir que los cognitivos internos y los ayudantes anclen las partes que han tenido experiencias sensoriales extrañas y crear "comités de anclaje" internamente también ayudará. Es posible que se necesite apoyo adicional para hacer frente a experiencias y sentimientos tan intensos.

Códigos de función

Los formadores introducen en los sistemas de los sujetos una forma especial de organizar los fragmentos relacionados con el trabajo para el que han sido formados. Estos códigos se denominan códigos de función y existen tres tipos principales:

Códigos de mando: son órdenes irreversibles, introducidas en el nivel límbico del condicionamiento. El primer código que siempre se introduce es el comando "alto", que detiene a la persona en su camino, y es el primer código que aprende cualquier entrenador nuevo. Impide que el sujeto asesine a su entrenador, si ha recibido MK ULTRA u otro entrenamiento para asesinar.

Otros códigos de control son: códigos de destrucción del sistema (suicidio), códigos de ráfaga, códigos de borrado y códigos antisuicidio.

Códigos de acceso: son códigos especializados, a menudo codificados como mensajes cortos o códigos numéricos, que permiten acceder al sistema de la persona. Un formador siempre empezará una sesión repitiendo el código de acceso personal completo de la persona, que le permitirá entrar en el sistema sin activar las trampas y protecciones internas. Estos códigos también pueden depender del reconocimiento visual y vocal de la persona que los da. En otras palabras, el sistema sólo responderá a los códigos si los da alguien que parezca ser una persona autorizada, como el entrenador de la persona. De este modo se evita que otras personas ajenas al grupo de culto local accedan o utilicen a la persona sin autorización.

Códigos de función: son los "códigos de trabajo" dentro del sistema. A menudo se codifican varios de ellos para enlazarlos entre sí y realizar una tarea. Suele tratarse de una letra, como una letra del alfabeto griego, combinada con una secuencia numérica que corresponde a su lugar en la cuadrícula interna o el paisaje.

Sugerencias

Si el superviviente tiene códigos de función u otros códigos internos, será útil que los distintos controladores del sistema los compartan con la persona. Así, la persona podrá conocer los fragmentos, escuchar su historia y ayudarles a empezar a reagruparse con otras partes internas. Puede ser útil encontrar el modelo a partir del cual se fragmentaron estos códigos y ayudar al modelo a darse cuenta de cómo fue traumatizado para crear estos fragmentos.

Acerca de los desprogramadores: A menudo, las personas que se autodenominan desprogramadores intentan encontrar estos códigos y ayudar a la persona. Se trata de una decisión individual de cada superviviente y cada terapeuta. Puede haber excelentes desprogramadores, pero yo siempre he sido extremadamente cauto y nunca he recurrido a ninguno por dos razones:

1. Nunca volveré a ceder el locus de control a una persona externa. Sería recordar demasiado el abuso que sufrí, y creo que el superviviente debe responsabilizarse de sí mismo en terapia en la medida de lo posible.

2. No hay soluciones rápidas, milagros o atajos en el proceso de deshacer los muchos abusos que se han cometido en la programación Illuminati. Incluso los mejores desprogramadores admiten que una vez que han terminado, la persona suele tener una idea de lo que se le metió dentro, pero que necesita terminar con años de terapia para averiguar cómo se siente con respecto a la programación que se le hizo. Un terapeuta realista se dará cuenta de que harán falta años de paciencia, apoyo y trabajo duro por parte del terapeuta y del superviviente para deshacer toda una vida de condicionamiento y dolor. Esto no quiere decir que los desprogramadores no ayuden a la gente; se ha informado de que los desprogramadores buenos, reputados y seguros son de gran ayuda. Pero la persona también puede emprender por sí misma el proceso de deshacer su propia programación y, a menudo, el superviviente es el mejor "desprogramador interno" de todos. Conoce mejor que nadie a las personas que lleva dentro y lo que las motiva.

CAPÍTULO XIV

Programación espiritual

Nota: este capítulo trata tanto de la espiritualidad de las sectas como de la espiritualidad cristiana; no lo leas si estos temas te molestan.

* * *

Cualquier discusión sobre la programación Illuminati estaría incompleta sin abordar la programación espiritual. La mayoría de los capítulos anteriores han tratado de la programación científica, organizada y estructurada.

Pero los Illuminati no son principalmente científicos, sino espiritistas. El fundamento mismo del grupo se basa en el ocultismo. Y hacen todo lo posible para integrar estas creencias ocultas en los sistemas de su pueblo.

La importancia de la programación espiritual en los sistemas de una persona varía de una a otra y depende del grupo individual, de su herencia religiosa, de las creencias del líder y de los formadores del grupo.

Todos los niños participan en rituales en los que son consagrados antes de nacer y a intervalos regulares a lo largo de su vida. Durante estos rituales, se invoca a entidades demoníacas para obligar a la persona a la servidumbre, la lealtad y el secreto, así como para reforzar la programación en curso.

Los formadores invocarán la superposición demoníaca durante las sesiones de programación. Esto se hace después de un trauma agudo. Se pregunta a la persona si quiere sufrir más, y siempre responderá que "no". El formador ofrece entonces una solución: si acepta uno o varios "protectores", no sufrirá más. Los entrenadores quieren esto, porque saben que con estos "protectores" pueden acortar las sesiones de entrenamiento. Los protectores, o guardianes, reforzarán la programación internamente, sin ayuda externa. Este concepto parecerá controvertido a las personas que no creen en realidades espirituales, pero sólo estoy describiendo lo que creen los iluministas y lo que practican sus entrenadores.

La programación espiritual también incluirá la obligación de memorizar rituales, el LIBRO DE LA ILUMINACIÓN y otros libros que contengan creencias sectarias. La persona estará saturada de creencias sectarias desde la infancia, en clases y sesiones de formación. Asistirá a rituales en los que los adultos participan en cultos espirituales, visten túnicas y se postran ante la deidad tutelar del grupo. Moloch, Ashtaroth, Baal, Enokkim son demonios comúnmente adorados. El niño puede presenciar un sacrificio, real o simulado, a estas deidades; los sacrificios de animales son habituales. El niño será obligado a participar en los sacrificios y tendrá que pasar por un bautismo de sangre.

Se les obliga a extraer el corazón u otros órganos internos de un animal sacrificado y a comérselos. Los adultos y líderes del grupo ponen las manos sobre la cabeza del niño, que está drogado, e invocan a entidades demoníacas.

Uno de los rituales realmente programados es el "ritual de reanimación". Durante este ritual, el niño puede ser fuertemente drogado y electrocutado o torturado hasta que su corazón se para. A continuación, el sacerdote principal "reanima" al niño con fármacos, reanimación cardiopulmonar y conjuros. Cuando el niño vuelve en sí y está despierto, se le dice que ha sido "devuelto a la vida" por la entidad demoníaca a la que el grupo rinde culto, y que ahora el niño le debe la vida. Se le dice que si lo dice o intenta que el demonio se vaya, volverá al estado inanimado en el que se encontraba antes de la reanimación.

También son frecuentes las "curaciones" espirituales del demonio. Las heridas causadas por torturas, sesiones de programación o incluso ejercicios militares se curan casi instantáneamente durante las invocaciones.

La programación de las joyas suele incluir demonios leales a los espíritus de la familia generacional. Son las llamadas "joyas de la familia". Los demonios las "custodian" y ayudan a proteger la programación que las rodea.

En cierto sentido, cada ritual en el que participa un niño pequeño es una intensa experiencia de programación, ya que el niño observa a los adultos que le rodean e imita su comportamiento. El niño será castigado severamente si se duerme y se le dirá que los demonios le matarán si vuelve a dormirse durante un ritual.

Se les enseña a permanecer completamente en silencio, sin importar lo que vean durante los rituales. El niño será testigo de cosas que parecen increíbles, como rostros transformados por demonios, canalizaciones, otras voces que salen de la boca de un líder, lectura de miembros, predicción del futuro. Los miembros que pueden canalizar espíritus poderosos y sobrevivir son respetados y se busca su consejo.

Algunos grupos utilizarán las escrituras negativamente o programarán al niño para que odie los símbolos y la teología cristianos. Otros grupos animan al frente amnésico a adoptar un estilo de vida cristiano, mientras obligan a los antiguos altares a negar y blasfemar de las decisiones tomadas por el frente, con el fin de separar aún más a los dos grupos de altares. A los altares de la secta se les dirá que, al haber renegado del cristianismo, han cometido el "pecado imperdonable" y nunca podrán ser perdonados. Se les mostrarán textos bíblicos que supuestamente apoyan esta afirmación.

En momentos de desesperación, durante torturas intensas o aislamiento, la persona suele pedir ayuda a Dios. Los instructores u otros miembros de la secta suelen burlarse de la persona diciéndole que Dios se ha olvidado de ella o preguntándole: "¿Dónde está Dios ahora? Debe odiarte...".

Cualquier experiencia negativa que tenga la persona se utilizará para reforzar la idea de que ha sido abandonada por Dios. La secta señalará alegremente las contradicciones entre lo que la persona está experimentando y lo que el cristianismo enseña que debería ocurrirle.

Pueden distorsionar las escrituras o utilizar escrituras falsas. Pueden distorsionar los himnos cristianos o utilizarlos en la programación. Uno de los himnos favoritos es "Que el círculo no se rompa", porque puede tener dos significados.

Sugerencias

La programación espiritual puede ser una de las más dañinas en el sistema de una persona, ya que intenta aislarla de la fuente de la verdadera curación. Se trata de una distorsión intencionada de la verdad, con acontecimientos calculados para enseñar y reforzar falsos conceptos de Dios. Muchos supervivientes son incapaces de escuchar palabras cristianas o se sienten intensamente ofendidos por cualquier discusión religiosa.

El superviviente y el terapeuta deben comprender que estas reacciones negativas son el resultado de años de falsas enseñanzas, dolor, castigo, distorsión y atrapamiento. Es importante no juzgar las partes de la persona que son negativas respecto a la espiritualidad, o que se expresan proclamando el poder y los beneficios de la espiritualidad de culto.

La parte frontal del superviviente puede horrorizarse al oír o saber que algunas partes están experimentando estos sentimientos, especialmente si es un cristiano comprometido. Estas partes internas comparten la única realidad que han conocido y necesitan tiempo y paciencia para echar raíces y experimentar la realidad fuera del entorno de la secta.

Puede ser necesario tratar la opresión demoníaca, o incluso la liberación, para aliviar un sistema aterrorizado por el demonio.

Cada terapeuta y superviviente tendrá que aceptar sus propias creencias espirituales. Personalmente, creo que un terapeuta debe considerar la posibilidad de lo demoníaco, ya que es a lo que el superviviente ha estado expuesto toda su vida. La secta ciertamente cree que es real, y cualquiera que haya estado involucrado en el contexto de una secta ha tenido experiencias que no pueden ser explicadas por principios científicos racionales normales.

El superviviente necesita esperanza y curación. Una espiritualidad positiva basada en el amor, la amabilidad y el perdón, en contraposición a la espiritualidad coercitiva, punitiva y negativa que el superviviente ha experimentado, será de gran ayuda en el proceso de curación. Un sistema de creencias espirituales que ofrezca esperanza, curación, gracia, misericordia y afirmación proporcionará a menudo al superviviente el apoyo que necesita para continuar el proceso de curación, a menudo difícil.

CAPÍTULO XV

Divisiones troncales, programación de la negación, los cinco últimos pasos de la disciplina

Programación de realidad virtual

La programación en realidad virtual (RV) es una forma de programación que se ha generalizado en las últimas décadas. Consiste en colocar a la persona un casco y un traje de realidad virtual mientras se utiliza un disco de realidad virtual creado por un artista para ejecutar el programa. Puede utilizarse para crear imágenes en 3D y holográficas, y es especialmente útil para programar guiones y secuencias de prácticas de tiro para el entrenamiento de asesinos. Bajo hipnosis, la persona creerá estar realmente en la escena.

Se puede recrear prácticamente cualquier escenario. Las imágenes a "grabar" se mostrarán en el disco de RV y se reforzarán repetidamente durante la secuencia de programación. Algunos formadores creen que esto elimina el elemento de error humano en la formación y lo utilizan bastante. La programación de RV, como cualquier otra programación, implica entrar en el interior y descubrir las distorsiones que se han colocado en las partes que han sido programadas, permitiéndoles ver cómo han sido engañadas y lidiar con el trauma asociado a la programación.

Programación de la negación

La programación de la negación comienza con las primeras experiencias del bebé. El niño ha sido terriblemente herido y traumatizado, pero a la mañana siguiente los adultos que le rodean actúan con normalidad, como si nada hubiera ocurrido. Dan ejemplo al bebé y al niño pequeño de un estilo de vida basado en la negación. Esta actitud se refuerza más tarde diciéndole al niño:

"Sólo fue un mal sueño" (oh, cómo desea el niño creer esta mentira. Alivia el dolor de pensar que no ocurrió de verdad) "es sólo tu imaginación, no ocurrió de verdad" (que de nuevo se acepta como una forma de escapar del horror). La negación también se ve alimentada por los adultos que rodean al niño y le dicen que nunca le creerán si lo cuenta. Se pondrán en marcha dispositivos para enseñar al niño lo que ve y oye, y para enseñarle a confiar en adultos externos que le cuenten su realidad.

Una instalación típica es la siguiente:

El adulto sostiene un objeto en la mano, por ejemplo una naranja, y pregunta al niño pequeño, de dos o tres años: "¿Qué es esto? El niño responde rápidamente: "¡Oh, una naranja! El niño se sorprenderá y le dirá: "No, es una manzana". El niño estará confuso porque lo que está mirando es obviamente una naranja. Es de color naranja, huele a naranja y parece una naranja. Se repite la pregunta. El niño puede volver a responder "una naranja" y volver a sorprenderse. Finalmente, el niño, inseguro y sin querer ser castigado, dirá "una manzana" y será elogiado.

El objetivo de este ejercicio es enseñar al niño a no confiar en su propia realidad y a recurrir a adultos o líderes externos para que le digan cuál es realmente la realidad.

Esta es la base de la negación: la persona aprende a no confiar en su propia realidad, debido al castigo y al miedo que siente cuando ha dicho la verdad.

Se crearán alteres a medida que el niño crezca, cuyo propósito es negar el abuso de la secta. En caso de fuga o ruptura, el trabajo de los alters de negación es crear una explicación plausible: fue una pesadilla, un libro que la persona leyó, una película que vio, etc. Estos alters leerán y citarán libros que refuten el RSA. Estos alterados leerán y citarán libros que refuten el RSA. ESTOS ÁLTERES SUELEN CREER QUE ESTÁN SALVANDO LA VIDA DEL SUPERVIVIENTE.

Se les dijo que si el superviviente recordaba y creía en los abusos, lo matarían, o que el negacionista sería castigado severamente o quebrado por no hacer su trabajo. Estas partes tienen un interés personal en su trabajo: creen que su propia existencia y la supervivencia de su cuerpo dependen de ellas.

Sugerencias

Discutir con una persona que lo niega no funcionará, ya que no está motivada por la lógica, sino por el miedo. Un enfoque mejor es preguntarles qué temen si recuerdan. Esto abrirá la puerta al engaño y a las mentiras arraigadas. Puede que estén protegiendo al superviviente de los alters suicidas que están detrás de ellos y están programados para intervenir si se rompe la negación. Es útil permitirles expresar sus preocupaciones y recurrir a ayudantes o cognados que no tengan una agenda suicida o de negación. Mostrarles la realidad de forma amable, permitirles "escuchar" a otros que comparten lo mismo es un gran paso adelante.

Algunas negaciones son la consecuencia natural de la autoprotección contra los horrores del abuso; no todas las negaciones son programas. Pero si la negación bloquea constantemente la terapia y la paraliza por completo, si la persona se vuelve muy suicida cada vez que se deja de lado brevemente la negación, debe considerarse esta posibilidad. La seguridad, la cooperación interior y la paciencia contribuirán en gran medida a reducir la negación. Cuando la negación retrocede, cabe esperar un gran duelo a medida que emerge la verdad. La negación ha protegido al superviviente del horrible dolor de la verdad y debe dejarse ir muy lentamente y con mucho cuidado, con mucho apoyo durante la fase de duelo.

División del núcleo

Las escisiones básicas son escisiones traumáticas intencionadas creadas a partir de la personalidad básica.

El núcleo puede "dividirse" literalmente por un trauma psicológico y físico/espiritual abrumador. El trauma necesario para crear una escisión del núcleo debe ser muy temprano y psicológicamente devastador. Pueden producirse escisiones fetales, pero rara vez son una escisión del núcleo; en su lugar, el núcleo crea una alteración, pero permanece.

La separación esencial se produce entre los 18 meses y los 3 años de edad. Normalmente, al menos uno de los padres o cuidadores principales está implicado en el trauma, ya que esto crea la devastación psicológica necesaria para la separación del núcleo. El trauma físico por sí solo rara vez causa grietas en el núcleo. La tortura es intensa y prolongada, hasta que el niño se derrumba. Puede consistir en descargas, estiramientos, colgarlo de una altura o una combinación de varias técnicas. También se utiliza la colocación en "cajas de choque" o el ahogamiento.

Las técnicas que crean escisiones del núcleo también son peligrosas, ya que también pueden causar autismo si el niño no puede manejar la programación. Cuando yo estaba en la secta, luché para detener la escisión del núcleo, porque a veces se perdían niños o la personalidad fundadora estaba demasiado debilitada.

El núcleo puede dividirse en dos, tres o hasta ocho partes internas. Cada división será una pieza del "núcleo hijo". El núcleo original no resurgirá tras la escisión. Estas escisiones son utilizadas por los instructores de sectas como modelos para crear sistemas dentro del niño. Una escisión del núcleo, o una escisión de un núcleo, será una alter fuerte, y puede ser escindida varias veces en el proceso de programación, para crear un sistema multifacético y diverso dentro del niño.

Sugerencias

Las escisiones del núcleo representan un trauma fundacional intenso. Constituyen la base de sistemas posteriores, que con el tiempo pueden disociarse completamente de la escisión. El trabajo sobre las escisiones de base debe realizarse muy lentamente, y sólo al final del proceso terapéutico, cuando exista una inmensa cooperación dentro del sistema. El superviviente necesitará todos sus recursos internos para hacer frente a estos traumas, así como mucho apoyo terapéutico externo.

Esto puede significar la hospitalización, a menos que el superviviente consiga evitar que el trauma aflore demasiado rápido, y el terapeuta y el superviviente vayan muy despacio.

Deben integrarse otros sistemas y fragmentos menos desarticulados.

El reconocimiento cognitivo del abuso será el primer paso para tratar el trauma central. Permitir que las partes más disociadas hagan el duelo "escuchando" lo que ocurrió puede ser el siguiente paso. Permitir que los sentimientos cercanos al núcleo se unan, poco a poco, con la ayuda de ayudantes internos y niñeras de apoyo puede ser útil.

Estos sentimientos deben medirse y explorarse poco a poco. Los niños pueden tener edades diferentes y necesitan expresarse de formas distintas.

Puede haber una "programación de sueños", un "mundo de fantasía" o alguna otra forma de evasión de la realidad que rodea al núcleo dividido, que les protege del contacto con el mundo exterior, percibido como brutal y frío.

Algunas partes pueden desconectarse completamente de la realidad externa para aliviar el dolor.

La atención lenta y paciente y la orientación hacia la realidad ayudarán a estas partes terriblemente traumatizadas a empezar a llegar a la realidad exterior. Algunas partes siempre habrán sido conscientes de lo sucedido, pero no les interesará volver al mundo exterior.

La paciencia, dejar que se expresen, es lo más útil.

Etapas de la disciplina: séptima etapa: no te preocupes

Esta etapa le llevará a adoptar un papel más agresivo. Se verá obligado a dañar a otros y a demostrar su capacidad para cuidar de los demás en el proceso.

Etapa 8: Viaje en el tiempo

Se enseñarán al niño los principios espirituales del "viaje" interior y exterior, con dramatizaciones, juegos de rol y ejercicios guiados reforzados por el trauma. El objetivo es alcanzar la "Iluminación", un estado extático de disociación que se consigue tras un trauma grave.

Pasos nueve, diez, once

Será un programa que variará en función del futuro papel del niño en la secta. En estas etapas se hará hincapié en el trauma sexual, el aprendizaje de la disociación, el aumento de la cognición y la disminución de los sentimientos.

Duodécima etapa: "La mayoría de edad"

Una ceremonia de iniciación a la edad de doce o trece años, en la que el niño es introducido formalmente en la secta y en su papel de adulto en una ceremonia de iniciación. El niño demostrará su capacidad para desempeñar el papel/trabajo para el que ha sido entrenado, a satisfacción del entrenador y los líderes, sometiéndose a una ceremonia especial de iniciación. El ritual y la ceremonia tienen lugar con otros niños de la misma edad, que visten de blanco y reciben un premio en reconocimiento por haber completado con éxito los aspectos básicos de su formación.

Seguirán siendo maltratados, incluso en la edad adulta, pero el trauma principal y el patrón del sistema habrán tenido lugar a esta edad. La formación futura perfeccionará lo que ya se ha instaurado en el niño a esta edad, o construirá sobre los cimientos.

Sugerencias

Es importante hacer el duelo por el abuso y reconocer los sentimientos asociados al trauma. Será necesario abordar la cuestión de la culpabilidad del perpetrador, ya que en ese momento el niño será un perpetrador y se habrá identificado con los modelos adultos que le rodean. Esto puede resultar difícil, ya que la perpetración del acto horroriza al superviviente cuando lo recuerda. Es importante apoyar al superviviente, no juzgarle y fomentar la aceptación de estas partes. Señalar que en ese momento no había otras opciones puede ser útil. Hay que hacer hincapié en la comprensión de que los alteradores del agresor salvaron la vida del niño y que no tenían otra forma de actuar, sobre todo al principio, la primera vez. La superviviente puede sentirse hostil o vilipendiada por los dobles del agresor, pero son una expresión del abuso y de las limitadas opciones que se le dejaron. El duelo por la pérdida de un agresor llevará tiempo y requerirá el apoyo afectuoso de otras personas.

TESTIMONIO DE SVALI, EX ILLUMINATI

Serie de artículos de Centrexnews.com. Publicado con permiso del editor estadounidense. Fuente: www.educate-yourself.org/mcsvaliinterviewpt1.html

Este artículo forma parte de una serie de artículos que son transcripciones de una serie de entrevistas exclusivas realizadas por el Editor Senior de centrexnews, HJ Springer. Envió por correo electrónico a Svali una serie de preguntas específicas sobre los Illuminati en América y en todo el mundo. Svali es una mujer que ha desempeñado importantes responsabilidades de formación dentro del grupo Illuminati. Tras su conversión a Jesucristo, decidió testificar, pero deseaba permanecer en el anonimato.

Nota del Editor de educate-yourself.org, que distribuyó esta serie de entrevistas:

Fue Brice Taylor quien llamó mi atención sobre esta serie de entrevistas. Proporcionan una excelente confirmación del comportamiento y la naturaleza de las "familias" Illuminati de las que habla Brice Taylor en su libro "Gracias por los recuerdos". Pero también ofrece un añadido interesante, relativo al trabajo de un programador de control mental. El trabajo de este último es más 'clínico' (aunque abominable). Este trabajo es tan destructivo para las víctimas de dicho control mental como para los propios programadores, que la mayor parte del tiempo están presos de ese mismo control mental. Ninguno de ellos es consciente de estar implicado en una actividad tan destructiva. Sin embargo, todos ellos están directamente implicados en este diabólico programa de esclavitud, cuya génesis se remonta a los campos de concentración nazis, bajo la dirección del Dr. Joseph Mengele, el infame "ángel de la muerte" de Auschwitz. Fue el mismo Dr. Joseph Mengele quien finalmente desarrolló este programa, aquí mismo, en Estados Unidos, gracias a la OSS/CIA y a la Operación Paper Clip.

H. J. Springer, editor de centrexnews.com, ha escrito algunos comentarios introductorios a su serie de entrevistas con Svali. Agradecemos a "Svali" que nos haya revelado esta información, y a H. J. Springer que haya escrito estos artículos. Puede leer más artículos de Svali y su libro de testimonios en su página web www.suite101.com. Todas las personas pensantes de nuestro planeta deberían ser conscientes de la agenda de poder de los Illuminati. De lo contrario, sus vidas, y las vidas de sus hijos, tendrán que soportar las terribles consecuencias de su negligencia, ignorancia e inacción.

Introducción de H. J. Springer, redactor jefe de centrexnews.com:

Cuando publicamos nuestra serie de artículos sobre "Cómo programan los Illuminati a la gente", recibimos varios correos electrónicos bastante escépticos pidiendo más información. Ni que decir tiene que yo también tenía algunas preguntas sobre los Illuminati y sus programas. Así que me puse en contacto con Svali (es un seudónimo), una antigua programadora y entrenadora Illuminati, para preguntarle sobre su testimonio. He hecho todo lo posible para asegurarme de que los siguientes artículos le iluminarán (perdón por el juego de palabras), y le darán la información adicional que pude recibir de Svali.

Nuestra correspondencia adoptó la forma de una entrevista por correo electrónico. Apenas los he editado. Sólo he corregido la ortografía y la puntuación, y he eliminado algunos datos personales sobre mí. Paso ahora a la primera parte de nuestras entrevistas.

PRIMERA PARTE

Svali se presenta

Estimado Sr. Springler,

Gracias por ponerse en contacto conmigo. Debo decirle que acabo de recibir hoy un correo electrónico bastante escéptico de alguien que ha visitado su página. Estaría encantada de responder a sus preguntas, pero con la siguiente salvedad. Escribo bajo seudónimo, para proteger a mis dos hijos y a mi marido. No quiero que reciban llamadas hostiles, amenazas ni nada por el estilo. Mis dos hijos todavía se están recuperando de las experiencias de haber sido criados en este grupo. No quiero que tengan más experiencias traumáticas.

El tema que voy a tratar es, cuando menos, delicado. La gente suele tener reacciones fuertes, positivas o negativas, cuando quiere saber si los Illuminati existen realmente. Dicho esto, les hablaré un poco de mí. Luego usted es libre de ver si puede difundir esta información entre sus lectores. También escribo regularmente sobre el tema de los abusos rituales, en http://www.suite101.com. También puede hacer una búsqueda en "Svali". He escrito varios artículos sobre este tema, por si quieres saber más.

Nací en 1957 en Alexandria, Virginia, Estados Unidos. Viví poco tiempo en una pequeña ciudad a una hora en coche de Washington D.C. Luego nos trasladamos a una granja de 200 acres en el norte de Virginia, donde mi madre se casó con mi padrastro. Mi padrastro y mi madre formaban parte de los Illuminati. Es un grupo donde eres Illuminati de generación en generación. Mi madre estaba en el Consejo Regional del área de Washington, D.C. Los Illuminati tienen seis sillas en sus consejos. Estas sillas corresponden a las áreas de enfoque de sus "Maestros Perfeccionados". Estas seis sillas están en las siguientes áreas: Ciencia, Gobierno, Alto Liderazgo, Educación, Espiritual y Militar.

Estas son también las áreas en las que se forma a los hijos de los miembros de la secta. Creen que deben tener hijos "bien formados". La educación "espiritual" era sólo una pequeña parte de lo que se enseñaba en este grupo, ya que la formación también era amplia en las otras cinco áreas. Pasé más tiempo aprendiendo historia, lenguas modernas y ciencias que sometiéndome a rituales ocultistas, aunque estos últimos eran muy importantes para el grupo.

Estudié en Charlottesville, Virginia, de 1975 a 1981. Soy enfermera titulada y también tengo una licenciatura en español. Es un centro donde se cometen muchos abusos y delitos ocultos. Está situado en una finca a unos 18 kilómetros al suroeste de Charlottesville, camino de Crowley, Virginia.

Después de graduarme con ambos títulos, me fui a San Diego, California, en 1981. Me llamaron los jefes del grupo local. Eran muy fuertes en educación militar, pero débiles en ciencias, que era mi fuerte. Me admitieron en el consejo de líderes. Era el sexto instructor por orden de preeminencia, es decir, el último de los instructores superiores. Tenía 30 entrenadores a mis órdenes, repartidos por los grupos locales. Uno de sus nombres en clave ocultista era "Mano Negra" porque solía llevar guantes negros cuando trabajaba con la gente. Era el entrenador jefe de este grupo y uno de los hombres más brutales y sádicos que he conocido. Desgastó por completo a casi todos los entrenadores que trabajaron con él, excepto a mí, porque yo tenía un amigo en el consejo de liderazgo que le odiaba y me ayudó a socavar su autoridad. Los Illuminati son muy políticos, y les gusta mucho apuñalarse por la espalda. Se pelean como perros, porque todos quieren subir más alto. El nombre secreto de mi amiga era Atenea.

Tras doce años trabajando con Jonathan, me ascendieron al puesto de segundo formador superior del condado. Jonathan se preparaba para ascender al nivel regional, y quería que yo le sustituyera. Pero nos despreciábamos y me tendió una trampa para que cayera. Esa es otra historia, pero fue uno de los factores que me hicieron abandonar aquel grupo. Dejé el grupo en 1995, harto de todas las mentiras, engaños y trucos sucios. También temía por mi vida. Huí a Texas y me sometí a la terapia del Dr. Jerry Mundgaze y su grupo. Por desgracia, no sabían cómo "desprogramarme". Como me dijo el Dr. Mundgaze: "Estás en un nivel mucho más alto que casi cualquier persona que hayamos conocido, y estás mucho más profundamente programada.

Recordaba muchas cosas, cosas que él nunca había oído, y no sabía cómo ayudarme. La mayoría de mis recuerdos volvían a mí espontáneamente, en casa. Nunca me hipnotizaron para que ahondara en mis recuerdos. Volvían a mí en el transcurso de mis actividades cotidianas.

Pasé un año entero desprogramándome intensivamente. Como yo era el programador jefe, pude utilizar lo que sabía para deshacer toda la programación por la que había pasado. Entré en cólera al darme cuenta de que todos los abusos que había tenido que soportar y que había hecho pasar a otros no eran algo normal, sino que habían sido utilizados para manipularme.

El libro que he escrito para dar mi testimonio se basa en mis recuerdos de adulto en el grupo Illuminati. Hice algunas cosas criminales, y ahora lo lamento profundamente. Mi manera de hacer restitución, ante Dios, es exponer las doctrinas y prácticas de este grupo. También escribí este libro para ayudar a los terapeutas, para que puedan comprender los métodos de este grupo. Porque era bastante común escuchar a los centros de abuso ritual decir: "No sabemos qué hacer...". Utilicé lo que yo misma pude poner en práctica para lograr mi curación.

Hace dos años, mis hijos, que estaban de visita en mi casa, me contaron los malos tratos que habían sufrido a manos de su padre. Acudí a los servicios sociales, pero mi caso fue desestimado porque la funcionaria encargada me dijo que no creía en los abusos rituales. Cuando mi ex marido vino a reclamar a los niños, podría haberme metido en la cárcel por no devolverlos. El tribunal de San Diego había declarado fríamente que no creía en la realidad del abuso ritual. En todos los casos de presuntos abusos rituales, ¡los niños son entregados al progenitor acusado de llevar a cabo los abusos!

Mis hijos no dudaron en enfrentarse directamente a su padre. Se puso blanco como el papel y dijo: "¿Así que de verdad no queréis volver con la 'familia'?" Dijeron: "¡No!" Voló de vuelta a California, dejó su trabajo y se mudó aquí. Aceptó ir a terapia por varios trastornos de la personalidad. Mis hijos también están en terapia y se están curando rápidamente. Mi hijo, que ahora tiene doce años, está casi completamente recuperado y es más feliz que nunca. Mi hija, que tiene dieciséis años, tiene algunos problemas difíciles de resolver porque sufrió abusos sexuales. Pero Dios ha sido fiel y vemos que nos está sanando a todos.

Hubiera esperado que todo lo que vivimos no hubiera sucedido realmente. Pero así fue. Estamos recibiendo muchos testimonios confirmados sobre todo lo que está ocurriendo en esta zona, especialmente sobre los abusos rituales. Podría enviarte estos testimonios. Lo que más lamento es haber sido utilizado por este grupo, después de toda una carrera como entrenador, para perpetrar los actos más criminales. ¡A menudo he torturado y maltratado a personas a las que creía "ayudar" por estos medios!

Ahora me doy cuenta de que me equivoqué. He pedido perdón a Dios. Y estoy decidida a sacar a la luz lo que están haciendo los Illuminati a través de la palabra escrita. Profesionalmente, también escribo artículos en el campo de la medicina, después de haber trabajado como enfermera titulada durante más de 18 años. Ahora también trabajo como formadora en el campo de la salud.

Espero que esto les baste como testimonio personal. Ante Dios y los hombres, digo la verdad. Si quieres saber más, sin poner en peligro mi anonimato ni la protección de mis hijos, házmelo saber.

Atentamente,

P.D. Mi hermana menor recuerda haber sido amordazada y atada a un altar de piedra a la edad de tres años para ser violada. También recuerda a nuestra abuela paterna llevándola con amigos para que abusaran sexualmente de ella entre los 3 y los 5 años. Se hizo alcohólica a los 13 años y había cometido 7 intentos de suicidio a los 12 años. Uno de mis hermanos, que es mayor que yo, no recuerda absolutamente nada de lo que vivió antes de los 20 años. Todo su pasado es como un agujero negro. Sin embargo, cree que nuestro padre era un hombre extraño y perverso. Este hermano intentó ahorcarse en nuestro garaje cuando tenía ocho años.

Mi hermano mayor está siempre de mudanza. Tiene miedo de quedarse en un sitio más de unos meses, porque cree que "quieren atraparle". Él también ha intentado suicidarse a menudo de niño.

Éstas son sólo algunas pruebas más de lo que ocurre en este grupo. También podría mencionar el hecho de que mis dos hijos sueñan en alemán. Este es el idioma que utilizan entre los Illuminati. Sin embargo, ¡nunca han oído hablar este idioma!

SEGUNDA PARTE

¿Quiénes son los Illuminati?

Pregunta: *¿Le da vergüenza declarar sobre este tema?*

Respuesta de Svali: No me importa hablar de los Illuminati. Simplemente expliqué por qué utilizaba un seudónimo. Hace poco recibí una carta en la que me decían que utilizaba un seudónimo porque era un fraude, lo cual no es cierto en absoluto. Como escribo artículos en revistas médicas sobre temas de salud, sé que es importante citar hechos que puedan verificarse. Por eso no me molestó en absoluto que quisieras conocer mi testimonio. De hecho, me demuestra que es usted un redactor responsable, cosa que admiro. No tengo nada que ocultar. Mi historia es cierta al cien por cien.

No he ganado nada económicamente por dar mi testimonio. Me niego a aparecer en televisión. Soy desconocido y prefiero seguir siéndolo. No recibo derechos de autor por hacer lo que hago. Sólo quiero pagar las facturas médicas de mis hijos. Eso significa que tengo tres trabajos a tiempo parcial. Esto es para responder a los escépticos que dicen que la gente da testimonio para ganarse la simpatía de los demás. No busco simpatía ni la necesito. He tomado decisiones en mi vida y he cometido errores, pero ahora intento repararlos. Ya que hablo de dinero, diré que gano 20 dólares al mes por mi trabajo en mi sitio Suite 101. Gano entre 150 y 250 dólares por cada artículo que escribo sobre salud femenina. Adivina sobre qué escribo más a menudo. Salud femenina. ¡Y para nada sobre el tema del abuso ritual! Los redactores de las revistas de salud que publican mis artículos no tienen ni idea de lo que escribo. También por eso escribo bajo seudónimo. No escribo para hacerme famosa. Al contrario, si mis colegas conocieran mi pasado, ¡correría el riesgo de perder mi trabajo! Tengo todas las de perder si desenmascaro a los Illuminati y todas las de ganar si permanezco en silencio.

Pero también sé que hay que poner fin al abuso ritual de los niños. Como cristiano, y como activista contra los abusos rituales a niños, he decidido dar testimonio de estos abusos por parte de los Illuminati, escribiendo artículos contra ellos. También sé que muchas personas muy cualificadas ya han publicado su testimonio sobre este tema. Podrían ser un recurso adicional interesante para usted. Pero no conozco personalmente a ninguno de ellos, ya que no tengo contacto con ningún superviviente de la secta, aparte de mi propia familia. Sin embargo, es una posibilidad.

Pasemos a sus preguntas.

Pregunta: *Svali, creo que nuestros lectores se preguntan si los Illuminati son miembros de una religión o de una sociedad secreta, si están implicados en el satanismo, o si combinan todas estas actividades. ¿Se trata de algo diferente o más siniestro?*

Respuesta: Los Illuminati son seguidores de una doctrina llamada "Iluminación". Son un grupo luciferino que enseña a sus seguidores que sus raíces se encuentran en los antiguos misterios de Babilonia, Egipto y los druidas celtas. Afirman haber conservado lo "mejor" de estas tradiciones esotéricas, integrándolas con una fuerte disciplina ocultista. A nivel local, muchos grupos Illuminati rinden culto a dioses antiguos como El, Baal, Astarté, Isis, Osiris y Set.

Dicho esto, los miembros del consejo de liderazgo a veces se burlan de las prácticas más "primitivas" que se dan en los niveles inferiores de la jerarquía. Cuando estaba en el consejo de San Diego, recuerdo que llamaban a los sumos sacerdotes y sumasacerdotisas "artistas públicos" que pasaban el tiempo "distrayendo a las bases". No pretendo ofender a nadie, sino simplemente mostrar que los dirigentes están convencidos de que se rigen por criterios más científicos e intelectuales. Pero todos practican los principios de la "ilustración".

La iluminación consta de doce etapas, también conocidas como las "doce etapas de la disciplina". También incluye el aprendizaje del viaje astral, el viaje en el tiempo y otros poderes ocultos. ¿Son habilidades reales o alucinaciones causadas por las drogas? No sabría decirlo. He presenciado cosas que no se pueden explicar racionalmente, cosas que me han asustado. Pero todo lo que puedo decir es que podría ser una combinación de control mental, influencia de drogas y verdadera actividad demoníaca. ¿En qué proporción? No lo se. Pero sí sé que estas personas enseñan y practican el mal.

En los niveles más altos de los Illuminati, ya no se trata de gente con túnicas negras haciendo conjuros alrededor de una gran hoguera. Los consejos de administración incluyen administradores que manejan las finanzas. Créanme, ganan mucho dinero. Si esa fuera la única razón, sería suficiente para mantener a estos grupos en marcha, por no hablar de toda la inmundicia religiosa que se lleva a cabo. Los líderes de los Illuminati incluyen banqueros, hombres de negocios y líderes municipales y políticos. Son inteligentes, bien educados y activos en sus iglesias. Por encima de los consejos de gobierno locales están los consejos regionales, que controlan a los grupos locales. Ayudan a definir políticas y programas a escala regional y gestionan la actividad de los consejos locales.

A nivel nacional, hay personas extremadamente ricas, que financian las actividades de la secta, y que tienen conexiones con los líderes de otros países. Los Illuminati son un grupo internacional. Todas sus actividades están cubiertas por un secreto absoluto. Lo primero que un niño tiene que aprender sobre la "familia", o la "Orden" como todavía la llaman, es la necesidad del secreto. Por eso no se sabe mucho de los supervivientes que lograron sobrevivir. Los miembros de este grupo tienen un brazo muy largo y saben qué hacer para aterrorizar a aquellos a los que les gustaría ser un poco demasiado habladores. Se enseña a los niños a no hablar, aterrorizándoles con escenas macabras. Luego se les dice que los que sufrieron esos horribles destinos (a veces inventados con fines "educativos") son traidores que debían ser castigados. La visión de estas terribles escenas queda grabada de por vida en la memoria de estos pequeños de 3 o 4 años. De adultos, incluso cuando consiguen abandonar el grupo, muchos de ellos no se animan a hablar por miedo a ser descubiertos y castigados.

Yo mismo he participado en muchas de estas producciones macabras, como formador. Así que me he vuelto algo cínico, y por eso he decidido hablar claro. Sin embargo, sigo experimentando sustos muy intensos. Imagínense las reacciones de un niño de cuatro años encerrado durante algún tiempo en una caja de madera y luego enterrado en un agujero. Aunque sólo permanezca allí unos minutos, ¡esos minutos valen una eternidad para ese niño! Luego, cuando lo sueltan, le dicen: "¡Si alguna vez hablas, te volveremos a meter, y esta vez te dejaremos dentro!". ¡Ese niño empezará a gritar histéricamente que nunca lo contará! Esto es lo que he vivido personalmente. Ahora he decidido romper esta ley del silencio que me impuso esta tortura psicológica. Porque no quiero que otros niños sepan lo que yo viví y lo que vi que se hacía.

Sí, los Illuminati están bien organizados, son muy reservados y extremadamente ricos al más alto nivel. No son estúpidos. No son pobres que juegan a la brujería. Estás muy equivocado si los ves de esa manera.

Pregunta: ¿*Cuál es el grado de infiltración de los Illuminati en la sociedad?* ¿*Son muchos?* ¿*Están presentes en todas las ciudades de Estados Unidos?* ¿*Reclutan a personas que no son miembros de su grupo?* ¿*Hasta dónde llegan los miembros de este grupo para mantener este conocimiento en secreto?*

Respuesta: Creo que ya he respondido a su pregunta sobre el secretismo. Los Illuminati están presentes en todas las grandes ciudades de Estados Unidos. Han dividido los Estados Unidos en 7 grandes regiones, cada una bajo la autoridad de un consejo regional que controla todos los consejos locales de su circunscripción. Se reúnen cada dos meses y en ocasiones especiales.

Una región puede tener entre 10 y 30 grupos locales. En las zonas rurales, los miembros se reúnen con los grupos locales más cercanos bajo la dirección de su consejo regional. Casi nunca reclutan a personas que no sean miembros de su secta. Sin embargo, a veces compran niños a familias asiáticas, por ejemplo, y los mantienen bajo su supervisión constante. A cambio, los protegen de las acciones de las mafias locales. Les amenazan con entregarlos a las mafias si hablan.

Los Illuminati también tienen excelentes abogados a los que pagan generosamente para encubrir todas sus actividades. También pagan a personas que trabajan en los medios de comunicación para mantener las historias fuera de los periódicos. Conozco a tres personas en San Diego que trabajaban para el Union Tribune (un periódico local) que eran leales a los Illuminati. A menudo escribían artículos atacando a médicos locales que intentaban tratar a supervivientes de abusos rituales. Recuerdo haber oído a algunos de los miembros de nuestro consejo de gobierno alardear de que habían echado a Un Tel de la ciudad, debido a una campaña mediática, y estaban muy orgullosos de ello.

Los Illuminati creen que pueden controlar una región, si pueden controlarla:

> ➤ Bancos e instituciones financieras. ¡Usted se sorprendería de cuántos Illuminati se sientan en los consejos de estas organizaciones!

> ➤ Autoridades locales. También le sorprendería saber cuántos Illuminati son elegidos para los consejos locales.

> ➤ Instituciones jurídicas, así como facultades de derecho y medicina. Se anima a los hijos de la secta a estudiar derecho y

medicina.

> Medios de comunicación. También se anima a los niños a estudiar periodismo. Algunos Illuminati también financian la creación de periódicos locales.

Pregunta: ¿Son los Illuminati los mismos que creó Adam Weishaupt en Alemania?

Respuesta: No fue Weishaupt quien creó a los Illuminati. Simplemente lo eligieron como figura decorativa y le dictaron lo que debía escribir. Fueron los financieros quienes crearon a los Illuminati, en los días de la Orden Templaria. Estos hombres financiaron reyes en toda Europa. Weishaupt era sólo su testaferro, que obedecía las órdenes que recibía.

Pregunta: ¿Tiene alguna otra información sobre los objetivos políticos de los Illuminati, si es que tienen alguno?

Respuesta: Escribí un artículo sobre este tema en mi sitio web Suite101.com. (Artículo publicado por *Parole de Vie con* el número A136). Puedes reproducirlo, siempre que indiques las referencias o pongas un enlace a mi sitio.

Pregunta: ¿Cómo se reconocen entre sí los Illuminati?

Respuesta: Es muy fácil para ellos, porque han sido Illuminati durante generaciones. No es difícil reconocer a los miembros de la familia o a los amigos íntimos. Los Illuminati también utilizan redes de números de teléfono en una estructura de árbol para ponerse en contacto entre sí cuando se programa una reunión. Uno o dos meses antes, el consejo de gobierno fija la hora y el lugar de las reuniones de los distintos grupos que dependen de él. A continuación, se ponen en contacto con los líderes locales (sumos sacerdotes y sumas sacerdotisas) con bastante antelación, normalmente una semana antes. Dos días antes de la reunión, estos líderes locales avisan a todos los líderes que dependen de ellos. Éstos, a su vez, avisan a los miembros ordinarios. Cuanto más importante es una persona en la jerarquía del grupo, con más antelación se avisa. Así es como los miembros reconocen su estatus. Las personas situadas en la parte inferior de la jerarquía reciben muy poca información porque se confía menos en ellas. Por eso se les avisa con muy poca antelación de las reuniones.

Algunos de los Illuminati deben llevar joyas especiales, como un anillo de rubí o una esmeralda ovalada, cuando tienen que reunirse en un lugar público y se les asigna una tarea concreta. Pero la mayoría de los contactos se realizan a través de familiares o amigos íntimos.

Cuando vivía en San Diego, toda mi familia y mis cuatro amigos más íntimos eran miembros de los Illuminati. Así que no era difícil contactar conmigo. Mi marido también era miembro del grupo. Los Illuminati tienen una historia de matrimonios arreglados. No permiten que uno de sus miembros se case con alguien que no sea miembro del grupo. Si alguien te dice que su cónyuge no es miembro del grupo, no puede ser un miembro Illuminati. O han abandonado la secta. Este es un principio inmutable. Mi matrimonio fue arreglado por el consejo gobernante local, con otro miembro del mismo rango. Yo no quería casarme con ese hombre, porque yo no lo amaba. Pero nunca olvidaré lo que me dijo Atenea, mi jefa en aquel momento (era el segundo miembro de mayor rango del consejo por aquel entonces): "Es la mejor opción para ti, porque nunca podrá controlarte ni hacerte daño". Cuando tenía doce años, mi madre me decía: 'Nunca te acuestes con alguien que esté por debajo de ti. Si lo haces, te arrastrará hacia abajo. Elige siempre a alguien que tenga una posición más alta que la tuya.

Mi madre era una mujer ambiciosa, por no decir otra cosa. Estaba decidida a hacerme triunfar en este grupo tan político. Seguí sus consejos. Athena era mi novia y me protegía de algunos de los s... D de los líderes de San Diego, especialmente de Jonathan, nuestro líder. Me mostraba sus puntos débiles y me enseñaba a esquivarlo. Me defendía de él. De lo contrario, no habría podido sobrevivir.

Definitivamente, estas personas no son "amables" y saben manipular a los demás de forma despiadada. Sólo les interesa su posición, su poder y su dinero. Yo renuncié voluntariamente a todo eso cuando me fui. A veces echo de menos que me respeten como si tuviera un puesto de responsabilidad en el grupo. Pero estoy aprendiendo a vivir de una manera completamente diferente, sin tener a esta "familia" constantemente encima, controlándome y diciéndome lo que tengo que hacer.

¿Sabes qué fue lo que más me costó vivir cuando me fui? Mi libertad. No tener a nadie que me dijera lo que tenía que hacer. Tuve que pasar por un periodo difícil, en el que tuve que aprender a adaptarme. Siempre me sentía inestable y me preguntaba qué debía hacer. Fue duro, porque para mí era un reflejo hablar siempre de mis decisiones con mi dirección, con Jonathan y con mi marido. Créanme si quieren, a veces es difícil vivir con libertad. Me llevó mucho tiempo encontrar un equilibrio. Creo que es su incapacidad para lidiar con su libertad lo que a veces empuja a algunos miembros de la banda a volver cuando están fuera de sí.

Espero que esta información le haya sido útil.

TERCERA PARTE

Cómo los Illuminati dirigen Hollywood

Pregunta: *Yo pensaría que California es uno de los mejores lugares para que los Illuminati operen. Estoy pensando especialmente en Hollywood. ¿Qué sabe usted sobre esto, sobre la producción de películas, el uso de símbolos, mensajes subliminales, y todo el mundo del espectáculo en general?*

Respuesta: Tardaría varias horas en contestarle. Intentaré ser breve. Los Illuminati creen que se controla un país cuando se controlan sus medios de comunicación. Esta es una de sus claras prioridades. Recuerde que las áreas en las que han decidido invertir para dominar mejor la sociedad son: la banca y las finanzas, los medios de comunicación, el sistema judicial y legislativo, el gobierno y el sistema educativo.

¿Cómo lo hacen? No yendo a un productor de cine y diciéndole: "Por cierto, somos los Illuminati, y nos gustaría que hicieras una película para promover nuestra agenda". Recuerde, se trata de gente inteligente. En su lugar, establecerán una pequeña compañía financiera para financiar películas que promuevan su agenda. Elegirán discretamente a los actores, productores, directores y guiones que les interesen, pero nunca dirán públicamente quiénes son en realidad o cuáles son sus verdaderos objetivos.

El dinero abre todas las puertas, sobre todo en Hollywood. Si tienes dinero, puedes conseguir casi cualquier cosa. Ellos lo saben. También financian las campañas publicitarias de sus películas. ¿Cuántas películas cristianas han podido permitirse grandes campañas publicitarias en los últimos veinte años? Muy pocas. Compárenlo con las campañas publicitarias de las películas de ocultismo. Sin comentarios.

Este ha sido un proceso largo y sutil, porque los Illuminati son pacientes. Han estado trabajando en secreto durante cientos de años. Saben que el público es lento para aceptar nuevas ideas, y que debe hacerse gradualmente. Lo llaman "conducir ovejas". Ese es uno de los términos que utilizan para aquellos que no están "iluminados". Si tenemos en cuenta el número de películas de ocultismo que han salido sólo en los últimos diez años, ¡eso debería bastar para hacernos pensar!

¿Por qué tantas películas de ocultismo? ¿Por qué tanta conciencia de lo oculto y la magia entre la juventud estadounidense? No hay más que ver los dibujos animados de los sábados por la mañana en la televisión. Yo no permito que mis hijos los vean, ¡salvo de vez en cuando Bugs Bunny! Preferimos alquilar vídeos de viejas películas clásicas con Audrey Hepburn o John Wayne. Podría enviarle algunos artículos excelentes que han investigado a Walt Disney en profundidad. Era miembro de los Illuminati, y su película Fantasía fue diseñada específicamente para programar a los niños.

Algunas películas están diseñadas para promover la agenda Illuminati, como "The Matrix". Cuando vi esta película, ¡me dejó alucinado! Se refiere directamente al proceso de condicionamiento de los Illuminati, ¡y no fue divertido verla! O "El club de la lucha". Me gustan Brad Pitt y Ed Norton, pero esta película muestra claramente el plan de los militares para apoderarse de la sociedad. La mayoría de la gente no se da cuenta de lo que está pasando. Obsérvese que el personaje que encarna el culto al símbolo militar es el más fuerte del guión.

En cuanto a la película "El Laberinto", yo no la he visto, pero mi marido sí. Todo lo que me dijo encaja exactamente con las técnicas de programación infantil utilizadas por los Illuminati. Todas las películas que tienen un tema oculto, o que presentan fenómenos paranormales sobrenaturales o contacto con el mundo de los espíritus están diseñados para promover la agenda Illuminati. Yo no voy a ver esas películas. Ya he tenido suficiente contacto con el ocultismo en mi vida pasada.

Otro ejemplo es la presentación sensacionalista de ritos secretos y otros rituales ocultos en televisión. O las historias sobre fantasmas y brujas. Los libros infantiles sobre brujas y entrenamiento de brujas son muy populares.

Los Illuminati creen firmemente en la ideología aria. Una película como "Starship Trooper" tiene muchas referencias a esta ideología y muchos símbolos ocultistas. He contado al menos 100, ¡y casi me da la risa! Alguien realmente se divirtió impulsando la agenda Illuminati cuando hizo esta película.

Muchos actores y actrices famosos son utilizados en películas financiadas por los Illuminati. Algunos de ellos lo saben. La mayoría probablemente no sabe nada, mientras reciban su sueldo. Algunos de ellos también son Illuminati, aunque no conozco a muchos de ellos personalmente. No nombraré a los que conozco. No quiero arriesgarme a una demanda por difamación.

De todos modos, estaba demasiado ocupado con mi trabajo como entrenador, así como aprendiendo sobre los efectos de las drogas y otras sustancias en las personas, como para tener tiempo de estar al día de lo que ocurría en el mundo del espectáculo. Lo siento, pero no recuerdo muchos nombres famosos. Mi vida como entrenador y programador jefe era bastante aburrida. Rara vez hablábamos de los medios de comunicación, excepto que sabíamos que era una de las formas en que los Illuminati estaban estableciendo su Nuevo Orden Mundial. Esa era su verdadera motivación.

También me gustaría disipar otro concepto erróneo: que los Illuminati saben que están haciendo el mal. Cuando yo era miembro de los Illuminati, estábamos completamente convencidos de que nuestro programa era muy beneficioso. Como formador, creía sinceramente que estaba ayudando a los demás a desarrollar todo su potencial.

Creo que tras años de duro trabajo, mi inteligencia me había permitido ser una excelente líder. Podía enfrentarme a Jonathan y a otros líderes de nuestro grupo cuando pensaba que sus decisiones no eran correctas, y defendía a los que estaban a mis órdenes. Otros hicieron lo mismo. Creen sinceramente que están haciendo el bien. Si les dijeras que lo están haciendo mal, se sorprenderían mucho.

Tuve que someterme a una larga terapia y desprogramarme. Volví a entrar en contacto con la realidad al conocer a personas que no pertenecían a esta secta, y al comprender por fin que todo era mentira. Fue un golpe terrible. Había dedicado toda mi vida a ayudar a otros a entrar en este glorioso Nuevo Orden Mundial, y ahora descubría que todo era un error, una horrible explotación de los seres humanos. Lloré y me lamenté durante mucho tiempo.

La mayoría de los Illuminati que he conocido no eran inherentemente malvados. Fueron seducidos y engañados. Sólo los principales líderes, al más alto nivel, eran probablemente conscientes de que en realidad estaban haciendo el mal.

CUARTA PARTE

La relación entre los Illuminati y los masones

Pregunta: *Svali, estoy seguro de que a la mayoría de los lectores les gustaría conocer la relación entre los Illuminati y los masones. ¿Qué sabe usted al respecto? ¿Se han infiltrado los Illuminati en las órdenes masónicas?*

Respuesta: Los Illuminati y los masones trabajan mano a mano. No importa si lo que digo es inquietante, es un hecho. El Templo Masónico en Alexandria, Virginia, es un centro educativo y de entrenamiento para los Illuminati en el área de Washington, D.C.. Es un centro muy importante para las actividades de los Illuminati. Yo mismo tuve que ir al templo masónico a veces, para exámenes, ascensos, formación o ceremonias importantes. Los líderes de esta logia masónica también eran Illuminati.

Lo mismo ocurría en todas las grandes ciudades donde yo vivía. Los principales masones eran también Illuminati de alto nivel. Mis abuelos maternos eran masones prominentes en la ciudad de Pittsburgh, Pennsylvania (eran del grado ^{33}). También eran líderes de los Illuminati en esa zona.

Sin embargo, no creo que todos los masones sean Illuminati, especialmente en los niveles inferiores. En este nivel, creo que no saben nada de lo que ocurre alrededor de la medianoche en sus templos principales. Muchos masones son también competentes hombres de negocios y "buenos" cristianos. Pero nunca he conocido a un masón que no fuera también un Illuminatus, desde el grado ^{32} hacia arriba. Fueron los Illuminati quienes crearon la masonería para "encubrir" sus actividades.

Pregunta: *¿Qué significa exactamente la pirámide del reverso del billete de dólar estadounidense? Me refiero a la pirámide con un ojo en la parte superior desprendida. ¿Es un símbolo masónico o Illuminati?*

Respuesta: La pirámide y el "ojo de Horus" del billete de un dólar son símbolos Illuminati. La pirámide es una figura geométrica basada en el número 3, un número sagrado en los antiguos misterios religiosos. Es el número 3, y no el 6, el que se considera el número más sagrado en el ocultismo. La pirámide es también una estructura utilizada especialmente para invocar demonios. Es un punto de actividad ocultista.

El ojo representa el ojo de Horus, "el ojo que todo lo ve". Los Illuminati hacen gran hincapié en las prácticas mágicas egipcias (*el Libro de los Muertos*, etc.) El ojo también representa el hecho de que nadie puede escapar al escrutinio de la magia. Los Illuminati consideran que este ojo es un ojo demoníaco, o el ojo de la deidad. En la mitología Illuminati, este ojo puede estar abierto o cerrado, dependiendo de la época espiritual del año, o del estado espiritual de la persona. A los niños pequeños se les practica cirugía ocultista para abrir su ojo "interior". También se les dice que Horus se llevará su alma o que el ojo explotará si abandonan el grupo o hablan. El símbolo del billete de un dólar sirve como mensaje de refuerzo para todos los niños Illuminati que ven estos billetes. Les recuerda que alguien les vigila.

En el mismo billete también dice en latín: "Novus Ordo Seclorum", que significa "Nuevo Orden Mundial". Esto corresponde a la agenda de los Illuminati. Piensa que nuestros antepasados ya pensaban en este Nuevo Orden Mundial a principios del siglo XIX. ¿No te dije que los Illuminati son intelectuales pacientes que tienen una visión a largo plazo? Thomas Jefferson, Benjamin Franklin, Franklin Roosevelt, y otros, eran altos Illuminati. Nuestro país fue fundado sobre principios de libertad, pero también sobre los principios del Nuevo Orden Mundial.

Pregunta: ¿Cuándo comenzó este concepto de los Illuminati? Parece que han estado activos durante mucho tiempo. ¿Operaban antes bajo otros nombres? ¿Qué sabe usted al respecto?

Respuesta: Me han enseñado que los Illuminati remontan sus raíces a prácticas antiguas que se conocían desde el principio de los tiempos históricos, desde la época de los babilonios, que erigieron zigurats para sus deidades, aquellas a las que los Illuminati todavía rinden culto. Están orgullosos de haber heredado una tradición supuestamente ininterrumpida de aquella época. Los nombres han cambiado, pero el grupo central sigue siendo el mismo.

Los Illuminati también remontan sus raíces a las misteriosas prácticas

LAS CRÓNICAS DE SVALI

de las antiguas religiones de Egipto, con toda su magia negra, y la adoración de Set, Osiris, Horus y Ra. Los Illuminati también creen que son descendientes directos de los faraones del antiguo Egipto.

Me resulta difícil saber cuánto de esto es propaganda y cuánto de lo que afirman es cierto.

Durante la Edad Media, los Caballeros Templarios también fueron predecesores de los Illuminati, al igual que los Rosacruces, y los Celtas y sus druidas. Ya sabes, los que construyeron Stonehenge en Inglaterra.

QUINTA PARTE

La relación entre los Illuminati y la CIA, así como con Rusia y China.

Svali: Sólo quiero que tus lectores sepan que no soy un experto Illuminati, ni quiero serlo. Sólo soy un superviviente, que formó parte de su grupo, en una posición de liderazgo, pero a un nivel local no muy alto. No me relacionaba con los ricos y famosos. Pero me enteraba de lo que pasaba en los niveles más altos. En las sectas también se cotillea mucho. Siguen siendo seres humanos.

Otras personas también han salido del armario y han hecho revelaciones. No los conozco personalmente, pero he oído hablar de ellos. Está Brice Taylor, que vive en California y Carolina del Norte. También está Neil Brick de smartnews. Creo que podemos confiar en él, es un buen tipo. También está Caryn stardancer, de Survivorship.org, y Annie mckenna. Creo que escribió un libro sobre sus experiencias, un libro muy bueno, publicado por Paperclip Dolls. Hay otros, y si echas un vistazo a Suite101.com, encontrarás enlaces a todos estos recursos, y a otros supervivientes. También puedes encontrar enlaces en Survivorship.org.

Algunos de estos supervivientes han publicado sus propios testimonios en Internet, para ayudar al público a saber lo que está pasando. Así que no soy el único que ha salido a hablar de mis experiencias. Pero mis experiencias se limitan al área de Washington, D.C., y al área de San Diego entre los años 1957 y 1995. Yo estaba al servicio de los Illuminati en ese momento, completamente seducido. Ahora lamento profundamente haber participado en todas esas cosas.

Pregunta: ¿Cómo pueden los supervivientes permanecer en el anonimato si buscan ayuda? ¿No podrían los Illuminati silenciar permanentemente a los programadores o a los miembros que han abandonado el grupo? ¿Hasta dónde están dispuestos a llegar para silenciarte?

Respuesta: En mi sitio web Suite101, y en mi libro, he escrito un capítulo entero sobre cómo mantenerse a salvo. Sí, los Illuminati están buscando contactar a aquellos que están fuera. En primer lugar a través de sus familias.

Recuerda, estamos en los Illuminati de generación en generación. Hace cuatro años, mi madre me pidió que eligiera entre "el regreso o la muerte". Esto desencadenó un programa de autodestrucción mortal, que me habían implantado. Creo que mi madre esperaba que yo regresara, pero se equivocó. Estuve muy cerca de la muerte, pero Dios me salvó. Entonces tuve que trabajar para desmantelar este programa. Cuando dejé los Illuminati, mi jefe me trató con mucha arrogancia. Me dijo que estaría muerto en seis meses, si no recuerdo mal. Me dijo que "nadie podría recordar nada, con lo que yo les metía, y seguir vivo". Esta es una cita directa de Jonathan M., mi jefe, ¡y espero que lea este artículo!

Pero muchos antiguos miembros son recapturados o secuestrados porque siguen llamando por teléfono a sus antiguos amigos, o salen solos por la noche. No te creerías algunas de las historias que he oído de supervivientes que salen de compras a las dos o las tres de la madrugada, solos, por lugares desiertos. ¿En qué demonios están pensando?

Hace tres años, ayudé a una superviviente a abandonar el grupo. Estaba siendo literalmente perseguida y se defendía con todas sus fuerzas. Acabó amenazando con una pistola al hombre que quería secuestrarla. Él también tenía una pistola en la mano y la estaba amenazando, pero ella le dijo: "¿Cuál de las dos crees que tiene mejor puntería? ¡Era una tiradora! Él se rindió. Se quedó conmigo seis meses y ahora está libre.

Normalmente, al cabo de un tiempo, renuncian a perseguir a los que se han ido y se cansan de intentar que vuelvan. Pero yo nunca podría vivir en Washington o San Diego. Correría demasiado riesgo de encontrarme con alguno de mis antiguos conocidos. Es mejor mantener cierta distancia. Los Illuminati que están donde vivo ahora no me conocen ni se preocupan por mí. Yo también conozco a mucha gente. A los Illuminati les gusta el secretismo. No suelen hacer nada en público, si estás con gente que no forma parte de su grupo. Pero he oído de gente que ha sido asesinada. Esa es una de las razones por las que me niego a salir en televisión, o hablar en público. Llevo una vida muy tranquila y anónima.

La mayoría de las veces, cuando los antiguos miembros son recapturados, es porque ellos mismos han vuelto a conectar con la secta. La tentación de volver es a veces muy fuerte. Hay que combatirla enérgicamente, sobre todo durante los primeros años. Si quiere saber por qué las personas que han sufrido abusos quieren volver con sus maltratadores, lea un artículo que escribí titulado "Trauma Bonds: The Torturer's Attraction" (Vínculos traumáticos: la atracción del torturador). Está en mi sitio web (en inglés: "Trauma Bonding: The Pull to the Perpetrator").

Pregunta: Me gustaría volver a hablar de la agenda política de los Illuminati. ¿Cuál es su relación con la CIA, el FBI y otros servicios secretos? ¿Cuál es el grado de infiltración de estos servicios? ¿Cuáles son los verdaderos objetivos de estos servicios secretos?

Respuesta: Todos están infiltrados. No creo que todos sean Illuminati, pero muchos de sus líderes sí. Por ejemplo, mi madre era amiga de Sid Gottlieb, que estaba en la CIA. La granja en la que crecí estaba a sólo media hora de su casa en Culpeper, Virginia. También conocía a la familia Dulles (Foster Dulles fue Secretario de Estado de EEUU). Muchos investigadores de la CIA forman parte de los Illuminati... MK-Ultra (programa gubernamental de control mental)[2] fue financiado en parte con dinero de los Illuminati. Toda esta gente usa las técnicas de control mental más avanzadas, créeme, y empiezan usándolas con su propia gente.

Cuando vivía en San Diego, siempre estábamos haciendo experimentos con humanos. Jonathan y yo experimentábamos con los efectos de ciertas drogas que provocaban estados de trance, combinados con métodos de programación. Tomábamos todos los datos de nuestros experimentos y los cargábamos en una base de datos. ¡Sí, los Illuminati son muy buenos usando tecnología avanzada! Luego enviábamos los datos a Langley (el principal centro informático de los Illuminati en Virginia).

Muchos de los directores y gerentes del FBI son también Illuminati. La CIA ayudó a traer científicos alemanes a América después de la última guerra mundial. Muchos de ellos eran también líderes de alto nivel entre los Illuminati, y fueron recibidos con los brazos abiertos por sus colegas americanos. Compartieron toda la información que tenían con sus colegas americanos.

---

[2] Cf, *MK Ultra, abuso ritual y control mental*, Alexandre Lebreton, Omnia Veritas Ltd, www.omnia-veritas.com.

Pregunta: Si los sistemas político, bancario y militar de Estados Unidos están controlados en gran medida por los Illuminati, supongo que lo mismo debe ocurrir en Europa del Este, Rusia y los demás países del antiguo bloque comunista. ¿Y qué hay de las relaciones Este-Oeste? ¿Era Rusia, que entonces era la URSS, realmente el adversario que parecía ser? ¿Había un plan maquiavélico detrás de esta aparente enemistad con Rusia?

Respuesta: Rusia nunca fue realmente una amenaza para Estados Unidos. El marxismo fue fundado por los Illuminati para contrarrestar el capitalismo. Los Illuminati creen firmemente en la importancia de las fuerzas opuestas, en la necesidad de fuerzas opuestas. Ven la historia como un complejo juego de fuerzas, como una partida de ajedrez. Así que financian a un bando y luego al otro para aprovechar el caos y la división, y así hacer avanzar las cosas. Van mucho más allá del juego de los partidos políticos, y se ríen de ello. Durante todos esos años (de la Guerra Fría), los grandes financieros occidentales se reunían en secreto con sus "oponentes" rusos o comunistas, y se reían juntos de cómo se podía engañar a todas esas "ovejas". Comparto aquí lo que me enseñaron, y lo que yo mismo observé.

Cuando los dos principales grupos de entrenamiento Illuminati se reunieron en Europa (DELPHI para Norteamérica y ORACLE para Europa), todos los entrenadores trabajaron juntos, ya fueran rusos, alemanes, franceses, ingleses, canadienses o americanos. Esta es una de las razones por las que los Illuminati intentan desarrollar al máximo el aprendizaje de idiomas. Yo tuve que aprender seis idiomas de niño, y aprender a conversar con gente de todo el mundo. Los Illuminati son un grupo verdaderamente internacional. Los objetivos nacionales deben pasar a un segundo plano frente a sus objetivos supranacionales. Los Illuminati también tienen la costumbre de viajar mucho para intercambiar conocimientos. Así, un entrenador ruso podría venir a EE.UU. durante un tiempo para realizar una tarea específica, y luego regresar a su país, o viceversa.

Pregunta: China ha estado haciendo ruidos estruendosos, y tiene armas nucleares, que amenazan ciudades americanas. ¿Está todo esto en consonancia con los objetivos de los Illuminati? ¿Existen áreas fuera del control de los Illuminati, factores de incertidumbre?

Respuesta: Han pasado cinco años desde que dejé los Illuminati. Así que mi información se está haciendo un poco vieja. Pero el desarrollo del poder militar chino forma parte de su plan. Hay miembros de su grupo que son asiáticos, y son muy oportunistas. Las mafias orientales están muy vinculadas a las actividades de los Illuminati. Los únicos factores inciertos para los Illuminati son cómo reaccionarán los ciudadanos de a pie. No pueden predecirlo. Sin embargo, los dirigentes Illuminati conciben varios escenarios e intentan prever la respuesta adecuada en caso de que los ciudadanos se comporten de forma inesperada.

Me dijeron que los Illuminati planean hacer público todo su programa para el año 2020. No sé si esta información es fiable, o si es sólo propaganda. También es posible que hayan cambiado esta fecha desde la época en que yo formaba parte de este grupo.

Pregunta: Svali, ya nos ha hablado de las técnicas de control mental y de los supervivientes que han publicado su testimonio. Uno de esos testimonios recientes es el de Cathy O'Brian

(www.vegan.swinternet.co.uk/articles/conspiracies/cathyansmark.html y www.trance-formation.com).

Parece ser una de las víctimas de los programas de control mental de la CIA. Su historia es muy similar a la suya, en términos de tecnología y técnicas. ¿Cree que podría haber una conexión con los Illuminati?

Respuesta: Como he dicho antes, la CIA y los Illuminati están trabajando juntos. Es evidente. Los dirigentes de la CIA son también Illuminati de alto nivel. Te hablé de Foster Dulles y Sid Gottlieb, a quienes conocí personalmente en mi infancia y de joven. Los científicos que desarrollaron el programa MK-Ultra y otros programas de control mental del gobierno eran Illuminati que vinieron de la Alemania nazi. Esta es la razón por la que encontrarás que las víctimas del control mental siempre hablan alemán, o tienen una parte disociada de su personalidad que habla con acento alemán. Imitan a sus torturadores, lo cual es muy común.

Se podría decir que la CIA y los Illuminati trabajan mano a mano. Sé que varios grupos Illuminati de todo Estados Unidos envían los datos que recogen en sus experimentos al centro informático central de Langley, Virginia. Sí, todavía se realizan experimentos con seres humanos, ¡especialmente en el campo del control mental! ¡No se detuvieron con el fin de la Segunda Guerra Mundial!

SEXTA PARTE

¿Por qué hay tan poca cobertura mediática de los abusos rituales y el control mental ?

Pregunta: *Me parece muy sorprendente que apenas se informe en la prensa de estos temas de abuso ritual y control mental, dada la gran cantidad de pruebas disponibles.*

Respuesta: Mi respuesta sonará muy cínica. Pero no me sorprende. Porque los Illuminati se jactan de que su mejor protección es la ignorancia y la incredulidad del público. También saben hacer sus propias campañas de prensa, que son muy eficaces. Por ejemplo, conocí a un periodista del San Diego Union Tribune (las iniciales de su nombre son M.S.) que escribía artículos sobre el abuso ritual y el control mental. Formaba parte de los Illuminati. Sus artículos eran un modelo típico de cómo operan los Illuminati.

Entrevistaba a médicos que supuestamente eran especialistas respetados en la materia. Estos hombres tenían títulos. Dieron la opinión racional y ponderada de un experto, y llegaron a la conclusión de que ningún ser humano razonable y lógico puede creer en la existencia del abuso ritual. Es más, creen que los médicos y terapeutas que tratan a las supuestas víctimas de abusos rituales no son más que charlatanes que se aprovechan de la pobre gente, de los pobres ingenuos que son explotados por estas personas particularmente viciosas e interesadas.

A continuación, denunció a quienes afirmaban que los abusos rituales existían realmente, tachándolos de enfermos mentales de mente estrecha. También denunció el comportamiento "fraudulento" y "explotador" de los médicos y terapeutas que los trataban. Los retrató como prácticamente codiciosos, ávidos de ganancias y sumidos en todo tipo de delirios mentales. Retrató a todas esas pobres familias destrozadas por esos horribles terapeutas, a los que acusó de inyectar esas ideas de abuso ritual en las cabezas de esas pobres víctimas.

Todo ello envuelto en los comentarios aparentemente racionales, lógicos y compasivos de un miembro de los servicios sociales federales, que dijo lo trágico que era todo, concluyendo que había que hacer algo.

M.S. nunca menciona que los médicos que tratan a los supervivientes de abusos rituales cobran muy poco, e incluso trabajan gratis, para ayudar a estas personas a romper las cadenas de toda una vida. M.S. nunca entrevista al 85% de los trabajadores psicológicos que saben que el abuso ritual existe, o que creen en su existencia. Sólo entrevista a la pequeña minoría de ellos que está de acuerdo con sus ideas.

Así que ya sabemos que los medios de comunicación suelen ser muy parciales.

Pregunta: *Pero ya que hay tantas pruebas, ¿por qué no hay más gente interesada en los Illuminati?*

Respuesta: Simplemente porque la gente no puede y no quiere creer que los Illuminati existen, y que todo lo que les estoy contando está ocurriendo de verdad. Soy un cristiano comprometido. En el libro de Apocalipsis, dice que justo antes de que Jesús regrese, la gente vivirá como si nada fuera a pasar, y dirán que todo es normal, a pesar de la clara evidencia de lo contrario. Incluso si le mostraras a alguien un video tomado durante un abuso ritual, dirían: "Debe ser falso. La gente no hace cosas así". Podrías mostrarle a alguien un lugar donde hay huesos enterrados, pentagramas y otros símbolos satánicos, dirían: "¡Oh, son sólo niños divirtiéndose! Podrías mostrarles fotos de los túneles construidos cerca de Los Álamos, y dirían: "Eso es irrelevante. ¡Debe tratarse de algún proyecto del gobierno! Muéstrales las cicatrices que los supervivientes tienen en el cuerpo, marcas de quemaduras de cigarrillos de cuando eran niños, o marcas de latigazos en la espalda, y dirán: "¿Estás seguro de que no se lo hicieron ellos mismos?

Las pruebas están ahí. Pero, en mi opinión, la gente, en general, no quiere saber. Incluso cuando les pones las pruebas delante, miran hacia otro lado.

El caso Franklin es un ejemplo. Sin embargo, ¡no faltaron pruebas! O todos los documentos sobre el proyecto MK-Ultra que se han hecho públicos, cuya veracidad ha quedado demostrada. La gente los ignora. Creo que los medios de comunicación que se niegan a admitir los abusos rituales se aprovechan de que mucha gente, en el fondo, no quiere conocer la realidad. De hecho, ¿cómo pueden admitir que la naturaleza humana es tan intrínsecamente malvada, a menos que realmente crean en Dios, o tengan pruebas irrefutables? Los hombres siguen queriendo creer que su especie siempre es capaz de lo mejor, ¡no de lo peor!

Pregunta: *Probablemente haya oído hablar del "Bohemian Grove". ¿Qué sabe al respecto? ¿Tiene alguna relación con los Illuminati?*

Respuesta: Nunca he oído hablar del "Bohemian Grove". Recuerde que mi posición no me permitía saberlo todo. La mayoría de mis contactos estaban en Alemania. Nunca me prostituí. Más bien fui yo quien enseñó a otros a hacerlo. Nunca he estado en Bohemia y no sé nada de este "Grove". Siento no poder contestarle.

Pero si me preguntaras por el templo masónico de Alexandria, Virginia, o por el "Instituto" de Charlottesville, o por la pequeña arboleda que conozco en Canadá con una estatua de bronce de Baal, podría responderte. Siento no tener nada que decir sobre este tema. Pero si el "Bohemian Grove" tiene algo que ver con lo oculto, ¡seguro que los Illuminati lo saben!

SÉPTIMA PARTE

Símbolos y marcas Illuminati
Grado de infiltración en la sociedad

Pregunta: *¡Sí, cuéntenos más sobre todo esto: sus contactos en Alemania, el templo masónico, "El Instituto" y la estatua de Baal en Canadá! Díganos también cuáles son los principales símbolos y marcas de los Illuminati, aparte de la pirámide y el ojo de Horus. ¿Pueden los Illuminati actuar a veces de forma temeraria?*

Respuesta: ¡Para responderle completamente, tendría que hacerle leer mi biografía completa! A veces he tenido la idea de escribirla, pero no creo que muchos la leyeran. Hablo en serio, no se trata de falsa modestia. Además, no creo que la gente quiera tener nada que ver con los Illuminati, aunque aprenda algo de ello. Perdonen mi cinismo, pero es mi experiencia vital.

A los Illuminati no les importan las pruebas que se escriban ni quién las informe, porque cuentan con que la mayoría de la gente no cree a quienes las escriben. ¡Saben cómo hacer campañas de prensa! ¿Ha leído usted los recientes artículos de *Newsweek* y *Time*, que consideran la existencia de los Illuminati como una ridícula conspiración imaginaria? ¿Sabe usted quién posee el capital de esas revistas?

Hace cinco años, en una reunión del consejo, oí a los Illuminati burlarse de todas las revelaciones que estaban saliendo a la luz. No creo que ahora hayan cambiado de opinión. Si la gente empezara a creer todo esto, y si empezaran a actuar, me sorprendería mucho, y me alegraría mucho.

Le daré un ejemplo. Hace dos años, estaba intentando encontrar un editor para mi libro, en el que cuento cómo los Illuminati programan a la gente. Quería que el libro ayudara a los médicos que tratan a los supervivientes. Pero no pude encontrar a nadie dispuesto a publicarlo. Me dijeron que era un tema demasiado controvertido y que "no había un mercado suficientemente grande para este tipo de libro". Es triste, pero así fue.

Sin embargo, creo que Dios controla completamente la historia del mundo. He denunciado a los Illuminati y he publicado mi libro gratuitamente en Internet. Quiero que los que tratan con los supervivientes se den cuenta de lo que pasaron los supervivientes. Es difícil ayudar a los que han salido de eso, si no comprendes el trauma físico y emocional por el que tuvieron que pasar.

Ahora vuelvo a sus preguntas.

El Consejo Nacional de los Illuminati en Alemania se llama "Bruderheist". Se reúne en la Selva Negra. Esta región es considerada por ellos como el centro del mundo, y un intenso centro de energías psíquicas y espirituales. He conocido allí a algunas de las personas más depravadas y malvadas que he conocido. Apoyan a los nazis. Pero comparados con ellos, ¡los nazis parecen buena gente! Siguen allí, siguen manipulando a la gente, siguen dirigiendo los bancos, siguen canalizando su sucio dinero a Bruselas, Suiza, El Cairo, Egipto.

Canadá también tiene un grupo muy grande de Illuminati y Templarios. Estos son dos grupos que trabajan mano a mano. Adoran a deidades antiguas. La estatua de bronce (¿o es de oro?) de Baal se encuentra en medio de una arboleda sagrada en una gran propiedad privada entre Quebec y Montreal. Yo tenía 12 años cuando fui allí. Así que no recuerdo bien todos los detalles. Pero las ceremonias atraían a una gran multitud, gente vestida de blanco. Había muchas flores y frutas, ofrendas votivas, cantos y luego el sacrificio final en los brazos de la estatua.

En cuanto a los símbolos y marcas de los Illuminati, les recuerdo en primer lugar que ¡son las personas más cuidadosas de la tierra! ¡Intentan no dejar nunca rastro! Pero puedes ver la mayoría de sus símbolos en la televisión o en las películas. También están muy apegados a la idea de un gobierno militar. Estas personas son extremadamente militaristas.

Uno de sus principales símbolos es el ave fénix (ave mítica que muere quemada y resurge de sus cenizas). Es uno de sus principales símbolos militares y espirituales. El águila alemana también es un signo importante. Algunas empresas utilizan el ave fénix en su logotipo, rojo sobre fondo negro, o viceversa. Es un signo muy importante, porque los Illuminati utilizan muchos rituales que evocan la resurrección. En estos rituales, las personas son llevadas a un estado muy cercano a la muerte. Luego se les "resucita" y se les dice que Baal u otro dios les ha "dado la vida" y que le deben a él (y al grupo) estar vivos. El ave fénix es, pues, un signo muy importante.

También utilizan mucho las mariposas y el arco iris. ¿Por qué mariposas? Porque los Illuminati han inventado, junto con la CIA, un método de programación mental llamado "Monarca", como el nombre de estas grandes mariposas. También utilizan ciertas joyas especiales como símbolos. Los videojuegos (como Ultima, por ejemplo) están llenos de símbolos Illuminati, como gemas mágicas. Yo no juego a estos videojuegos...

La tiara, o corona con 13 piedras preciosas y un diamante en el centro, es el símbolo del próximo reinado del "elegido".

Otro símbolo de los Illuminati es la Estrella de David. Créanme, es uno de sus símbolos religiosos más poderosos. La representan dentro de un círculo. Lo llaman "el gran sello de Salomón". Se utiliza en las ceremonias más importantes, para invocar a los demonios.

La tierra, el agua y el fuego también son importantes. Estos tres elementos se utilizan en muchas ceremonias. Compruébalo y verás que muchos dibujos animados utilizan a menudo estos símbolos. ¡Te sorprendería descubrirlo! La película "El Quinto Elemento" se basó en este concepto.

Los Illuminati utilizan muchos signos y símbolos que apelan a las mitologías griega y romana. Sus métodos de programación mental también se basan en gran medida en estas mitologías. La mayoría de las personas "programadas" tienen una estructura interna con un templo griego o romano.

También utilizan el símbolo del rayo. Muchos logotipos modernos llevan un rayo. Hace poco vi un ejemplar de la revista *Time*, cuyos anuncios estaban llenos de símbolos Illuminati. Otro símbolo importante es una cabeza con un ordenador dentro. Representa la "programación delta".

Pregunta: *Háblenos usted mismo de cosas de las que no hayamos hablado en estas entrevistas, quizá cosas que yo me haya perdido, sobre el Nuevo Orden Mundial, por ejemplo...*

Respuesta: Los Illuminati son pedófilos. Torturan y abusan de niños pequeños. Les enseñan desde pequeños a convertirse ellos mismos en criminales. Esto es lo único que hay que detener.

Controlan la industria pornográfica, con la mafia. Ganan mucho dinero con el tráfico de drogas y de armas, y con el tráfico de seres humanos, es decir, ¡con la esclavitud! Sí, ¡todavía hoy, a principios del siglo XXI, seguimos comprando y vendiendo seres humanos!

Dirigen todo lo que da dinero y todo lo que es malvado. Si hay algún beneficio que obtener a costa del sufrimiento humano, ¡puedes encontrar a los Illuminati en ello!

Como tienen mucho dinero, pueden permitirse abogados que condenen fácilmente a cualquiera que intente desenmascararlos.

Se han infiltrado en nuestro gobierno y en todos los gobiernos del mundo. También se han infiltrado en el sistema judicial y en el sistema legislativo. También se han infiltrado en los medios de comunicación. Dirigen todas nuestras instituciones financieras.

No tienen escrúpulos y son muy ambiciosos. No dudarán en suprimir a cualquiera que se les oponga. Son los que inventaron la programación mental, con la CIA.

¿Quieres saber más? Déjame que te cuente cómo son.

Están trabajando para preparar la llegada de un nuevo líder mundial, que llevará al mundo a un nuevo reinado de alegría, prosperidad y recompensas para sus seguidores. ¡Casi un tipo de cielo en la tierra! Por supuesto, seguirá siendo un reino de brutalidad. Aquellos que se opongan a este reino serán perseguidos. Tendrán que convertirse o ser ejecutados. Pero sus seguidores estarán tan felices y contentos con este nuevo régimen que estarán convencidos de que todo el mundo vendrá y se unirá a ellos. Parece increíble, ¡pero es verdad!

En este Nuevo Orden Mundial, a la gente se le darán nuevos trabajos, y posiciones de responsabilidad. Los Illuminati creen que sus hijos son los mejores, los más brillantes y los más educados. Ellos formarán la élite intelectual que dirigirá a las masas de aquellos que son menos inteligentes y menos "dotados".

Esto es lo que realmente creen los Illuminati. Adoran la República ideal de Platón, que es el modelo de su Nuevo Orden Mundial.

Pero también existe la otra cara de la moneda.

Son muy arrogantes, lo que puede ser su perdición. Consideran a la mayoría de la gente como "ovejas" sin inteligencia. Están llenos de orgullo y se creen invulnerables. Consideran cualquier cosa que la prensa diga de ellos como una simple picadura de mosquito. Pero los arrogantes cometen errores. Hoy en día son cada vez menos reacios a revelarse.

Creen que pueden derrotar a Dios, ¡lo cual es un gran error por su parte!

Dios puede cambiar el curso de la historia. Ya lo ha hecho, con la esperanza de que algunas de estas personas salgan de ella. Dios es misericordioso.

La mayoría de los Illuminati son ellos mismos víctimas heridas y seducidas. Ellos mismos han sufrido muchos abusos. No saben que es posible abandonar este grupo. Hay mucho descontento en las filas de los Illuminati. Si supieran que es posible escapar, sin ser ejecutados, veríamos un éxodo masivo. Muchos de los entrenadores que conocí no estaban nada contentos con lo que hacían, siendo al mismo tiempo pedófilos viciosos. Me daba cuenta por las señales, cuando suspiraban en silencio, o por las miradas, de que no aprobaban lo que se les pedía que hicieran. Hacían su trabajo con resignación, esperando un ascenso. ¿Sabes cuál es una de las mayores zanahorias que se ofrecen a los que quieren ascensos en este grupo? Es el saber que pueden evitar torturar a la gente, o ser torturados ellos mismos. ¡Y eso es verdad! Sólo puedes ser torturado por alguien cuya posición es más alta que la tuya. Así que todo el mundo quiere ascender. Cuanto más subes, menos gente hay por encima de ti. Es cierto que hay personas que torturan a otras por elección propia, y eso les motiva a buscar el ascenso. Pero no es el caso de todo el mundo.

A medida que más y más personas abandonan a los Illuminati, más y más médicos, terapeutas y líderes religiosos se están dando cuenta de los sofisticados métodos de control mental que se utilizaron para controlar a estas personas. Asi que estan aprendiendo a desprogramar a estos sobrevivientes.

Pero es la oración la que puede lograr las mayores victorias. Mi mayor esperanza es que todos los que he conocido en este grupo, incluidos todos los líderes y todas las personas que tanto daño me han hecho a veces, puedan marcharse algún día. Si supieran que es posible, ¡creo que se irían!

Pregunta: A veces he visto a Clinton, e incluso al príncipe Guillermo de Inglaterra, hacer un determinado signo con la mano (dedos índice y meñique extendidos, los demás dedos cerrados). Tiene este gesto algún significado oculto?

Respuesta: Se trata de un antiguo signo de saludo y reconocimiento entre satanistas. Pero los Illuminati suelen ser más sutiles y no hacen este gesto en público.

OCTAVA PARTE

El Cuarto Reich

Pregunta: *Cuando describe a los Illuminati, suena muy parecido a lo que ocurría en Alemania durante el Tercer Reich. Reconozco claramente en ellos el comportamiento y los objetivos de los nazis. Parece que Alemania está retomando un papel dominante en la unificación europea. Estamos asistiendo a la formación de un ejército europeo, una Fuerza Europea de Intervención Rápida y un Tribunal Internacional. ¿Hasta dónde llegará esto finalmente?*

Respuesta: Los Illuminati tienen un término para el Nuevo Orden Mundial. Se refieren a él como el "Cuarto Reich". Lo digo en serio. Muchos Illuminati están mentalmente programados para este Cuarto Reich. Sí, Alemania y Europa dominarán la economía mundial. La economía de EE.UU. retrocederá por un tiempo, luego se recuperará con la ayuda de Europa.

Pregunta: *El Apocalipsis pinta un cuadro bastante sombrío de cómo terminará todo esto. ¿Pero tiene eso algún efecto en la agenda de los Illuminati? Ciertamente conocen las profecías de la Biblia, que hablan de su derrota final. ¿Están tratando de utilizar estas profecías en su beneficio, engañando a los seres humanos?*

Respuesta: De hecho, niegan las profecías. Creen que la historia puede cambiar, y que las revelaciones del apóstol Juan son sólo una posible interpretación del futuro. Conocen el Apocalipsis, pero no le dan mucha importancia.

Recuerde que algunos de los principales Illuminati ya están en el poder. Controlan las finanzas del mundo y tienen una inmensa riqueza. Algunos de ellos poseen varias grandes fincas en todo el mundo, tienen todo lo que desean, por no mencionar el placer de controlar a millones de seres humanos. Creen en su poder intelectual y están convencidos de que formarán la élite del Nuevo Orden Mundial. Serán la "buena gente" del mañana. Pero son luciferinos. Por lo tanto, es normal que crean que la Biblia dice cosas que son falsas.

Si les hablaras abiertamente de estas cosas, se reirían en tu cara y te dirían: "¡Pero el Nuevo Orden ya está en marcha! Sólo que no se ha manifestado plenamente.

Los Illuminati han estado en el poder en el mundo durante varios cientos de años. Ellos te dirán que ningún Dios los ha golpeado todavía. Incluso pueden creer que están haciendo la voluntad de Dios en la tierra. Recuerde, ellos creen que están sirviendo a "Dios", ¡como podrían creer los cristianos!

Te dirían: "¿Por qué habría dado Dios al hombre esas capacidades latentes, si no hubiera querido que las descubriera y las utilizara plenamente? ¿No es criminal descuidar y no desarrollar todas estas capacidades? ¿No es criminal no ayudar a la raza humana a progresar y a ser mejor?" es lo que te dirían, tratando de persuadirte.

Creen que son básicamente buenos y que están haciendo un buen trabajo, aunque los medios utilizados sean a veces muy duros de soportar. Arrancan las malas hierbas deshaciéndose de los débiles y los no aptos. Quieren producir una raza humana superior. Sé que lo que digo suena a comida para gatos, pero los Illuminati están sinceramente convencidos de que tienen razón. Para que se vean bajo los juicios del Apocalipsis, tendrían que empezar a comprender que son malvados y están equivocados, cosa que no es así.

Espero que lo que digo te ayude a entender mejor. Creo que los Illuminati se ven a sí mismos montando caballos blancos y no negros. ¿Comprendes el poder de la seducción? Pero ahora soy cristiano, y he rechazado por completo todo lo que antes creía de esta secta.

NOVENA PARTE

Sacrificios rituales
Relaciones con demonios
Cambios de forma física

Preguntas: Svali, ya nos has hablado de los sacrificios rituales. Has hablado de los sacrificios de animales. ¿Puedes darnos más detalles sobre estos temas?

Respuesta: Odio sensacionalizar las cosas dando detalles horribles, pero hablaré un poco de ello.

En primer lugar, recuerde que los Illuminati se ocupan de seis áreas principales. Los sacrificios se practican en el "reino espiritual". Pero el reino espiritual es sólo uno de sus dominios de acción. Mi ámbito era la Ciencia. Solía reírme de los que nos especializábamos en el ámbito espiritual. Sin embargo, todos teníamos que pasar por ciertos rituales "espirituales" cuando se celebraban ciertos festivales especiales. Pero yo intentaba ir lo menos posible. Siempre eran cosas horribles, groseras y brutales. Pero se consideraban importantes.

En la rama celta de este reino espiritual, se cree que el poder se transmite al pasar de la vida a la muerte. Por ello, los Illuminati tienen ciertos rituales en los que se ata a un niño, o a un adulto, y se desangra a un animal hasta la muerte, colocándolo sobre su cuerpo. Creen que la persona atada recibe poder, cuando el espíritu del animal muerto "entra" en ella. Ya es muy traumático tener un animal desangrándose sobre tu cuerpo. Imagínate la impresión que causa en un niño pequeño, sobre todo si se le amenaza con desangrarlo si habla.

También debo hablarle de la apertura de "portales" para entrar en "otra dimensión". Sé que esto suena a ciencia ficción, pero los Illuminati realmente creen que hay otras dimensiones espirituales y que para entrar en una de ellas, tienes que hacer un sacrificio ritual importante sólo para "abrir el portal". Normalmente hay que sacrificar varios animales. También he visto sacrificios de animales para protegerse de los demonios. Luego se traza un círculo con sangre, para que los demonios no puedan entrar en él.

Los Illuminati creen absolutamente en la existencia de un mundo espiritual. Durante cientos de años, han codificado sus rituales, basados en antiguos rituales ocultistas. Creen que pueden controlar estos poderes. Creo que están seducidos (ellos son los que están siendo controlados).

También hacen sacrificios durante ciertos festivales anuales. Fui testigo de la matanza de un animal, directamente por el poder del pensamiento. No puedo explicar lo que vi. También he presenciado sacrificios humanos, pero son muy raros. Creo que he visto dos o tres sacrificios humanos en total. Los otros fueron escenificados.

Los Illuminati no quieren sacrificar a sus hijos en general. Quieren que su nueva generación crezca y continúe con sus prácticas. También he oído que compran niños en otros países para sacrificarlos, o que secuestran a vagabundos con este fin, pero yo nunca lo he visto.

La mayoría de las veces, se sacrifican animales durante sus rituales. Esto es lo que yo he visto. Como adiestrador superior, he tenido que presenciar sacrificios humanos, pero muy raramente. Son raros, pero horribles. Por lo general, los adiestradores no empujaban a la gente a la muerte, sino que observaban ciertos signos de estrés. Sus médicos también sabían cómo utilizar ciertos fármacos nuevos para crear estados de aturdimiento y controlar o suprimir los signos más evidentes de estrés (aumento del ritmo cardíaco y de la respiración, temblores, dilatación de las pupilas).

Algunos adiestradores inexpertos pueden no ser capaces de observar estas señales y dejar que alguien vaya completamente cuesta abajo. Es terrible "trabajar" con alguien y que pierda la cabeza por completo. Estas personas se convierten entonces en vegetales, o gritan durante horas y horas.

A veces había que "deshacerse" de estos "fracasados" en el entrenamiento, inyectándoles aire o insulina. Entonces se hacía que la muerte pareciera un "accidente mortal", o se dejaba que sus cuerpos ardieran en un incendio inducido. Que Dios me perdone por las pocas ocasiones en que me vi directamente implicado en tales cosas, y me vi obligado a actuar. Hoy lo lamento profundamente. Algunas personas podían ser amables y comprensivas. Además, el propio formador sabía que esto también podía ocurrirle a él. Por eso intentó hacer bien su trabajo.

Todos los fracasos eran severamente castigados. Una de mis tareas como formador consistía en enseñar a los jóvenes formadores a utilizar los distintos fármacos para enmascarar los efectos del estrés y a reconocer los signos sutiles de angustia. (¡Suspiro!) ¿Se consideran también estos fracasos como "sacrificios"? Creo que sí, aunque no fueran rituales propiamente dichos, porque todo se hacía en laboratorios, con batas blancas y equipos médicos.

Pregunta: *Svali, me gustaría hacerte otra pregunta. Circulan historias de que los Illuminati están controlados por extraterrestres, en particular por una raza reptil de otra dimensión. ¿Qué opina al respecto?*

Respuesta: Sin duda, mi respuesta hará enfadar a la gente, ¡pero no quiero ofender a nadie! Nunca he visto extraterrestres. Pero he sido testigo de cierta programación mental para hacer creer a la gente que han visto extraterrestres. Los Illuminati querían encubrir sus experimentos de programación mental, si las víctimas recordaban algo. Ninguno de los altos funcionarios que conocí creía en la existencia de extraterrestres. Pero nunca les pregunté.

Personalmente creo que esto de la raza reptil es en realidad una manifestación de los demonios. También he sido testigo de cambios en la forma física, bajo la influencia de demonios, y otras cosas similares. Algunas personas pueden reprocharme que crea en la existencia de demonios, y que esto es tan absurdo como creer en extraterrestres.

Así que me gustaría recordarles lo que los Illuminati realmente creen. Saben que existen seres espirituales o sobrenaturales. Pero creen que pueden controlarlos. Sé que algunos lectores me dirán que los cambios de forma física no eran más que alucinaciones provocadas por las drogas que se tomaban durante un ritual. Dejo que cada cual decida lo que quiere creer, dentro de los límites de su comodidad personal. Pero puedo asegurarles que ningún extraterrestre visitó Washington o San Diego cuando yo estuve allí. Al menos, nunca vi uno personalmente.

DÉCIMA PARTE

Más detalles sobre los cambios físicos causados por los demonios

Pregunta: Cuénteme más sobre estos cambios en la forma física. He oído hablar de esto antes. ¿No ocurre sólo durante los rituales? He oído que algunos políticos pueden moverse en el espacio. Cuando dice que estos cambios son causados por demonios, ¿se refiere a demonios concretos? ¿Podría ser que estos "demonios" sean de hecho ciertos extraterrestres que influyen en los Illuminati?

Respuesta: Ya que está hablando de cambios en la forma física, le daré alguna información adicional. Pero también le diré lo que yo personalmente creo. No puedo evitar hablar de algunos aspectos fundamentales de mi fe cristiana cuando se trata de demonios.

Fui criado en un grupo que glorifica todas las cosas demoníacas. Luego, hace unos años, me hice cristiano. Honestamente creo que sin mi fe en Jesucristo, nunca hubiera salido de los Illuminati. Una de las razones por las que no temo por mi vida cuando testifico es que creo que Dios es capaz de protegerme.

Su amor es lo opuesto a la crueldad y maldad que he visto en este grupo. Su infinita compasión, ternura y pureza son lo contrario de la oscuridad y el abuso sexual que acompaña a los rituales Illuminati. Creo que Dios ha perdonado mi pasado. Le he pedido perdón sinceramente. Sin él, no habría podido seguir viviendo, recordando todas las cosas que hice a los demás, como drogar a chicas jóvenes para que se prostituyeran para la secta, por citar sólo un ejemplo.

Renuncié a toda mi vida pasada. Sólo con Cristo podía recibir el amor, el perdón y la curación que necesitaba. Mi alma estaba asqueada hasta la médula de haber vivido en las profundidades de la vida y de haber visto la crueldad de que son capaces los seres humanos hacia sus semejantes.

Ciertamente creo que los demonios existen en el mundo oculto. Existen. Están organizados en una jerarquía espiritual, una jerarquía que los

Illuminati se esfuerzan por imitar en el plano físico.

Hay principados y demonios inferiores. Controlan las puertas de acceso a otras dimensiones espirituales, que no deberían interesar en absoluto a los seres humanos. Estas cosas son extremadamente destructivas.

Los cambios de forma física solían tener lugar durante una ceremonia ocultista. Aquellos que cambiaban su forma de esta manera se habían entregado completamente a la actividad de los demonios. Estos hombres se transformaban en animales durante cierto tiempo, o en otras criaturas horribles, ¡que definitivamente no eran extraterrestres! Era la actividad de los demonios la que permitía a los seres humanos revelar el reino demoníaco de esta manera, distorsionando también lo que veían.

También he visto a personas quedarse temporalmente "ciegas" debido a la influencia de demonios. He visto animales muertos por un poder espiritual, cuando varias personas hacían un círculo y concentraban su energía para matar al animal. Estas personas no eran extraterrestres. Me crié con algunos de ellos. Mi propia madre hizo esto. Sin embargo, ella no era extraterrestre. Yo mismo he participado a veces en cosas así. No soy un extraterrestre, sino un ser humano herido.

También creo que los demonios pueden tener sexo con humanos, porque el Libro del Génesis habla de ello. Dios lo prohíbe totalmente.

De hecho, los pactos divinos presentados en la Biblia son lo opuesto a los pactos oscuros practicados por los Illuminati. Encontré una abundante fuente de sanación cuando vi en las Escrituras cómo Dios ve nuestro mundo, y cómo trata con el mundo espiritual. Él tendrá la última palabra. Él está ganando la batalla.

Les hablaré de un sueño que tuve hace dos años. Estaba de pie en una gran sala circular con filas de asientos. En la pared había una gran representación del mundo, con una guirnalda. La sala estaba llena de personas vestidas con largas túnicas. Sabía que estaba ante el Consejo Supremo Mundial, el que gobernará el mundo cuando se instale el Nuevo Orden Mundial. Me señalaban, diciéndome que había traicionado su causa y que debía morir.

La oscuridad y la opresión de aquella habitación eran intolerables. Me asfixiaba en aquel ambiente. Uno de los líderes se acercó y me dijo que debía morir como un traidor si no regresaba al seno de la "familia". Luché contra la tentación maligna de ceder, de salvar mi vida. Interiormente, clamé al Señor y le dije: "¡Jesús, sálvame! Inmediatamente, el amor y la paz del Señor invadieron mi corazón. Ya no tenía miedo. Dije: "No, porque estás derrotado, aunque no lo sepas. Puedes matar mi cuerpo, pero yo sirvo a un Dios que te ha derrotado, y que ha derrotado a todos los que están en esta sala.

Me desperté en ese momento, lleno de alegría. Ya ve por qué no tengo miedo de responder a sus preguntas sobre mi pasado. Creo en un Dios que es más grande que todos los planes de estos hombres malvados. Pueden tramar todo lo que quieran. Pero todos sus planes acabarán siendo destruidos.

Así que pregúntame lo que quieras y te diré todo lo que recuerde. No me importa revelar lo que hace esta gente. Sé, sin embargo, que no me hago ilusiones sobre lo que el público en general hará de mis revelaciones.

Respeto su deseo de investigar, y su apertura a todas mis respuestas. Pero lo que puedo decirte, y toda mi experiencia pasada lo ha confirmado, es que he visto demonios trabajando, ¡no extraterrestres o una raza reptil del espacio exterior! Incluso si los extraterrestres existieran, me pregunto si podrían ser tan malvados y crueles como los demonios que he visto actuar, especialmente contra los cristianos apegados a la Biblia.

UNDÉCIMA PARTE

Pruebas de los Illuminati y sus debilidades

Pregunta: Svali, ¿ha contado alguna vez públicamente su historia, o es la primera vez que lo hace?

Respuesta: Nunca he hablado mucho de todos los aspectos demoníacos, porque es un tema controvertido. Ya he contado mis experiencias a mi marido, a mi médico y a una amiga íntima. En realidad no soy una "figura pública". Solo he publicado algunos articulos en Suite101.com, para ayudar a los que quieren salir de esta secta.

Odio el sensacionalismo porque nos aleja de los verdaderos problemas, especialmente el problema de los niños torturados y maltratados y la necesidad de poner fin a todos estos abusos. Ya se hable de demonios o de extraterrestres, lo importante es que hay personas llenas de maldad que utilizan a los niños pequeños y que se aprovechan de su sufrimiento. Por eso testifiqué contra los Illuminati.

Pregunta: Estoy seguro de que muchos lectores le dirán que esto no es más que ciencia ficción y se preguntarán si todo esto es cierto. Les gustaría que les diera pruebas concretas. ¿Qué les diría?

Respuesta: Les diré: "¡Asistid a una de sus ceremonias y tendréis pruebas de sobra! Excepto que, en realidad, ¡no deseo que nadie asista a esos horrores! Además, los seres que son espíritus no dejan huellas físicas. Pero me parece interesante que a lo largo de la historia haya gente que haya escrito relatos de estos mismos fenómenos. ¿Será que todo lo que escribieron estaba equivocado? ¿Podrían ser todas estas personas mentirosas patológicas a lo largo de los siglos? Si vas a África, oirás hablar de brujos que cambian su forma física y se transforman en animales. ¡En África no hablan de "disociación de la personalidad"! Puedes preguntar a la gente, ¡y eran plenamente conscientes cuando presenciaban estas cosas!

Esto también ocurre en Sudamérica y Asia. ¿Cómo pueden suceder estas cosas de la misma manera, en todo el mundo, en grupos que no tienen contacto entre sí?

¿Dejan los demonios algún rastro, marca o prueba física? Yo digo claramente: "¡No! Pero sí dejan una huella indeleble en todos los que han sido testigos de su acción y manifestación. Hay registros escritos de estas cosas, incluso antes de la Edad Media. Nunca se tomaron fotografías cuando sucedieron. Así que la gente tiene que conformarse con los testimonios orales. Que los crean o no, en realidad no me importa. Yo sé lo que vi.

Pregunta: Para concluir esta primera serie de entrevistas, ¿podría hablarnos de los puntos débiles de los Illuminati? ¿En qué áreas son vulnerables? ¿Hay alguna forma de detenerlos? ¿Podrá la humanidad decir alguna vez: "¡Se acabó!

Respuesta: Su principal debilidad es su arrogancia. Creo que ya lo he mencionado antes. Estas personas se creen intocables. Esto puede hacerles cometer imprudencias.

La única manera de detenerlos, eventualmente, sería que los cristianos tomaran este problema realmente en serio, y comenzaran a organizarse para evitar que los Illuminati se apoderen por completo. Pero eso requeriría un milagro. Se necesitaría la oración y la guía de Dios. Tal vez entonces podrían ser detenidos. Lo espero de todo corazón.

También sería necesario acabar con la pornografía, la prostitución infantil y el tráfico de drogas y armas, ya que son los ámbitos en los que los Illuminati ganan más dinero. Tal vez les frenaría, porque les quitaría una enorme fuente de beneficios. Pero creo sinceramente que sería tan difícil detener todo esto como detener a los propios Illuminati.

Para ser honesto, no sé lo que realmente podría detenerlos. He testificado contra ellos para intentar detenerlos. Fui a la policía en varias ocasiones, incluso di mi testimonio en vídeo durante un juicio. (Me interrogaron cinco abogados y duró tres horas). Sabía que mi antiguo jefe recibiría una copia de este vídeo. Incluso estuve tentado por un momento de sonreírle, saludarle y decirle: "Hola, Jonathan". Pero pensé que estaba yendo demasiado lejos.

He animado a otros Illuminati a salir, y he ayudado a algunos de los supervivientes a salir, y a encontrar refugio en algún lugar. Creo que todos necesitamos hacer algo para luchar contra los Illuminati, dejando que el Señor nos guíe. Como escribo fácilmente, esta es una de las maneras que he elegido para luchar.

Pregunta: ¿Tiene algún comentario que hacer sobre temas que no haya mencionado, o que le gustaría abordar usted mismo? No dude en hacerlo.

Respuesta: Si pudieras oír los sollozos de un niño torturado, maltratado o violado por adultos, o los gritos de terror de un niño maltratado psicológicamente, ¡harías cualquier cosa para detener el abuso! Utilizan a niños, a veces de tres o cuatro años, para hacer películas pornográficas. Si se niegan, los golpean hasta hacerlos papilla. Niños que apenas empiezan a andar son obligados a contemplar la brutalidad. Luego se les da un látigo y se les dice que golpeen ellos mismos a las víctimas, o serán azotados ellos mismos. A menudo los niños dudan, se niegan a hacerlo, y los adultos presentes golpean a estos niños hasta que obedecen. Grandes lágrimas corren por sus mejillas y hacen a regañadientes lo que los adultos les ordenan. Es una crueldad insoportable.

Colocan collares eléctricos en el cuello de los niños pequeños y les dan una descarga eléctrica si intentan escapar. Los tratan como animales. Los adultos y otros niños que ven esto se ríen de ellos y a carcajadas. Estos pobres niños vomitan en un rincón, asustados y asqueados de sí mismos.

Estos son recuerdos que todos los supervivientes que han abandonado a los Illuminati guardan en sus corazones. Por eso escribo y testifico contra esta gente, para exponerlos. Rezo con todo mi corazón para que puedan ser detenidos. Me gustaría deshacerme de estos recuerdos, pero están ahí. Desearía no tener estas imágenes en mi memoria, pero no desaparecen.

Pregunta: Svali, ¿estaría dispuesto a responder a las preguntas de los lectores, que podrían dar lugar a nuevos artículos? Creo que tendrían preguntas para usted, probablemente sobre algunos detalles de su testimonio.

Respuesta: Preferiría que le enviaran sus preguntas y que usted me las remitiera. No quiero recibir cartas insultantes o amenazadoras. Porque los temas que trato son controvertidos. Son cosas que se consideran "políticamente incorrectas" y de las que no se debe hablar en general.

Estoy seguro de que algunos me criticarán por intentar captar la atención. Por supuesto, cuando hablo a los alumnos, o cuando doy conferencias, los oyentes quedan cautivados y, además, ¡es más agradable para mí! Ya atraigo la atención por los diversos artículos que publico (¡sobre otros temas distintos de los que hemos tratado!) Además, con esos artículos gano dinero, cosa que no ocurre cuando testifico contra los Illuminati...

Así que puede estar seguro de que no intento llamar la atención sobre mí mismo. Lo que quiero es denunciar a estas personas. Algunos lectores me creerán, otros no. Lo acepto sin ningún problema. Si algunos quieren dar rienda suelta a su incredulidad, es asunto suyo. Pero yo personalmente no quiero recibir insultos ni maldiciones. Porque a veces recibo cartas así, ¡escritas por gente con malos modales!

Tengo dos títulos universitarios. Tuve que conseguirlos, porque formaba parte de esta secta. No dejan que los ignorantes los dirijan. Así que no me retractaré de nada de lo que te he dicho. Puedes enviarme todos los correos electrónicos que quieras con preguntas de los lectores, y estaré más que encantado de contarte de qué son capaces todos estos s....ds, y lo que son. Sé que estoy usando un término poco cristiano, pero Dios aprecia la honestidad, ¿no? Sólo los estoy describiendo como realmente son. Sé que todavía me queda camino por recorrer en cuanto al perdón, ¡como puedes ver!

Pregunta: *Svali, gracias por tomarte el tiempo de compartir tus experiencias con nosotros. Estoy seguro de que no ha sido fácil ni agradable para usted. Le deseo lo mejor a usted y a su familia. Quizá mucha gente lea estos artículos y los transmita a otras personas. Tal vez podamos poner fin a todas estas atrocidades y al abuso de los niños. Tal vez algún día podamos poner fin a los Illuminati. Nunca es demasiado tarde. Muchas gracias por estas entrevistas, Svali.*

DUODÉCIMA PARTE

La cúspide de la pirámide

Pregunta: Svali, estoy seguro de que todos nuestros lectores se hacen una pregunta muy importante: ¿Quién dirige a los Illuminati? ¿Quiénes son los que están en la cúspide de la pirámide?

Respuesta: ¡**No** sé por dónde empezar a responderle! Depende del nivel en el que uno se sitúe. Me gustaría recurrir a mis recuerdos para hacer un pequeño mapa de los Illuminati. Pero no son recuerdos muy agradables. Intentaré darte también algunos nombres, pero quiero ser muy cuidadoso. Si doy demasiados nombres, ¡podría desencadenar graves ataques por parte de los miembros de este grupo!

Para describir la estructura de los Illuminati y cómo están estructurados jerárquicamente, empezaré por la base de la pirámide.

El primer nivel es el de la ciudad. Hay Illuminati en todas las ciudades. En la mayoría de las áreas metropolitanas, forman de diez a trece grupos "hermanos". Esto depende del tamaño de la ciudad. Cuanto más grande es la ciudad, más grupos hermanos hay. Hay grupos Illuminati en todas las grandes ciudades americanas, así como en todas las grandes ciudades europeas. Este primer nivel se denomina "nivel bajo", o "nivel anárquico" (etimológicamente, el nivel más bajo). Cada grupo está bajo la autoridad de un Sumo Sacerdote o Suma Sacerdotisa. También incluye a dos o tres formadores. Los demás son responsables de diversas funciones. Los distintos grupos de hermanos se reúnen en contadas ocasiones. Se conocen, pero cada grupo es relativamente independiente. Todos los grupos dependen de un consejo de gobierno metropolitano.

El segundo nivel es el consejo de liderazgo metropolitano. Tiene autoridad sobre todos los grupos locales de su circunscripción, así como sobre los grupos más pequeños dispersos por las zonas rurales.

Un consejo de administración metropolitano consta de 13 miembros: un "Baal" (jefe), dos asistentes del jefe, cuatro administradores que se ocupan de las finanzas y los asuntos cotidianos, y seis formadores principales, que dirigen y forman a todos los formadores del área metropolitana. Los Baalim y sus asistentes dependen de un consejo de gobierno regional.

En el tercer nivel están los consejos de administración regionales. Estados Unidos se ha dividido en siete regiones distintas. Cada región está dirigida por un consejo de trece miembros, que supervisa todos los consejos metropolitanos de su jurisdicción. La organización de los Illuminati es muy similar a la de Amway, o a la de las empresas bien organizadas. A cada miembro se le detallan las tareas específicas que se le asignan. En general, estos consejos regionales se componen de trece puestos, o sillas, según las distintas áreas de interés de los Illuminati: militar (2 sillas), espiritual (2 sillas), conocimiento (2 sillas), finanzas (2 sillas), formación y educación (2 sillas), y ciencia (2 sillas). Con el presidente del consejo, son 13 miembros.

Estos consejos regionales representan las diferentes áreas de interés de los Illuminati. Los presidentes cambian en función de los ascensos o descensos.

Los presidentes de todos los consejos regionales dependen de un Consejo Nacional. Todas las naciones europeas tienen también un Consejo Nacional, al igual que México, Canadá, Rusia y China.

El Consejo Nacional se ocupa de las mismas áreas de interés, pero con una diferencia importante: suelen estar compuestos por miembros de antiguas dinastías financieras, como las familias Rockefeller, Mellon, Carnegie, Rothschild, etc. Sé que no debería nombrarlas, pero lo hago. Sé que no debería nombrarlos, pero lo hago. En Francia e Inglaterra, la familia Rothschild tiene un puesto permanente en los Consejos Nacionales de esos países, al igual que los descendientes de las familias reales, o los miembros de las familias reales reinantes. Un descendiente de la dinastía de los Habsburgo también tiene un escaño permanente en su país. En Estados Unidos, la familia Rockefeller tiene un escaño permanente en el Consejo Nacional.

Todos los Consejos Nacionales dependen del Supremo Consejo Mundial. Este Consejo es el prototipo del que dominará el mundo cuando el Nuevo Orden Mundial esté plenamente establecido. Se reúne regularmente para discutir asuntos financieros, políticas y para resolver cualquier dificultad. De nuevo, se encuentran miembros de las viejas dinastías financieras.

¡Ahora puedes ver por qué los Illuminati han sido prácticamente intocables durante siglos! Los miembros dirigentes, al más alto nivel, son extremadamente ricos y poderosos. Espero que lo que estoy revelando a usted le dará una mejor comprensión de este sistema.

¿De dónde he sacado esta información? Yo era miembro de un consejo de administración metropolitano, como formador superior. Así que me reunía con miembros del consejo regional del que dependía. Además, a todos los niños de los Illuminati se les enseña quiénes son sus líderes principales. También se les pide que les juren lealtad a ellos y al Nuevo Orden Mundial.

Pregunta: *¿Cuál es el grado de implicación de las familias reales europeas en los Illuminati? ¿Cuál es su poder real y cuál es su relación con Estados Unidos, especialmente en los ámbitos político y financiero? ¿Seguimos gobernados por reyes?*

Respuesta: No es fácil de responder, pero lo intentaré. Los líderes de los Illuminati afirman descender de familias reales, así como de familias que han estado continuamente involucradas en el ocultismo durante generaciones.

Hay dos definiciones de lo que entendemos por "familias reales". En primer lugar, están las familias reales que todo el mundo conoce. Pero también están las familias reales secretas, las de sangre azul, que poseen un gran poder oculto. A veces los dos linajes se fusionan, como en el caso del Príncipe de Gales.

No sé cuál de estas dos líneas tiene realmente el poder. Sólo era una pequeña esclava que hacía su trabajo con seriedad. Pero esto es lo que entendí: en Alemania, son los miembros de las familias Hannover y Habsburgo quienes gobiernan el "Bruderheist" (Consejo Nacional Alemán). También se considera que tienen el poder oculto más fuerte desde hace generaciones. La Familia Real Británica está justo por debajo de ellos en la jerarquía. Ocultamente, en Gran Bretaña, los Rothschild son superiores a la Familia Real. Gobiernan Gran Bretaña, junto con la Familia Real, ¡aunque oficialmente gobierne el Parlamento!

En Francia, son los descendientes de la familia real quienes detentan el poder en el plano oculto. Pero, de nuevo, la familia Rothschild es más poderosa que todos ellos. Los Illuminati americanos son considerados "más jóvenes" y menos poderosos que sus colegas europeos. Por esta razón, los hijos de los Illuminati americanos son siempre enviados a Europa para parte de su entrenamiento. La formación europea se considera mejor. Además, las familias Illuminati americanas quieren renovar su afiliación con sus mayores europeos.

Todos los Illuminati de Europa están dirigidos por los Illuminati de Alemania, Francia y Gran Bretaña. Estos tres países forman un triunvirato que gobierna Europa. Rusia es considerada importante porque tiene el mayor poder militar y alberga a los grupos militares Illuminati más importantes. Los Illuminati han prometido a Rusia el cuarto lugar en el Nuevo Orden Mundial, incluso antes que los Estados Unidos. Porque Rusia, y la antigua URSS, han cooperado más que los EEUU en llevar a cabo la agenda Illuminati, durante las últimas décadas.

En el liderazgo mundial de los Illuminati, por lo tanto, se encuentran miembros de antiguas familias gobernantes, así como miembros de otras más recientes. El marxismo no existe para los Illuminati. En el orden de preeminencia mundial, se encuentra Rusia, luego China, luego los Estados Unidos. Pero muchos de los líderes Illuminati americanos emigrarán a Europa cuando se establezca el Nuevo Orden Mundial. Muchos ya tienen propiedades allí. Cambiarán de nacionalidad de la noche a la mañana.

Te he contado lo poco que recuerdo. Me hubiera gustado estudiar más todo esto cuando estaba en la secta, ¡pero entonces estaba demasiado ocupado manteniéndome vivo!

DECIMOTERCERA PARTE

Las Naciones Unidas, o el Consejo Supremo Mundial

Pregunta: Svali, ¿qué papel desempeñarán las Naciones Unidas en el futuro, y cómo ve usted ese papel? ¿Cuál es el calendario de los Illuminati?

Respuesta: Las Naciones Unidas se crearon para superar uno de los mayores obstáculos a la implantación del Nuevo Orden Mundial. Este requiere un orden militar y la imposición de la dictadura Illuminati. Este obstáculo es el nacionalismo y el patriotismo. Esta es la razón por la que este concepto del Nuevo Orden Mundial no fue popular cuando se introdujo por primera vez. Los medios de comunicación tardaron años en lavar el cerebro y destruir el sentimiento de orgullo nacional a través de sutiles campañas mediáticas.

La agenda de los Illuminati es crear una organización que presagie lo que ocurrirá cuando el Consejo Supremo Mundial asuma oficialmente el poder. Todos los embajadores ante las Naciones Unidas han hecho algo para ganarse el favor de los Illuminati y recibir una recompensa de ellos. O son individuos de alto perfil que han sido nombrados para hacer que la organización se vea bien. Los Illuminati y los lideres mundiales decidieron crear las Naciones Unidas y trabajaron duro para imponerla en el mundo. Franklin Roosevelt era su hombre en los Estados Unidos, ya que hizo mucho para que los americanos aceptaran las Naciones Unidas. El, y su esposa Eleanor eran Illuminati muy comprometidos. También lo era Shirley Temple Black. De hecho, la mayoría de nuestros presidentes, desde principios del siglo pasado, han sido Illuminati, o han jurado apoyar su agenda, a cambio de fondos de campaña. Creo que es imposible ganar una elección presidencial hoy en día sin el apoyo de los Illuminati. La familia Kennedy fue "castigada" porque intentó desobedecerlos. Los Kennedy eran de mentalidad independiente y demasiado difíciles de "controlar".

Oficialmente, la misión de la ONU es trabajar por la paz en el mundo. Quiere desempeñar tanto funciones de mantenimiento de la paz como de dominación militar. Dar este papel a la ONU debería reducir el poder militar de las naciones, y animarlas a depender cada vez más de organizaciones externas o internacionales. Así ofrecerán menos resistencia cuando tenga lugar la toma de poder de los Illuminati.

Me dijeron que el Nuevo Orden Mundial sería revelado oficialmente antes del año 2020. Pero esto puede ser sólo propaganda Illuminati, ya que siguen cambiando las fechas. Personalmente creo que los Illuminati se revelarán abiertamente antes de mediados de este siglo. Pero esto es sólo una opinión personal.

Pregunta: ¿Cuál es el plan de los Illuminati para Oriente Medio y cuáles serán las consecuencias para el resto del mundo? ¿Veremos una tercera guerra mundial?

Respuesta: El conflicto de Oriente Medio es para beneficiar a los Illuminati. Odian a Israel. Esperan que un día Israel sea destruido, y están esperando su momento. Utilizarán las Naciones Unidas para proponer un plan de paz en Oriente Medio, que será bien recibido por muchos.

Pero al mismo tiempo, son los Illuminati quienes secretamente arman a las partes beligerantes, para mantener el conflicto. Son gente tramposa. Por ejemplo, han utilizado a la URSS en el pasado para introducir armas de contrabando en Palestina en nombre de la "amistad" entre la URSS y las naciones árabes. Mientras tanto, los Illuminati americanos han pasado armas de contrabando a Israel por razones similares.

A los Illuminati les gusta jugar al ajedrez. Fomentan las guerras entre naciones para sacar un nuevo orden del caos. Rusia volverá a ser poderosa. Es demasiado fuerte militarmente para aceptar ser reducida a un papel secundario. Todos los Illuminati que eran entrenadores militares fueron a Rusia para ser entrenados ellos mismos. En el Nuevo Orden Mundial, los rusos serán más fuertes y estarán mejor situados que los americanos.

Quieres saber cuál va a ser el final del juego, como me enseñaron los Illuminati. Era propaganda, pero así es como ellos creen que se va a establecer el Nuevo Orden Mundial: Va a haber un conflicto continuo en Oriente Medio. Estas hostilidades culminarán en una seria amenaza de guerra nuclear.

Va a haber un colapso económico en EEUU y Europa, como en la Gran Depresión. Una de las razones por las que nuestra economía sigue cojeando es la manipulación monetaria de la Reserva Federal de EEUU, que juega artificialmente con los tipos de interés. Pero un día esto no funcionará. O se hará que deje de funcionar, y estallará la crisis económica. Todos los acreedores, empezando por el gobierno, querrán cobrar. Habrá quiebras masivas.

Europa se estabilizará primero. Alemania, Francia y Gran Bretaña tendrán las economías más fuertes. Esto puede sorprender a este último país. Estos tres países harán que las Naciones Unidas establezcan una moneda única mundial. A Japón también le irá bien, pero su economía se debilitará.

Fuerzas internacionales, bajo la bandera de la ONU, serán enviadas a varios lugares para evitar disturbios. Los líderes de los Illuminati se revelarán. Pedirán al pueblo que prometa su leal servicio en estos tiempos de caos y devastación.

No es un plan muy agradable, ¿verdad? No conozco el calendario exacto de todos estos acontecimientos, y ni siquiera quiero intentar averiguarlo. Lo que puedo decirte es que cualquiera que no tenga deudas, que no deba nada al gobierno ni a los bancos, que no tenga créditos a sus espaldas y que pueda mantenerse por sí mismo, probablemente lo hará mejor que los demás. Si yo tuviera dinero, no invertiría en acciones. En su lugar, compraría oro. Es el oro el que volverá a ser un valor fuerte en el mundo. Nuestros dólares no valdrán mucho. Recuerden lo que pasó después de nuestra Guerra Civil. Nuestra moneda no valdrá más que la moneda confederada después de su derrota.

Dicho esto, admito que todo podría ser propaganda Illuminati, para asustarnos. Puede que nada de esto ocurra. Lo espero sinceramente. También creo firmemente que Dios es capaz de detener la mano de los malvados, y cuidar de nuestra nación, así como de otras naciones, si nos volvemos a Él.

Pregunta: *¿Diría usted que los Illuminati son racistas, en su conjunto? Hago esta pregunta porque me parece que su agenda tiene mucho que ver con la supremacía blanca.*

Respuesta: Los Illuminati son racistas. Les gusta el tipo "ario". Creen firmemente que los "puros" e "inteligentes" (según sus propios criterios) dominarán el mundo. Ocasionalmente sacrifican a algunos miembros de minorías étnicas en sus ceremonias. Se esfuerzan por crear genéticamente una "raza superior", que gobernará el mundo con sus hijos y descendientes. También admiran la República de Platón y creen que lograrán establecer esta utopía con su Nuevo Orden Mundial. Creen que sus élites intelectuales gobernarán y que las masas seguirán a sus líderes como ovejas. Así es como ven el mundo. Piensan que los ocultistas que los gobiernan son "iluminados" e inteligentes, y que la gente corriente son "ovejas" a las que hay que llevar de la nariz.

Pregunta: *¿Por qué han puesto a un negro al frente de las Naciones Unidas?*

Respuesta: Porque, por el momento, sirve a sus planes. Son unos mentirosos. Están dispuestos a dar un papel destacado a una figura popular para mejorar la imagen de las Naciones Unidas. Quieren hacerse pasar por un grupo que trabaja por la "armonía racial", la "unidad" y la "paz".

Los verdaderos líderes nunca se permiten revelar en público lo que realmente piensan. La ONU sólo está preparando el terreno para lo que está por venir. No es la ONU la que ejerce el verdadero poder en el mundo. La ONU será un organismo relativamente irrelevante cuando se establezca el Nuevo Orden Mundial. Los que ejercen el poder real se revelarán entonces. Actualmente, la ONU es sólo un medio para entrenar a la opinión pública mundial a aceptar la idea de una "comunidad mundial", y la de un "mundo unido". La ONU es sólo un paso en su agenda.

Pregunta: *¿**Están** intentando limitar la población mundial? Pienso en particular en la epidemia de sida en África. ¿Podrían los Illuminati haber causado esta epidemia?*

Respuesta: He leído informes de que los Illuminati pueden haber propagado algunos virus mortales. Pero dudo que fueran ellos los que propagaron el virus del SIDA. ¿Por qué? Porque muchos de los líderes Illuminati son abiertamente homosexuales y pedófilos, y se habrían puesto en peligro, porque este virus es bastante común en los Estados Unidos. La mayoría de los líderes que conocí eran homosexuales. Yo también lo era. Es aceptado como un estilo de vida en estos círculos, e incluso alentado.

Cuando los Illuminati propagan virus, se trata de virus que pueden ser tratados, para que los dirigentes puedan ser protegidos en caso de epidemia. Sé, sin embargo, que algunos grupos Illuminati están desarrollando armas bacteriológicas para amenazar a la gente que se niega a aceptar el Nuevo Orden Mundial. Esto se discutió a veces en reuniones de líderes. En qué punto se encuentran estos proyectos en la actualidad, no puedo decirlo, porque hace varios años que abandoné a los Illuminati.

DECIMOCUARTA PARTE

Historia y futuro de los Illuminati

Pregunta: He recibido en mi correo electrónico invitaciones de grupos neonazis. He leído su literatura. Afirman hábilmente, utilizando "hechos" históricos, que los Illuminati no son más que una conspiración judía y que Hitler tuvo que luchar contra ellos. Sabemos lo que ocurrió después. Mi pregunta es simple: ¿se trata de una conspiración judía?

Respuesta: ¡Claro que no! De hecho, Hitler y los de su calaña, especialmente Himmler y Goebbels, eran Illuminati de alto nivel. Los Illuminati son extremadamente racistas. Cuando era niño, me obligaron a jugar al "campo de concentración", tanto en nuestra granja de Virginia, como también en Europa, en campos aislados de Alemania.

Históricamente, los judíos han luchado contra el ocultismo. Vemos en el Deuteronomio y en el Antiguo Testamento cómo Dios, a través del pueblo judío, se esforzó por limpiar la tierra de Israel de todos los grupos ocultistas que operaban allí, como los que adoraban a Baal, Astarté y los demás dioses cananeos y babilonios.

Dado que los Illuminati remontan su origen a estas deidades de la fertilidad, por naturaleza se oponen profundamente a los judíos. Yo nunca confiaría en la literatura de los neonazis o de otros grupos extremistas, porque sus puntos de vista se basan en el racismo y en la noción de una raza superior. Estas son cosas a las que los Illuminati están muy apegados. Así que este grupo neo-nazi te estaba diciendo mentiras. Pensaban que no sabías que el nazismo fue fundado por los Illuminati alemanes.

Pregunta: Evidentemente, este sueño del hombre de dominar el mundo no es nuevo, históricamente. La historia está llena de intentos fallidos de conquistar el mundo y dominar a los hombres. ¿Cuán antiguo es el sueño Illuminati de un Nuevo Orden Mundial?

Respuesta: Los propios Illuminati enseñan que han existido durante siglos y siglos, incluso desde la época de los romanos, y que Alejandro Magno fue uno de sus "prototipos". Su prototipo moderno fue Hitler. Pero los Illuminati, tal como los conocemos hoy, fueron fundados en el siglo XVII, bajo la influencia del catolicismo, es decir, de los Caballeros Templarios y los Rosacruces. La idea de un Nuevo Orden Mundial comenzó a difundirse a principios del siglo XVIII, con las ideas de Weishaupt y otros. Desde mediados del siglo XVIII trabajan para alcanzar su objetivo actual.

Pregunta: ¿Manipulan los Illuminati la sociedad utilizando la historia, como la de Egipto, Roma o el Imperio Británico? ¿Hasta cuándo se remonta la historia de los Illuminati, aunque sus acciones adoptaran otras formas que las actuales?

Respuesta: Los propios Illuminati dicen que se remontan a Babilonia, alrededor del 3900 AC. Probablemente se trate de propaganda. Afirman basarse en las doctrinas secretas de todas las religiones antiguas y en prácticas ocultas y esotéricas. Pero parece que descienden más directamente de los templarios, una orden medieval de caballeros, así como de los rosacruces, cuya fundación se remonta más o menos a la misma época. No sé cuánto de "programación" había en lo que nos enseñaron sobre la historia de la secta cuando yo era niño. No puedo decir si se trata de una verdad histórica. Así que no puedo ser una fuente objetiva de información. Como en todas partes, los Illuminati tienden a querer idealizar sus raíces.

Pregunta: Ya que son tan listos, los Illuminati deben saber que los imperios, como las civilizaciones, generalmente no han durado mucho. Tal vez 200 años en promedio. ¿El fin de todos estos imperios fue natural o fue planeado? ¿Fueron los Illuminati responsables de la caída de los imperios? ¿Destruyeron civilizaciones intencionadamente para crear otras nuevas y extender así su dominio?

Respuesta: Cuando era niño, me enseñaron que los Illuminati asesoraron y financiaron a todos los monarcas de la historia antigua, al igual que hacen con los de la historia moderna. Afirman que son ellos los que han manipulado la historia durante los últimos 2000 años. Pero yo creo que las personas también tienen libre albedrío. Ningún Illuminati puede controlar completamente la naturaleza humana. No saben exactamente cómo se comportará la gente.

No creo que hayan conseguido todo lo que dicen haber conseguido.

Pero es cierto que han influido profundamente, sobre todo en los últimos 200 años, en todos los gobiernos del mundo y en la vida internacional. Digo esto basándome en lo que yo mismo he observado entre ellos.

Pregunta: *Svali, usted dijo que los Illuminati están trabajando duro para lograr su objetivo de un Nuevo Orden Mundial. Quieren ser los líderes de esta nueva sociedad. ¿Cuándo considerarán los Illuminati que han alcanzado sus objetivos? ¿Cuál es su visión de este "glorioso" nuevo orden? ¿Qué tipo de política aplicarán? ¿Será dictatorial, comunista o democrática? ¿Tendrá éxito su deseo de controlar el mundo?*

Respuesta: Me enseñaron que en este Nuevo Orden Mundial, en primer lugar, habría un gobierno altamente dictatorial y militarista. Es por eso que ponen a todos sus miembros a través de este intenso entrenamiento militar, en todos los niveles, para poder imponer sus políticas. ¿Por qué lo hacen? Porque no todo el mundo recibirá su dictadura "ilustrada" con los brazos abiertos. Tendrán opositores.

Están entrenando a su ejército en técnicas de control de multitudes. Habrá campos donde enviarán a los opositores. Piensa en la Alemania de Hitler, que fue un prototipo del Nuevo Orden Mundial. El Consejo Supremo Mundial establecerá un gobierno extremadamente autoritario, jerárquico y centralizado, como es su organización actual.

En una segunda fase, instaurarán un gobierno semimarxista, próximo al socialismo militarista de la URSS. Marx era un Illuminatus. Lo que escribía se lo dictaban. Las decisiones financieras se tomarán a nivel nacional e internacional. Se pedirá a la gente que trabaje por un salario reducido, por la gloria de servir al Nuevo Orden Mundial. Dependiendo de su lealtad y rendimiento, recibirán más compensaciones, igual que en la Rusia marxista y leninista.

Una vez que los oponentes sean silenciados y sometidos, los Illuminati creen que ya no necesitarán luchar para controlar el mundo. Lo tendrán en su poder. Entonces pondrán en marcha programas de "selección genética", de modo que sólo los más brillantes y los mejores podrán procrear. Los que sean considerados "rechazados genéticos" serán esterilizados. Tienen las mismas ideas que Hitler en este ámbito. Es triste, pero eso es lo que enseñan. Los niños con habilidades ocultas serán detectados y recibirán un entrenamiento especial para desarrollar estas habilidades. Ya lo están haciendo ahora, pero en secreto. Una vez en el poder, lo harán abiertamente.

Pregunta: *¿Tienen los Illuminati enemigos naturales, depredadores o competidores en su objetivo de control mundial?*

Respuesta: No. Al menos yo no los conozco. Saben que hay otros grupos además de ellos, como los Templarios modernos, o los oto (Ordo Templi Orientis, una sociedad secreta católica que trabaja con los Templarios), grupos que están involucrados como ellos en muchas actividades ocultas e ilegales. En algunas cuestiones, estos grupos discrepan de los Illuminati. Pero en general se llevan muy bien e intercambian información.

En mi opinión, sus únicos enemigos reales son los verdaderos cristianos y la Iglesia, que se oponen a todo lo que hacen. Como se basan en una espiritualidad ocultista, los Illuminati desprecian todo lo que sea judío o cristiano (me refiero a los verdaderos cristianos). Son sus enemigos mortales. Porque los verdaderos cristianos libran una guerra espiritual que dificulta enormemente su acción.

Pregunta: *¿Cómo ve el papel de China y Rusia, a la luz de los últimos acontecimientos, y basándose en lo que sabía cuando estaba en la secta?*

Respuesta: Rusia será la base militar de los Illuminati, y la fuente de su poder en esta zona. Los Illuminati consideran a los líderes militares rusos como los mejores y más disciplinados del mundo. China será vista como una potencia más importante que los Estados Unidos, ya que también tiene sus raíces en el ocultismo oriental. Pero el verdadero poder de los Illuminati vendrá de Europa. Esto es lo que me enseñaron en este grupo.

China administrará el Este, y Rusia el Hemisferio Norte. Les cuento lo que he aprendido. Pero nunca olviden que hubo algo de "programación" involucrada. Una de mis tareas más difíciles desde que dejé a los Illuminati ha sido evaluar lo que era verdad en lo que me enseñaron, y lo que era sólo idealismo o propaganda. No soy un experto en los Illuminati. No me consideren una autoridad en la materia. La posición que ocupé no fue alta en absoluto. Formé parte de la junta directiva del área metropolitana de San Diego durante varios años, pero tenía pocos contactos a escala internacional.

DECIMOQUINTO PARTE

La televisión, el instrumento perfecto de control mental

Pregunta: Svali, ¿qué papel juega la televisión? Usted fue entrenador y programador de los Illuminati. ¿Qué papel jugó la televisión como instrumento de control mental? ¿Cómo actúa sobre el cerebro? ¿Por qué la televisión es el instrumento perfecto para el control mental de las masas? Denos algunos detalles.

Respuesta: Es importante comprender que cuando vemos la televisión, el cerebro empieza a emitir ondas "alfa", que son las ondas de la relajación y el descanso. En este estado mental, uno es muy susceptible a la sugestión. ¿Se ha fijado alguna vez en los ojos vidriosos de las personas que acaban de ver la televisión durante un rato? Esto se debe al hecho de que uno ha estado en un estado de ondas alfa durante mucho tiempo, en un estado mental que es similar a la doble personalidad. Y de nuevo, ¡sólo estoy hablando de gente que no ha sido criada bajo control mental Illuminati!

Recuerde también todos esos estudios que demostraron, hace unos años, que "la violencia en la televisión no afecta al comportamiento de los niños". Adivinen quién los financió. Son una panda de mentirosos. No hay duda de que lo que los niños ven en la televisión sí afecta a su comportamiento. Los psicólogos Illuminati lo saben. Utilizan a sabiendas la televisión para influir en "las masas". No pueden cambiar completamente la personalidad de la mayoría de los ciudadanos, pero pueden insensibilizarlos a una creciente aceptación de la violencia, la pornografía y el ocultismo, al tiempo que influyen en las percepciones de los niños pequeños.

La mayoría de los dibujos animados llevan un mensaje sutil, así como mensajes subliminales, diseñados para influir en la próxima generación, así como para destruir los valores familiares y la moral tradicional, haciéndolos parecer anticuados y "políticamente incorrectos". La televisión ejerce hoy una profunda influencia en nuestra sociedad, especialmente en los niños pequeños. ¿Cuántos padres han permitido que la televisión haga de niñera de sus hijos, sin tener ni idea de lo que ven?

A veces me horroriza oír a mi hijo de 12 años hablarme de las películas que sus compañeros han visto en televisión, películas que muestran asesinatos en masa, violencia y horrores ocultos. Yo nunca permitiría que niños impresionables vieran películas como Matrix, El club de la lucha o el nuevo Exorcista, por ejemplo, ni que les gustaran las películas que tanto gustan a algunos adolescentes.

Los Illuminati también juegan con los sonidos y las imágenes. Utilizan el bombardeo de imágenes, como se ve en muchos anuncios modernos. Algunos programas de televisión glorifican abiertamente el ocultismo o muestran a jóvenes y guapas brujas, vampiros y magos que cambian de forma.

Pregunta: ¿Cuáles son los principales programas de televisión inspirados en los Illuminati o que transmiten ideas Illuminati? ¿Cuáles son sus características?

Respuesta: ¡Los medios de comunicación están tan infiltrados que más bien habría que preguntarse qué programas no transmiten sus ideas! Mire también los dibujos animados del sábado por la mañana, llenos de ocultismo y brujería, que glorifican el paganismo, o las películas que utilizan abiertamente técnicas de control mental. Miren la mayoría de los videojuegos, que muestran escenas de "programación mental" y tortura. Me entristeció mucho ver esto. El héroe tenía que "salvar" a la víctima antes de ser torturado hasta la muerte...

Yo diría que el 90% de los dibujos animados tienen temas ocultistas, diseñados para captar la atención de los niños. Así es como se les adoctrina sutilmente para que acepten "guías" espirituales o "guías" animales, o para que se acostumbren a las técnicas de entrenamiento ocultista. Incluso los "lindos" pequeños Pokémon, esas dóciles criaturas, pueden convertirse en verdaderos demonios, una vez que su "entrenador" los ha "programado" para cambiar su personalidad. ¡Esto se parece demasiado a lo que los Illuminati hacen con los niños dóciles como para hacerme sentir seguro!

Personalmente, no veo mucha televisión. A veces veo reportajes geográficos, o alguna película cómica. Pero, en general, evito verla. He oído demasiadas discusiones en los Illuminati, en reuniones ejecutivas y con los psicólogos del grupo, sobre cómo utilizan la televisión para influir sutilmente en las masas, ¡sin que ellas lo sepan! Así que opté por no dejarme influenciar. Comparen los programas de televisión de los años 50 con los actuales y se harán una idea del declive moral de nuestra sociedad.

Pregunta: ¿Y la influencia de la música pop? ¿Se utiliza también como medio de control mental? Creo que Cathy O'Brien, superviviente de los métodos de la CIA, ha acusado a la música country y a varios cantantes de estar implicados en esta manipulación mental, y señala a Nashville, Tennessee, como el centro de esta manipulación.

Respuesta: Probablemente influye la música country, pero es sobre todo la música rock la que está controlada por los Illuminati. Una vez vi un espectáculo de rock, ¡y no podía creer lo que estaba viendo! ¡No me lo podía creer! Algunos rockeros tienen tatuajes de mariposas por todo el cuerpo (la mariposa es un signo del método de control mental llamado Monarch). Oí a uno de ellos cantar: "Vamos, mariposa... ¡Huyamos a un mundo mejor...!".

Esta canción estaba llena de símbolos "programadores". Creo que Britney Spears, Eminem y otros cantantes son utilizados por los Illuminati para cantar canciones que gustan a la gente. Algunos de ellos tienen un aspecto neonazi y llevan letras llenas de odio. Esto no es casualidad. De hecho, muchos de los mejores cantantes pop son antiguos compañeros del "Mickey Mouse Club", ¡otra rama del imperio del bueno del viejo Illuminatus Walt Disney! Creo que se les ofreció el estatus de estrellas, a cambio de su sumisión, o su aceptación de ser utilizados para controlar mentalmente a la población.

¡Cuántas canciones alaban el suicidio, la violencia, la desesperación o la espiritualidad de la Nueva Era en la música pop y rock actual! Tómate la molestia de leer las letras de estas canciones! (¡Pero pido a los supervivientes del control mental que tengan cuidado y no dejen que ciertas letras desencadenen en ellos reacciones "programadas"!).

Pregunta: ¿Qué se puede hacer para reparar el daño que ya han causado la televisión y la música?

Respuesta: ¡Deja de mirarlo o de escucharlo! Pero es más fácil decirlo que hacerlo. Sin embargo, cuando dejas de mirarlo o escucharlo, el refuerzo del condicionamiento se detiene. Pero, ¡cuántas personas son completamente dependientes de su "momento TV"! También creo que una de las mejores maneras de reparar el daño causado es sustituir los mensajes negativos o engañosos por la verdad. Hago un estudio diario de la Palabra de Dios para "renovar mi mente", como dice el libro de Romanos. Este estudio me parece infinitamente más vigorizante y regenerador que cualquier cosa que se pueda escuchar en la televisión o la radio.

Pregunta: Svali, seguro que recuerdas cuando hace unos años se dijo que ciertos dibujos animados japoneses, como Pokémon, habían provocado ataques epilépticos a cientos de niños. ¿No sospechaban esto los creadores de estas películas desde un principio, o se trataba de una prueba de control mental de la población? ¿Son conscientes de ello los programadores Illuminati? ¿Lo hacen para controlar a la población? ¿Qué opina usted al respecto?

Respuesta: No sé si fue intencionado o no, ya que ocurrió después de que dejara los Illuminati. Nunca había oído hablar de ello. Pero puedo decirle que nunca dejo que mi hijo vea Pokémon, aunque me diga que "todos sus amigos los ven". Creo que estos dibujos animados tienen una fuerte connotación ocultista. No hay más que ver cómo los ojos de los Pokémon se vuelven "rojos" cuando cambian de personalidad. Es algo parecido a lo que les ocurre a las personas que han sido controladas mentalmente por demonios.

No soporto estas películas, a pesar de su popularidad. Me entristece mucho ver el efecto que tienen en los niños. Me gustaría recordar el efecto de onda alfa, para decir que los niños están totalmente "inmersos" en estas películas.

¿Ha visto alguna vez a niños pequeños viendo dibujos animados de esta manera? Se les ponen los ojos vidriosos, se les cae la mandíbula, se vuelven completamente pasivos e incluso se les ralentiza la respiración. Por estas razones no me gusta nada la televisión, sobre todo por sus efectos en los niños pequeños. ¡Cuántos de ellos han aprendido a reírse de la violencia gratuita y a encontrarla "divertida"! Incluso conozco una serie muy popular en la que se muestra a jóvenes que maltratan a sus padres y graban la escena "sólo por diversión".

Pregunta: Estoy leyendo un artículo que probablemente le interesará: Del 20 de abril de 2001:

"El golpe número 25 descubierto en los dibujos animados de Pokémon Psicólogos de la ciudad rusa de Krasnodar han pedido al gobierno ruso

que prohíba los dibujos animados de Pokémon en la televisión. Estos dibujos animados ya se habían emitido en el canal estatal nacional ORT. Recordaron que estas películas ya habían sido prohibidas en muchos países, incluido el propio Japón. Psicólogos de Krasnodar afirman que en estas películas se aplica el "sistema de los [25] movimientos", que afecta negativamente al subconsciente de los niños. Este sistema introduce una auténtica "programación neurolingüística". Los niños se convierten en "zombis". Los psicólogos hablan de "genocidio intelectual". Según ellos, estos dibujos animados fomentan la crueldad y la agresividad, y las ropas de los héroes llevan muchos signos que simbolizan la muerte.

Respuesta: No sé exactamente qué es este "sistema de movimiento [25]", pero me parece obvio que los rusos han detectado un método subliminal de control mental que tiene efectos negativos en los niños. No me sorprende. Ya he dicho lo que pienso de Pokémon. También conozco otro juego de cartas que es aún peor, llamado Magicke. Sin olvidar los juegos de rol que hipnotizan a los jóvenes, como Dungeons and Dragons Online, Diablo y tantos otros. La lista es larga.

PARTE DIECISÉIS

Los "asesinos solitarios"

Nota del editor estadounidense: ¡Atención! Esta sección incluye algunas descripciones bastante crudas de los métodos de "programación" de los asesinos, y la brutal tortura de niños por parte de los Illuminati. Svali me pidió que publicara su testimonio, y decidí no cambiar nada de su historia.

Pregunta: Svali, usted ha oído hablar de esos "asesinos solitarios", como Timothy Mcveigh (el asesino de Oklahoma City), Lee Harvey Oswald (el asesino del presidente Kennedy), Sirhan Sirhan (el asesino de Robert Kennedy), John Hinkley (que intentó asesinar al presidente Reagan), Eric Harris y Dylan Klebold (los asesinos del instituto de Columbine). Seguro que usted podría nombrar a algunos más. ¿Qué le parece? Muchos de estos asesinos tienen vínculos con el ejército, ya sea directamente o a través de sus familias. Se dice que son esclavos de control mental. Incluso se dijo que Mcveigh tenía un microchip implantado en su cuerpo.

¿Es posible que estos hombres fueran esclavos de control mental? ¿Puede decirnos lo fácil que es programar a estos esclavos de control mental? ¿Cómo se programan? ¿Cuáles son los indicios que podrían mostrarle que estos criminales podrían haber sido "programados"?

Respuesta: Estoy bastante seguro de que algunos de estos asesinos han pasado por una programación mental tipo MK ULTRA. Pueden haber sido víctimas de programas militares de control mental, y "haberse vuelto malos". De hecho, sé que algunos de estos secuaces lo hicieron. Si lees su historia, verás que casi siempre están asociados con grupos nazis u ocultistas, y que a menudo se han encontrado símbolos nazis en ellos.

¿Por qué estoy convencido de que estaban mentalmente programados? En primer lugar, porque estos hombres no decidieron un día coger un arma y matar. Tuvieron que aprender a apuntar y disparar con seguridad. ¿Dónde recibieron este entrenamiento? ¿Dónde desarrollaron sus habilidades para matar?

Cuando yo era entrenador de los Illuminati, había una orden que los entrenadores tenían que aprender a usar primero, antes de trabajar con sus súbditos. Usted debe saber que en los Illuminati, TODOS los niños son entrenados para ser asesinos. Yo mismo he pasado por este entrenamiento, y nunca he conocido a un niño en los Illuminati que no lo haya hecho. ¿Qué es esta orden? La orden "¡Alto!" es la primera orden que se da a los futuros asesinos, ya sean niños o adultos. Están programados para detenerse en seco, para quedarse inmóviles, en cuanto oyen la orden "¡Alto!

¿Por qué deberían los formadores enseñar a sus alumnos a obedecer esta orden? Porque corren el riesgo real de ser asesinados por sus propios alumnos. La programación de esta orden "Alto" permite controlar completamente cualquier deseo de venganza. Desde su infancia, estas personas son sometidas a todo tipo de torturas atroces destinadas a enseñarles a obedecer sin rechistar. A partir de los cinco años, se les enseña a disparar, primero con pistolas de aire comprimido y luego con armas de verdad. También se les entrena con equipos informáticos que simulan la realidad (programas de realidad virtual).

Se trata de personas entrenadas desde la infancia para matar fríamente, sin mostrar ninguna emoción. En estas simulaciones por ordenador, se les ordena matar a su propio hermano o hermana. Como en ese momento también están bajo hipnosis, se les convence de que es la realidad. Así es como se pone a prueba su obediencia. Sometieron a mi hijo a este horrible entrenamiento. Lloró y me contó lo terriblemente ansioso que estaba al día siguiente, pensando que había matado a su hermana. Casi se muere del susto cuando la vio viva. Si no la hubiera visto, ¡habría estado completamente convencido de que la había matado en el simulacro!

Tras ser torturadas, maltratadas y violadas durante toda su vida, estas pobres víctimas sienten una terrible rabia contra sus torturadores, que desarrollan en ellas este odio para hacerlas mejores asesinas. Estas personas son así entrenadas y programadas para eliminar a los "enemigos" y a los "débiles" al primer mandamiento, por el bien de la "familia" y por su propia gloria. Pero a veces estos niños o adultos en "entrenamiento" se vuelven difíciles de controlar, debido al intenso odio que los impulsa.

He conocido a formadores que fueron asesinados por alguno de sus "alumnos" durante la noche, porque se pasaron de la raya o no se protegieron lo suficiente. Esto se consideraba uno de los "riesgos del trabajo". Yo siempre tuve mucho cuidado. Todos los formadores saben que durante la noche algunos alumnos pueden descontrolarse. Siempre ocurre. Entonces se castigaba muy severamente a estos rebeldes, se les encarcelaba durante varios días y se les torturaba, para enseñarles a comportarse. Los que se volvían especialmente perturbados e inestables podían acabar siendo considerados "irrecuperables" y eliminados. También podían ser enviados a un manicomio, donde nadie creía sus "delirios paranoicos" cuando decían que les habían "enseñado a asesinar".

Como resultado, los entrenadores que eran demasiado brutales a veces tenían dificultades para controlar a sus alumnos, y algunos acababan asesinados. Estos "accidentes" se disimulaban cuidadosamente. Ahora puede ver por qué el FBI hace tan poco por ordenar el cierre de sitios web que glorifican el ocultismo o por investigar a los acusados de pertenecer a un grupo ocultista organizado.

La gente no se convierte en asesina así como así. Se les ha enseñado cuidadosa y gradualmente a superar el horror que uno siente naturalmente al matar a otro ser humano. Este proceso de aprendizaje comienza en la infancia con los Illuminati. Obligan a los niños a aprender a matar.

Así es como lo hacen. Así es como me lo hicieron a mí: cogen a un niño de dos años y lo meten en una jaula de metal conectada a electrodos. Le dan fuertes descargas eléctricas. Lo sacan de la jaula y le ponen un gatito en las manos. Luego le ordenan que retuerza el cuello del gatito. El niño llora y suele negarse. Lo vuelven a meter en la jaula y lo electrocutan hasta que casi pierde el conocimiento. Vuelven a sacar al niño de la jaula y le ordenan que mate al gatito. El niño empieza a temblar y a llorar, pero mata al gatito por miedo a la tortura. Luego se va a vomitar a un rincón, mientras el adulto le felicita por haber "hecho un buen trabajo".

Éste es sólo el primer paso. A medida que crece, el niño recibe animales cada vez más grandes para matar. Después se les ordena matar a un bebé, ya sea en un "ejercicio de realidad virtual" o en la vida real. Antes de los nueve años, estos niños saben amartillar un arma, apuntar y disparar a un blanco, en cuanto se les ordena. Después se les entrena con maniquíes que imitan perfectamente a los seres humanos. Luego con animales. Luego con humanos, generalmente "irredimibles". También se les entrena con programas de simulación de realidad virtual. Si hacen un "buen trabajo", se les recompensa con creces. Pero se les

LIBERARSE DEL CONTROL MENTAL

tortura si se niegan a obedecer.

Cuanto más crecen los niños, más se les entrena. Antes de los 15 años, la mayoría de estos niños son obligados a luchar entre sí en presencia de espectadores. Los Illuminati de alto nivel acuden a presenciar estos "juegos", como en la época de los antiguos gladiadores. Estas peleas rara vez acaban en muerte. Se detienen cuando uno de los niños es derrotado y derribado. Utilizan todas las armas imaginables y deben aprender a luchar por sus vidas. Si un niño pierde un combate, es castigado severamente por su entrenador, porque ha "perdido la cara". Si gana, es recompensado por su "fuerza" y "habilidad" en el manejo de las armas.

Cuando llegan a los 21 años, estos jóvenes se han convertido en auténticas máquinas de matar. Se les ha dado todo un conjunto de mensajes codificados, y se les pone a prueba constantemente para ver si obedecen a la primera orden. Así es como se educa a los hijos de los Illuminati alemanes. Yo mismo tuve que pasar por este entrenamiento.

Pregunta: *Svali, ya nos has dicho que aprender la orden "¡Alto! ¿Qué es exactamente esta orden? ¿Es sólo una palabra clave, o es algo más complicado?*

Respuesta: Normalmente, este comando consiste en un código que paraliza por completo al niño o adulto que está siendo programado. Suele ser una serie corta de números, como "¡354! Esto es sólo un ejemplo, ¡no es ese código exacto! O es una palabra alemana seguida de una combinación de números.

Todos los niños intentan vengarse de lo que les hacen sus entrenadores. Esto siempre ocurre cuando son pequeños. Entonces se les castiga severamente, se les encarcela y aísla, incluso se les golpea y electrocuta, para enseñarles a no volver a hacerlo.

A continuación, se les da la orden "¡Alto!" bajo hipnosis, tras drogarlos y someterlos a traumas extremos. Se les enseña a reaccionar instantáneamente a la orden y a detener su cuerpo por completo. Se les dice que si no lo hacen, serán torturados como castigo. Este aprendizaje se refuerza a menudo.

LAS CRÓNICAS DE SVALI

PARTE DIECISIETE

El trabajo de formadores y programadores

Pregunta: Svali, ¿puede hablarnos de las increíbles propiedades del cerebro humano? ¿Cuál es su experiencia sobre este tema cuando era miembro de los Illuminati? Creo que la memoria visual fotográfica es sólo una de estas propiedades.

Respuesta: Las investigaciones han demostrado que sólo utilizamos una pequeña parte de la capacidad de nuestro cerebro. Los Illuminati y otros grupos similares lo saben. Por eso han desarrollado sus programas de entrenamiento y estimulación para animar a los niños a utilizar su capacidad cerebral normalmente no utilizada.

En estado de trance hipnótico, se ha descubierto que el cerebro humano es capaz de tener memoria fotográfica. Una persona hipnotizada es capaz de recordar los acontecimientos con todo lujo de detalles. El cerebro nunca pierde nada. En nuestra vida consciente, simplemente utilizamos "filtros" para tratar la información que nos llega. De lo contrario, nuestros sentidos estarían demasiado bombardeados y nos distraeríamos constantemente.

Una inducción hipnótica puede eliminar todos estos filtros, ya que se implanta una sugestión en el cerebro. La persona puede entonces "descargar" toda la información de su memoria y transmitirla al formador.

Otras habilidades que se desarrollan son: aprendizaje de lenguas extranjeras (a los niños Illuminati se les enseñan de dos a cinco idiomas, e incluso más, dependiendo de sus habilidades); fuerza física (estos niños tienen mayor fuerza física que otros niños de su edad); habilidades ocultas (estas son muy buscadas, y se desarrollan al máximo).

Así, los niños aprenden la telequinesis (mover objetos por el "poder del pensamiento"), la adivinación y la capacidad de obtener todo tipo de información sobre los demás, la capacidad de viajar en el tiempo o a otras dimensiones espirituales, la capacidad de matar a un animal o a un hombre por el "poder del pensamiento", sin siquiera tocarlos, o el viaje astral (salir del cuerpo en espíritu). Los niños pueden salir de su cuerpo en espíritu, entrar en una habitación siendo invisibles, describir lo que hay en ella, escuchar conversaciones, etc.

Las capacidades intelectuales de los niños también se desarrollan. Su CI medio puede alcanzar al menos 120, hasta 200 y más. Coeficientes intelectuales de 160 o más son comunes entre los Illuminati. Las capacidades concretas que se desarrollan dependen del futuro papel del niño o del adulto en el grupo.

Pregunta: Svali, probablemente conozcas la serie de televisión actual llamada "The Pretender". Después de lo que acaba de decir, ¡comprendo mejor los objetivos de esta serie! ¿Quizás se inspira en técnicas de programación mental o en la historia de los Illuminati?

Respuesta: Nunca he visto esta serie, porque cuando lo intenté hace unos años, los dos primeros minutos desencadenaron en mí demasiadas "reacciones programadas". Tuve que levantarme y salir de la habitación. Más tarde le dije a mi marido: "¡No puedo creer que emitan esto abiertamente en televisión!". Sí, esta serie se inspira directamente en técnicas de programación mental. Pero en nuestra sociedad, acostumbrada a negarlo todo, se considera "ficción". ¡Los únicos que saben que es verdad son los que tuvieron que someterse a esta programación!

*Pregunta: **¿Podrían** utilizarse estas técnicas de programación mental para desarrollar nuestras capacidades intelectuales, pero sin que perdamos el control de nuestro cerebro? Hace unos años se habló mucho de las llamadas "máquinas mentales", con auriculares de realidad virtual. ¿Qué sabe al respecto? ¿Producen resultados estas máquinas?*

Respuesta: Lo siento, pero no conozco ningún método de programación mental que produzca "buenos" resultados. ¿Por qué? Porque la mayoría de estos métodos son traumáticos. Pero aunque no lo fueran, esas máquinas y métodos, si cayeran en las manos equivocadas, seguirían utilizándose para controlar y dominar a los demás. En todos estos métodos, hay alguien programando los cerebros de otros, y alguien siendo programado. La mayoría de estas "máquinas mentales" y auriculares de realidad virtual no producen muy buenos resultados. Para que funcionen bien, los sujetos entrenados tendrían que ser jóvenes, y además estar muy traumatizados. Es triste, pero es cierto.

Además, la mayoría de las habilidades que se desarrollan en los Illuminati son peligrosas y destructivas. La capacidad de viajar a través del tiempo y el espacio es muy costosa para el cuerpo humano. Las personas que usan esta habilidad demasiado a menudo destruyen su salud, o acortan su vida considerablemente. He conocido Illuminati, en el campo "espiritual", que practicaban esto. ¡Pero tenían el pelo completamente blanco a los 22 años! La mayoría de estas personas envejecen muy rápidamente, porque su organismo y su psique se autodestruyen. Los propios Illuminati lo saben, y evitan utilizar demasiado estas facultades.

Es importante saber que son los demonios los que permiten que se desarrollen estas facultades. Algunas personas que han practicado estas cosas han acabado incluso volviéndose locas. Yo, desde luego, no recomendaría a nadie que intentara desarrollar estas facultades, a nadie, porque sería jugar con fuego. Es un arma muy peligrosa. Por eso me niego rotundamente a tocar estas cosas. Esta es una de las razones por las que, hace unos años, cerré todas estas puertas espirituales en mi vida, y renuncié a estas facultades ocultas. Ahora no puedo adivinar el futuro de las personas, ni viajar astralmente, ¡ni siquiera hablar cinco idiomas! ¡Estoy tan feliz de no poder hacer todo eso nunca más! Porque mi vida pertenece a Jesús, ¡y eso es cien veces mejor para mí! ¡Desarrolla mi vida espiritual mucho mejor que todos esos métodos!

Pregunta: ¿Puede decirnos algo más sobre estas habilidades ocultas, como la telepatía, la telequinesis o los viajes en el tiempo? ¿Cómo utilizan los Illuminati estas habilidades?

Respuesta: En primer lugar, es importante comprender que los viajeros en el tiempo se encuentran a menudo en un estado de conciencia diferente de su estado normal. Dejan sus cuerpos en espíritu, y viajan hacia atrás en el tiempo en un nivel espiritual. Personalmente, he comprobado que quienes realizan este viaje en el tiempo se encuentran en una especie de coma profundo. Su respiración y ritmo cardíaco disminuyen, su piel se vuelve pálida y fría. También comienza con un sacrificio para "abrir el portal". Las primeras veces, la persona que hacía este tipo de viaje casi siempre tenía que ir acompañada de un guía, que le dirigiera y le ayudara a regresar. Siempre era algo que daba mucho miedo, ¡porque podías 'perderte' y no volver nunca al presente!

Antes lo odiaba. Ahora creo que son los demonios los que permiten que esto suceda. Porque es algo que la Biblia prohíbe. Esa es una de las razones por las que no me gusta recordarlo. Este viaje en el tiempo fue casi siempre en el pasado. Había algún tipo de barrera que impedía viajar al futuro. Sólo se podía viajar al futuro durante uno o dos días. No sé por qué existía esta barrera.

Pero no había barreras para visitar el pasado. Los Illuminati viajan al pasado por varias razones. En primer lugar, para aprender sobre historia, para buscar consejo y asesoramiento de algunas de las grandes personalidades que vivieron en el pasado y para demostrar a los demás la "gloriosa" continuidad histórica de los Illuminati. He visto ceremonias ocultistas en Stonehenge hace mil años y he visitado las cortes de las monarquías que practicaban estos ritos. Ahora creo que todo fue una seducción, una mentira organizada por demonios. No se puede confiar en ninguna de las informaciones "históricas" obtenidas por este medio.

Los viajes en el tiempo sólo podían realizarse durante cortos periodos de tiempo. Los Illuminati prohibieron hacerlo por períodos más largos, debido a los problemas de salud y psicológicos causados por tales "viajes". Estas cosas son extremadamente destructivas.

Pregunta: *¿Pueden utilizarse estos métodos para influir en personas, por ejemplo, políticos, empresarios, líderes militares, etc., o para inyectarles pensamientos?*

Respuesta: Que yo sepa, no. El uso de estos métodos tiene un límite. Para nosotros era mucho más eficaz chantajear a estas personas o sobornarlas. Creo que a veces se sobreestima la eficacia de estos fenómenos ocultos, porque la gente tiene libre albedrío, excepto aquellos que están directamente controlados por los Illuminati.

Pregunta: *¿Hasta qué punto pueden cambiar la conciencia colectiva del mundo, especialmente practicando el viaje en el tiempo? ¿Cuántas personas tendrían que practicar estas técnicas para lograr este objetivo?*

Respuesta: No lo están intentando. Recuerde que es Dios quien controla la historia, no los Illuminati ni ningún otro grupo.

Pregunta: *¿Tienen los Illuminati algún tipo de especialistas en estos* *métodos, o personas empleadas a tiempo completo en este campo?*

Respuesta: Hay personas que lo hacen con más frecuencia que otras. Estos son los que están en el campo "espiritual", y que se especializan en estas técnicas "espirituales", en lugar de especializarse en la ciencia, la educación o los asuntos militares. Estas personas siempre envejecen más rápido que los demás, y encanecen rápidamente. Ellos mismos deben limitar el uso de estas técnicas, que son tan destructivas.

Algunos de estos métodos también se practican en el contexto de la "programación theta", que se refiere a la programación de todo lo oculto. ¡Recuerden en la película Matrix, esos niños que aprenden a doblar cucharas por el "poder del pensamiento"! Esto es pura "programación theta", y me horrorizó verlo. ¡Hollywood está dirigiendo el espectáculo! Estas facultades se utilizan para aprender a "matar con el pensamiento".

He visto matar animales de esta manera, por un grupo de personas reunidas en círculo alrededor del animal, "concentrándose" en él. Se supone que también pueden matar personas de esta manera. También pueden escuchar o ver a distancia.

No se trata en absoluto de una "nueva dimensión" o de una "capacidad innata del cuerpo humano" que deba descubrirse. En realidad se trata de demonios que influyen en los hombres y les revelan sus conocimientos. Pero esto siempre acaba destruyendo a los que practican estas cosas intensamente. Los demonios quieren destruir a la raza humana, porque saben que Dios ama al hombre. Los demonios odian a Dios y al hombre, porque somos Su creación amada.

La Biblia habla de todas estas técnicas ocultas, como el viaje astral o el viaje en el tiempo. La Biblia llama a todo esto brujería y espiritismo. Dios nos prohíbe practicar estas cosas por una buena razón: para protegernos. He oído hablar de personas que nunca volvieron de estos "viajes", que murieron o que se volvieron locas después de practicar estas cosas. Nunca aconsejaría a nadie que se interesara por este campo, cuando la vida en esta tierra está llena de cosas buenas que no son destructivas.

¡Estoy tan feliz de no tener que ver ni practicar más esas cosas! He renunciado para siempre a todo esto en mi vida. He cerrado todas las puertas a los demonios y a su actividad. También he perdido todas mis habilidades en esta área, ¡y eso es un gran alivio para mí!

PARTE DIECIOCHO

Preguntas de los lectores (1)

Pregunta: *¿Tienen las familias Illuminati sus orígenes en determinadas ciudades de Europa?*

Respuesta: Sí, pero depende de la familia. Existe la rama alemana, la francesa, la inglesa y la rusa. Cada rama tiene sus raíces en determinadas ciudades y regiones de Europa. Las ciudades del centro de Alemania y Austria son la cuna de la rama alemana. Esta rama se remonta a los Caballeros Templarios, que unificaron las naciones europeas en la época de las Cruzadas.

Pregunta: *¿Creen los Illuminati en Dios? ¿Lo consideran un mentiroso?*

Respuesta: Los Illuminati creen en la deificación del hombre a través del conocimiento. Saben que existen seres sobrenaturales que les ayudan en este proceso. Pero no dividen necesariamente a estos seres sobrenaturales en "buenos" y "malos". Hablan más bien de los que están "iluminados" y los que están "oscurecidos". Creen en la existencia del Dios de los cristianos. Pero piensan que los cristianos no están 'iluminados' y que no tienen la 'visión de conjunto' que ellos tienen. Piensan que los cristianos son ovejas que han "comprado" una bonita historia para sentirse mejor, porque son "demasiado débiles" para conocer "toda la verdad". Así es como te hablarían los Illuminati. Tienden a ser cínicos sobre el Dios de los cristianos. Creen que no es más que un "placebo" para los débiles.

Pregunta: *¿Consideran que su dios también es un mentiroso, aunque mienta "para bien"? ¿Cómo pueden confiar en su dios?*

Respuesta: Creen en muchos dioses. De hecho, creen que sus "dioses" son mentirosos. Estos dioses son capaces de darles poder, riqueza, gloria y todo lo que desean. Pero saben que tienen que pagar un precio por todo esto, un precio horrible. Dicen que no se obtiene algo a cambio de nada, y que cuanto más tienen que pagar, más valioso es lo que obtienen. Es difícil explicar este tipo de pensamiento a personas que no son Illuminati. La mayoría de la gente piensa que son simplemente satanistas horribles, enemigos del cristianismo. Ellos no se ven a sí mismos de esa manera. Se burlan y desprecian a los cristianos, pero sólo porque quieren que sus seguidores entiendan que son los cristianos los que están "seducidos". Es Satanás, el "dios de este mundo", quien los ha cegado. Así que los Illuminati no confían en sus dioses más de lo que confían en cualquier otro.

Recuerda que la confianza no existe entre ellos. ¡Se les enseña desde niños que "la traición es el ideal supremo"! Si les preguntaras si confían en sus dioses, te mirarían atónitos y te dirían: "¡Hay que ser idiota para confiar en lo que no conoces!

Pregunta: *¿Ven al Dios de los cristianos como un Dios lleno de amor ingenuo?*

Respuesta: ¡Sí, sí! Piensan que es muy ingenuo y que está llevando a sus seguidores al desastre. ¿Comprende el alcance de su arrogancia?

Pregunta: *Si torturan y aterrorizan a sus seres queridos de rango inferior, ¿qué diferencia hay entre el amor y el odio?*

Respuesta: No conocen la diferencia entre el amor y el odio. Cuando torturan a sus propios hijos, les dicen: "¡Lo hago porque os quiero! Para ellos, la mayor prueba de amor es hacer que sus hijos sean fuertes, capaces de liderar y avanzar en el grupo, por cualquier medio posible.

Si un líder localiza a una niña y quiere convertirla en prostituta, los padres de la niña estarán encantados de entregársela, porque saben que alcanzará una posición "mejor" en el grupo. Al mismo tiempo, siguen enseñando a sus hijos que "la traición es el ideal más elevado", ¡y que nunca se debe confiar en nadie!

Recuerdo haber sufrido cientos de traiciones. Me decían cuando sufría: "¡Esto es lo que hay en el corazón del hombre! Pensaban que me estaban enseñando algo muy importante que me ayudaría en la vida. En cierto modo tenían razón, porque todos los miembros de este grupo son malvados y viciosos. Los ingenuos son pisoteados y heridos sin piedad. He conocido a algunos padres que querían librar a sus hijos de algunos de los duros "entrenamientos" porque los querían. Pero a menudo eran

LIBERARSE DEL CONTROL MENTAL

rechazados sin piedad por las familias gobernantes, que consideraban a estos padres "débiles", incapaces de enseñar correctamente a sus hijos.

Pregunta: *¿Podría decirnos algo más sobre sus creencias religiosas? ¿Creen en la reencarnación? ¿El cielo y el infierno? ¿El pecado y el perdón de los pecados?*

Respuesta: Los Illuminati tienen muchas creencias religiosas. Hay quienes son seguidores del druidismo, quienes son rosacruces, quienes practican los misterios babilónicos o egipcios, y quienes practican el ocultismo. Los niños tienen que aprender todas estas cosas en el curso de su formación.

Los Illuminati creen que han logrado elegir lo mejor de todas estas religiones y sintetizarlas. Así que no hay una sola religión entre los Illuminati. En Washington, los principales instructores eran druidas, así como los que seguían las tradiciones babilónicas. En San Diego, estaban más metidos en los misterios egipcios, en parte porque el coronel Aquinos era el líder de ese grupo, y era seguidor del Templo de Set.

Lo que le digo es sólo una breve declaración. Creen que la reencarnación es posible, debido a los viajes en el tiempo que realizan, pero no hacen hincapié en ello en sus enseñanzas. Creen que habrá una "esfera final" de "luz blanca". Esto representa para ellos una "iluminación completa". Esta es su concepción del Paraíso. Creen que están protegidos del Infierno porque son los únicos que están "iluminados". Para ellos, el Infierno está reservado a los que no están "iluminados" como ellos, a los que aún están "en la oscuridad". Su concepto del Infierno es, por tanto, diferente del de la Biblia. Para ellos, el Infierno consiste en permanecer para siempre en una situación espiritual inferior, sin poder alcanzar nunca la iluminación en la otra vida. También creen que existen distintos niveles de desarrollo espiritual tras la muerte, en función de los progresos realizados en la Tierra.

Para ellos, el pecado es ser débil y estúpido. Es no utilizar las capacidades ocultas en el hombre. Significa no ser capaz de progresar. Nunca he oído hablar del "perdón de los pecados". Si fracasas, debes ser castigado o condenado a muerte. Es simple. Los miembros de la rama druídica también creen en la existencia de duendes y espíritus elementales. Creen que la vida existe en todos los ámbitos de la creación.

Pregunta: *Algunos investigadores creen que los Illuminati hacen que la población en general ingiera sustancias o cosas diseñadas para debilitar a sus enemigos. Sabe usted si los Illuminati aconsejan a sus miembros que eviten, por ejemplo: aditivos mezclados en el agua y productos alimenticios, vacunas, ciertos medicamentos, productos alimenticios manipulados, alimentos calentados en microondas, implantes, ciertas preparaciones dentales y ciertas radiaciones o productos químicos?*

Respuesta: En general, los líderes están protegidos de todas las cosas que acaba de mencionar. Se les ordena que nunca beban ni tomen drogas o productos nocivos. No van tan lejos como para evitar ciertos alimentos o comidas cocinadas en el microondas. No se preocupan por eso. Pero en sus reuniones se sirve comida sana y conocen la importancia de una buena nutrición.

No someten a sus máximos dirigentes a todos sus experimentos de programación mental por los riesgos que conlleva. Estos adultos y sus hijos tienen que pasar por programas especiales, diferentes de los programas diseñados para los niveles inferiores. Se les vacuna. Pero incluso cuando sus hijos enferman, van a un sanador. También toman medicamentos cuando los necesitan, como antibióticos, etc.

Pregunta: *Algunos creen que los mormones, los testigos de Jehová, los paganos, los de la Nueva Era, los satanistas e incluso los carismáticos pertenecen a religiones o movimientos creados por los mismos conspiradores ocultos. ¿Son estos grupos, o al menos sus líderes, considerados aliados por los Illuminati?*

Algunos de estos grupos están afiliados secretamente a los Illuminati, por el dinero que pueden haber recibido de ellos, o por algún "entrenamiento" gratuito que pueden haber recibido. Otros son simplemente simpatizantes. Los mormones se afiliaron a los Illuminati en la década de 1950. También los Testigos de Jehová. Nunca he oído hablar de carismáticos o paganos afiliados. Los paganos son considerados "aficionados" por los Illuminati. La gente de la Nueva Era y los satanistas son simpatizantes.

Pregunta: *¿Respetan la ciencia o la historia, considerando que les refuerza en sus propias creencias?*

Respuesta: No. Respetan la ciencia, pero intentan reescribir la Historia a su manera. Hacen obras de teatro para sus hijos, para que entiendan la Historia "real". También practican el viaje en el tiempo, pero no me fío de la información "histórica" obtenida por este medio, porque creo que es una seducción demoníaca.

Los Illuminati enseñan a sus hijos que poderosos Illuminati han estado asesorando en secreto a todos los monarcas de Europa, y de hecho a todos los monarcas de la tierra, desde el principio de la historia. ¿Es esto cierto, o es propaganda? No lo sé. También les dicen a sus hijos que hay una gran sala debajo del emplazamiento de Stonehenge llena de esqueletos de personas ofrecidas como sacrificios. ¿Realidad o ficción? No lo sé, ¡y no puedo financiar una expedición arqueológica que lo verifique!

Por tanto, dudo de la veracidad de sus enseñanzas, ya que excluyen el papel de la fe en Dios y niegan su capacidad para repeler el mal. Creo que Dios, y no el maligno, siempre ha controlado la historia de la humanidad.

DECIMONOVENA PARTE

Preguntas de los lectores (2)

Pregunta: *Estoy muy preocupado por el plan del Nuevo Orden Mundial, y me gustaría saber si hay alguna forma posible de evitar que los Illuminati lleven a cabo este plan.*

Respuesta: Sé que parezco cínico, pero le deseo suerte. Espero sinceramente que lo consigan. Creo que se necesitaría mucha gente unida para detenerlos, y mucho dinero y grandes abogados.

Personalmente, no conozco ningún grupo que trabaje realmente para detenerlos. Vivo en una zona rural y no tengo esos contactos. Me encantaría ver a cristianos dedicados a detener la horrible tortura de niños pequeños, y estaría dispuesta a rezar por ellos. Pero esta es también una batalla espiritual. Todos los que se ocupan de estos asuntos ocultos deben ser muy conscientes de esta batalla espiritual. Los Illuminati también están luchando a nivel espiritual. Cualquiera que quisiera detenerlos sin rezar sería muy vulnerable, en mi opinión.

Pregunta: *¿Ha pensado en un plan como el de Alcohólicos Anónimos para ayudar a recuperarse a las víctimas de abusos rituales? Mi propia experiencia me ha demostrado que un plan así puede funcionar, siempre que sea espiritual.*

Respuesta: Creo que ya existen grupos similares. Ya se ocupan de las víctimas de incesto, y muchos han abordado la cuestión de los abusos rituales. Ya le he dicho que vivo en una zona rural. Mi pueblo tiene una población de 100 personas, ¡incluidas ardillas y vacas! Realmente no podría ayudar a los grupos que se ocupan de los abusos rituales. Estos grupos suelen estar en las grandes ciudades. De hecho, yo misma tengo que conducir dos horas cada mes para recibir terapia. ¡No podría conseguir uno más cerca de casa!

Pregunta: *¿Podía leer lo que quisiera cuando estaba en los Illuminati?*

¿Había cosas que no le estaba permitido hacer? Si no se prohíbe nada, algunos de los Illuminati podrían descubrir que se les está mintiendo...

Respuesta: No, se equivoca. Podría leer lo que quisiera. Hay que entender la mentalidad Illuminati. Cuando era pequeño, mis padres me decían que todo el mundo formaba parte de los Illuminati en secreto, y que el comportamiento aparente de la gente no era más que una fachada.

Cuando me llevaron a cenar a casa de un amigo y realizaron una ceremonia ocultista al final de la comida, pensé que todo el mundo hacía lo mismo. Siempre había creído, desde niña, que todo el mundo hacía eso. Veía que algunos libros hablaban de amor, ternura y confianza. Pero pensaba que todo era una actuación y que las personas que escribían esos libros no se inspiraban en la realidad.

Así que vivía en dos mundos completamente distintos: ¡el mundo "diurno" y el mundo "nocturno"! Para cuestionar algo, hay que empezar por tomar cierta distancia. Yo nunca había alcanzado tal madurez. No tenía motivos para cuestionar sus enseñanzas. Sólo empecé a hacerlo cuando me hice adulto. Piensa en ello. Además, nuestra sociedad estaba llena de películas y programas de televisión que sólo reforzaban lo que los Illuminati nos enseñaban, empezando por las películas de Walt Disney. Yo escuchaba bandas de rock heavy metal, y sus valores eran lo que me estaban enseñando. De hecho, aparte de los libros cristianos, ¡no hay mucho en este mundo que pueda enseñarnos a confiar en los demás!

Pregunta: Me sorprendió oír que le obligaron a suprimir o matar a uno de sus amigos. ¿Muchos Illuminati son obligados a hacer esto durante su entrenamiento, o es sólo como castigo? ¿Sólo los extraños son asesinados de esta manera? ¿Puede hablar de ello o le resulta demasiado difícil?

Respuesta: Esta amiga también era miembro de los Illuminati. Pero había sido declarada "irrecuperable". En los Illuminati, la gente sólo se clasifica en dos grupos: los que son "útiles" y los que son "irrecuperables". Todos se esfuerzan por ser útiles. Pero esto no es un castigo común. De hecho, este tipo de situación es bastante rara. Pero mi madre era una persona muy ambiciosa.

Era instructora superior y ocupaba la presidencia "espiritual" del Consejo Regional del Área de Washington. Las otras presidencias eran la del Ejército, la del Gobierno, la Ejecutiva, la de Educación y la de Ciencias. La Presidencia del Ejército estaba ocupada por el supervisor de mi madre en el Pentágono, donde ella trabajaba. El nombre en clave de este hombre era Ashtoth.

Los Illuminati suelen buscar a sus víctimas fuera del grupo, ya sea para sacrificarlas en sus rituales o para matarlas. Para mí, fue una lección que nunca debería olvidar. Así fue, ¡porque después de aquello no hice ningún amigo! No me gustaban los que estaban por encima de mí, y no tenía ningún deseo de entablar amistad con los que mi madre consideraba "dignos" del "líder" que yo era.

A veces, pero rara vez, durante los ejercicios militares, se eliminaba a los débiles o rezagados para dar una lección a los demás. Yo mismo vi esto una vez. Pero nunca se suprimía a los hijos de los más responsables. Sólo se suprimía a los hijos de los miembros que estaban en lo más bajo del escalafón.

Pregunta: Dijiste que solías rogar a Dios todas las noches que te diera un hogar mejor. Pero se enfadaba con Dios porque no respondía a sus plegarias. ¿Sus oraciones eran al Dios verdadero, o al dios de los Illuminati? Si era al Dios verdadero, ¿dónde habías aprendido que había un Dios bueno?

Respuesta: ¡Qué buena pregunta! Yo no rezaba a los dioses Illuminati, porque sabía que eran crueles, sádicos y aterradores. Rezaba a un Dios bueno cuya existencia había aprendido de la lectura, de la televisión y también del conocimiento innato que todos los niños tienen de la existencia de un Dios bueno, en algún lugar allá arriba.

También había tenido algunas experiencias con ángeles. Me protegieron de niña durante una experiencia terriblemente traumática, y me hicieron pensar que el bien también existía. Los Illuminati nunca intentaron impedir que rezara, porque creían que la espiritualidad "positiva" daba esperanza y podía prevenir el suicidio.

De hecho, me prohibieron interesarme demasiado por el ocultismo en mis actividades cotidianas por el mayor riesgo de suicidio. Creen que hay que mantener un "equilibrio" incluso en este ámbito.

Pregunta: Ha dicho que "Papá Brogan" fue el único adulto "agradable" que conoció en su infancia. ¿Quiere decir que le mostraba afecto? ¿En qué sentido?

Respuesta: El Dr. Timothy Brogan era profesor de la Universidad

George Washington. Era especialista en neuropsicología y uno de los principales formadores de los Illuminati de la zona. También era amigo íntimo de Sidney Gottlieb, uno de los "amigos" de mi madre.

Podía ser muy amable, pero también muy cruel. Me cogía en su regazo, me llamaba su "pequeño" y me elogiaba calurosamente cuando "me portaba bien". Me enseñaba a jugar al ajedrez y me leía obras de literatura. Me decía que era su "hija adoptiva" y que estaba orgulloso de mí. Teníamos discusiones intelectuales hasta altas horas de la noche, y fue él quien me transmitió sus ideas sobre estilos de liderazgo y entrenamiento. No todas las actividades de los Illuminati son crueles e inhumanas. Este hombre podía mostrar afecto y amor. Jugué con sus hijos, que eran mayores que yo. Respondía pacientemente a mis preguntas sobre ciencia, geografía y otros temas. Estaba completamente unida a él, lo que hizo que la tortura y el abuso sexual que también me hizo fueran particularmente insoportables.

Pregunta: *Usted dijo que su personalidad estaba completamente fragmentada, con más de 7.000 fragmentos y 16 sistemas internos. ¿Quiere decir que tenía muchas personalidades, cada una de las cuales no era consciente de las demás? ¿Alguna de sus personalidades disfrutaba realmente de su existencia?*

Respuesta: Sí, mi personalidad estaba fragmentada en múltiples personalidades. La mayoría de los Illuminati que he conocido tenían muchas personalidades diferentes. De hecho, creo que todo el mundo tiene una personalidad más o menos disociada. Incluso nuestros líderes locales y regionales, como Jonathan, "afinaban" regularmente sus personalidades mediante algunas sesiones de "puesta a punto" y "programación". Yo les llamaba por teléfono para esto. La mayor disociación se daba entre nuestras vidas "diurnas" y "nocturnas". La mayoría de mis personalidades nocturnas podían comunicarse con las otras partes. Las partes más "desarrolladas" de mis personalidades comunicaban información a las partes menos "desarrolladas". Puedo decir que muchas de mis personalidades disfrutaban mucho de su existencia. Tenía unas 140 personalidades distintas, que se encargaban de todas mis actividades diarias, mi trabajo, mis amigos y mis aficiones.

No todo fueron malas experiencias, como con el Dr. Brogan. Algunas personas me felicitaron y me dijeron que tendría un puesto importante en el Nuevo Orden Mundial. ¡Es cierto que se lo decían a todo el mundo! Iba a actuar como intermediario entre gobiernos de diferentes naciones, debido a mis habilidades lingüísticas y psicológicas. Muchas de mis personalidades internas estaban muy orgullosas de sus habilidades y logros, ¡y se entristecieron mucho cuando me fui!

(Creemos que todas estas diferentes "personalidades" que actuaban dentro de Svali eran de hecho los muchos demonios que la poseían, debido a sus actividades ocultas y a las puertas que se les habían abierto. Svali fue liberada de estos demonios cuando confesó sus pecados al Señor, y cerró todas las puertas que habían sido abiertas a los demonios a través del ocultismo y la brujería).

Pregunta: ¿Todos los Illuminati que no son alemanes son también nazis racistas y maníacos genocidas? Si los dirigentes de todos los países del mundo son Illuminati, eso significa que pertenecen a todas las razas. ¿Se oponen los Illuminati blancos a los Illuminati negros?

Respuesta: No todos los grupos Illuminati son tan fanáticamente racistas como los Illuminati alemanes, aunque muchos lo son. En general, estas personas son extremadamente racistas. Pero también tienen mucho sentido práctico. Se han dado cuenta de que no pueden dominar el mundo sin la ayuda y la cooperación de razas distintas a la blanca. Aquellos que les son leales entre las otras razas son promovidos a posiciones de liderazgo en sus países. Pero siempre son supervisados por los grandes líderes de los Illuminati (que son blancos).

Además, no tienen la misma opinión de los orientales que de otras razas no blancas. Porque los orientales tienen una larga tradición de misticismo y ocultismo, como en el Tíbet. También tienen una cultura muy antigua, y son muy inteligentes. Por eso las ramas orientales de los Illuminati son muy respetadas, incluso en Europa. Pero todos los Illuminati creen que la verdadera sede del gobierno mundial estará en Europa.

Incluso en países en los que la mayoría no es blanca, los principales líderes suelen ser blancos. Por ejemplo, en Sudamérica, los principales líderes son de ascendencia blanca, o apenas mixta. En África, muchos de los líderes son en realidad blancos, pero en secreto, aunque muchos líderes negros han mostrado una lealtad extrema a los Illuminati. Los Illuminati utilizan a los negros. Pero a los negros no se les permite ocupar puestos de liderazgo mundial. Estos puestos ya están ocupados por blancos.

Dicho esto, creo que las políticas racistas y llenas de odio de los Illuminati son extremadamente despreciables. Solía discutir con mis líderes sobre este y otros temas de racismo.

Espero haber respondido a algunas de sus preguntas.

¿QUIÉN ES SVALI?

S vali es una antigua ocultista que fue instructora de los Illuminati. Enseñaba a los miembros de esta sociedad secreta técnicas de control mental. Tras convertirse a Jesucristo, manteniendo el anonimato, decidió revelar todo lo que sabía sobre esta red y los peligros de este movimiento luciferino.

Dejó su grupo en San Diego a los 38 años. Svali desapareció en julio de 2006. Su sitio web (www.suite101.com) fue eliminado y su línea telefónica cortada. Algunos de los artículos de su sitio están archivados en formato PDF en esta dirección: www.fichier-pdf.fr/2012/11/24/ritual-abuse/

En enero de 2006, 6 meses antes de su muerte, concedió una entrevista radiofónica exclusiva a Greg Szymanski: www.dailymotion.com/video/xx76t4_svali_news

Cómo realiza la secta la programación

Este artículo, en correlación con los ya escritos, me resulta muy difícil. ¿Por qué? Porque aborda algunas de las cosas de las que más me avergüenzo en la vida. Me había convertido en programador de sectas, o "entrenador" como solían decir, y aquí voy a compartir algunas de las cosas que he hecho o de las que he sido testigo en alguna ocasión. También pasé por esto de niño, así que este artículo también es autobiográfico. Una autobiografía puede ser una oportunidad para presumir, para sentir alegría o dolor. En cuanto a mí, me encuentro en esta última categoría, por no decir otra. Pero espero de todo corazón que compartir mi sufrimiento ayude a otros a evitarlo o ayude a la sociedad a entender un poco mejor por lo que han pasado los supervivientes.

Este artículo no abordará en absoluto todo el tema. La programación de cultos es un tema complejo, que llenaría volúmenes y volúmenes si se quisiera llegar al fondo del mismo. Por lo tanto, sólo escribiré desde mi propia experiencia con los Illuminati, que es uno de los muchos grupos que operan hoy en día, y sólo trataré de las técnicas utilizadas en el área de Washington, DC y San Diego, California. Es posible que en otros lugares se utilicen técnicas diferentes.

Este artículo NO sustituye el consejo de un terapeuta cualificado y sólo pretende ser informativo. Si eres un superviviente de abusos en una secta, ten en cuenta que este artículo y el tema que trata pueden ser extremadamente desencadenantes y, por lo tanto, protégete.

¿Qué es un culto de formación o programación de personas? En artículos anteriores he mencionado los objetivos:

➢ Ganar dinero

➢ Mantener el secreto

➢ Mostrar lealtad incondicional a los miembros del grupo

La programación, o entrenamiento, es un método que la secta ha encontrado para asegurar que estos objetivos se cumplan. En los Illuminati, a los programadores se les llama "entrenadores" porque se les hace creer que no están abusando, sino simplemente "entrenando" a la próxima generación. Los entrenadores realmente piensan que están haciendo un buen trabajo, "fortaleciendo" a los niños, ayudándoles a centrarse en su "potencial".

Algunos de estos métodos se han practicado durante cientos, quizá miles de años. Dividiré la programación en 5 categorías principales y abordaré cada una de ellas por separado:

1. Entrenamiento en silencio

2. Entrenamiento de fuerza

3. Formación para la lealtad

4. Formación para funcionar dentro del grupo

5. Entrenar la mente

La primera categoría, la formación en el silencio, comienza a una edad temprana, a menudo antes de que el niño pueda hablar. Esto se hace de varias maneras, dependiendo del niño y del adiestrador, y puede incluir: Interrogar al niño después de una ceremonia para averiguar lo que ha visto y oído. Al niño muy pequeño que hable de estas "cosas traviesas" se le castiga severa y brutalmente, y se le dice que no, que no ha visto esas cosas. Esto se repite a intervalos frecuentes hasta que el niño aprende a bloquear las ceremonias.

A menudo se crea un alter ego a través del abuso, que será un "protector" o "guardián", cuyo trabajo es asegurarse de que el niño no recuerde lo que ha visto. A este protector se le dice que si el niño recuerda, será castigado brutalmente.

Otro método consiste en someter al niño a un profundo trance hipnótico, en el que se le dice que olvidará lo que ha visto u oído, que sólo se trata de un "mal sueño". El niño QUIERE olvidar, y aceptará rápidamente.

Se puede recurrir a la tortura psicológica, encerrándolo en una jaula, abandonándolo, colgándolo de un puente y "rescatándolo" más tarde y diciéndole que si denuncia será castigado de nuevo.

Se les puede hacer presenciar un castigo simulado o un castigo real o la muerte de un traidor que ha "hablado".

Cuando tenía cuatro años, me obligaron a ver cómo desollaban viva a una mujer. Su crimen: había contado "asuntos familiares" a un forastero. Hablar con extraños se considera uno de los peores crímenes o traiciones que puede cometer una persona. La "muerte de un traidor" es una de las peores cosas imaginables por su horror y va desde ser crucificado cabeza abajo a otros escenarios igualmente horripilantes.

Los niños pequeños no olvidan lo que han visto y se convencen de que permanecer en silencio es la forma más segura de seguir con vida.

Esto se hace para garantizar que el niño pequeño no revele las actividades delictivas que está presenciando durante las actividades de grupo, o incluso de adulto, cuando participe más activamente.

Otra puesta en escena que se utiliza con frecuencia es la de "nadie creerá tu historia" (que suele practicarse con niños en edad escolar). Al niño se le dice una y otra vez que, aunque revele algo, nadie se lo creerá. Se lleva al niño a un hospital psiquiátrico donde se le presenta brevemente a un interno. Más tarde se le dice que las personas que hablan son consideradas "locas" y enviadas a institutos, donde son severamente castigadas y nunca pueden salir. Estas mentiras se cuentan para reforzar una vez más la importancia del silencio.

Otro escenario puede ser que "todo el mundo participa". Se le dice al niño que, en realidad, todo el mundo forma parte del grupo en secreto, pero que durante el día sólo fingen. Se lleva al niño a cenar a casa de un miembro del grupo, donde todos actúan con normalidad, y luego se celebra un ritual o una ceremonia. El niño creerá entonces que no hay salida, ya que todos forman parte del grupo. Como la mayoría de los adultos cercanos a sus padres forman parte del grupo, no tiene motivos para cuestionar lo que le han dicho.

Existen infinitas formas de escenificación y condicionamiento psicológico para impedirle hablar, con el único límite de la creatividad de los adultos que le rodean.

Entrenamiento de fuerza

Este tipo de entrenamiento también se inicia a una edad muy temprana, a menudo siendo un bebé. Se somete al niño a una serie de ejercicios de acondicionamiento con los siguientes objetivos

- ➢ Aumentar la resistencia al dolor

- ➢ Aumentar la forma física

- ➢ Aumentar la capacidad de disociación

- ➢ Forzar la memorización rápida de objetos (para escolares)

- ➢ Crear miedo y deseo de agradar

Estos ejercicios pueden incluir: entrenamiento militar simulado, con marchas y juegos de "policías y prisioneros"; escalofríos; maltrato físico y tortura; drogas para niños y adultos; enjaulamiento del niño, donde se le maltrata; privación de comida, agua o sueño; abandono durante periodos de tiempo variables; y ser obligado a presenciar la brutalidad y el maltrato de otros. Se enseña al niño a permanecer completamente callado durante estas exhibiciones o se le castiga rápida y despiadadamente por hablar.

Las escenas siguen y siguen, lo anterior es sólo una pequeña parte de los métodos utilizados.

Formación en fidelización

La tercera área de formación es importante para el comportamiento. La lealtad implica estar de acuerdo con el grupo, adoptar sus doctrinas y creencias. Esta formación es a veces más sutil, pero también es una de las influencias más poderosas en el grupo. Los adultos del grupo dan ejemplo de lealtad total a sus hijos. Escapar, abandonar o cuestionar las creencias del grupo rara vez se ve y las represalias por cuestionar a los que tienen autoridad son rápidas y brutales. Una persona que cuestiona la corrección de las cosas o se muestra reacia a hacer su trabajo puede volver a ser "reeducada", es decir, sometida a choques y torturas hasta la sumisión.

Pero los adultos a menudo se dan cuenta de que los objetivos del grupo son BUENOS. Están convencidos de que están ayudando a los niños, y durante las clases se les enseña por qué estas creencias son buenas; se les habla de la evolución del grupo, en el que ellos se convertirán en los nuevos líderes. Se discute mucho sobre cuándo el grupo "gobernará el mundo", para demostrar que en realidad están anunciando un nuevo orden, en el que las cosas serán "mejores para todos".

La posición y el liderazgo son zanahorias en el extremo del palo para que el grupo trabaje más y tenga éxito. Las recompensas en forma de liderazgo y ascenso son reales y todo el mundo intenta salir adelante. Tener una posición más alta significa menos abusos, poder liderar a otros y más control en una vida que ha tenido tan poco de este preciado control. Para aumentar la lealtad al grupo, a menudo se permite a un niño sentarse en el asiento de un líder y se le dice que un día él también dirigirá. También son frecuentes las ceremonias de recompensa, en las que los que trabajan bien reciben insignias, joyas u otras recompensas delante de todos.

Un niño que trabaja duro, que tiene un buen rendimiento, es elogiado y se le permite unirse a los adultos para tomar un café o una comida, con los otros niños mirando con envidia.

Los niños que progresan en el sistema ascienden de rango, pero un adulto siempre tiene un rango superior al de un niño pequeño. Ahora el niño que crece puede dirigir a los niños más pequeños, decirles lo que tienen que hacer e incluso abusar de ellos con la aprobación de los adultos. Ser muy joven significa ser muy maltratado y herido por estos grupos; crecer, de hecho, da la oportunidad de descargar la rabia de ser maltratado. El niño empieza a identificarse con los adultos maltratadores, ya que están menos dolidos, y entonces se invierte en la identidad del maltratador en la secta. Esto se fomenta mucho, siempre y cuando el acto no se dirija contra miembros de mayor edad o rango que el niño o adolescente.

El niño queda aprisionado al convertirse en "uno de ellos", "como ellos", y se asocia al grupo por su propia culpa y vergüenza, y por la necesidad de descargar la rabia y el dolor con el permiso del grupo.

El niño puede experimentar ambivalencia, pero también una lealtad extrema.

El grupo o el formador también le dirán al niño que son los únicos que realmente lo conocen, por haberlo visto actuar.

Que son los únicos que pueden verle y seguir queriéndole, que nadie les quiere tanto como la "familia".

El niño es bombardeado con mensajes de que el grupo realmente le acepta, les acepta a todos, sabiendo lo peor de él, con el fin de cimentar la lealtad. El grupo utiliza técnicas sofisticadas basadas en la psicología del comportamiento para asegurarse de que al niño/joven/adulto ni siquiera se le ocurra abandonar el grupo.

Otra forma de programación de la lealtad es el "programa especial". En este caso, los adultos o el adiestrador le dicen al niño que es "superior", que pertenece a la realeza oculta o que es miembro secreto o adoptado de una familia de alto linaje. Al niño se le puede decir que será un líder mundial oculto para el momento, un agente especial de la CIA o un niño prodigio que liderará cuando sea adulto. Puede que le digan que hay muy pocos como él; que nadie más será capaz de desempeñar su extraordinario papel; ¡que procede de un linaje que se prolonga desde hace miles de años! Esto se hace para aumentar la lealtad del niño al grupo. Si el niño cree que hoy sólo tiene que esperar a que un día se revele su posición elevada y real, será más probable que desarrolle su lealtad al grupo. Este es uno de los trucos más crueles que el grupo juega con los niños, ya que se les priva del amor y la atención normales, sustituyéndolos por la falsa idea de ser "especial" o tener una posición. Muy pocos supervivientes que han salido de estos grupos piensan en inferioridad alguna; casi todos creen por ello que son superiores o que han sido adoptados, pero que su verdadera familia es superior. Yo también lo viví y, de adulta, cuando tuve que contar mentiras de este tipo a los niños, me desilusioné, lo cual fue una de las muchas razones por las que decidí marcharme. Ya no soportaba escuchar a otros formadores y científicos reírse de la ingenuidad de las personas con las que trabajaban. Una vez fui un niño, ansioso por complacer e ingenuo yo mismo. Me había creído las mentiras y fue un duro despertar descubrir que NO era adoptada de una línea real como me habían dicho. Que me habían manipulado y engañado a propósito para aumentar mi lealtad al grupo.

Formación para un empleo en el sector sectario

La cuarta categoría de formación o programación se orienta hacia el trabajo en el seno de la secta.

Cada persona tiene un trabajo específico asignado desde la primera infancia en los Illuminati. El niño es sometido a pruebas regulares en los primeros años para comprobar sus habilidades y capacidades. El estatus de los padres, así como la inteligencia y la capacidad de disociación del niño también influirán en el trabajo final. Posibles trabajos en una secta incluyen, pero no se limitan a: Aquellos que limpian (después de las ceremonias, dramas) Aquellos que se ocupan de lo espiritual (dirigir conferencias, sacerdotes o sacerdotisas o acólitos) Aquellos que castigan (miembros que se pasan de la raya o cometen errores) Aquellos que enseñan (la historia de la secta, lenguas muertas, conferencias históricas y dramas)

> ➢ Las prostitutas

> ➢ Los mensajeros

> ➢ Los asesinos

> ➢ Los formadores

> ➢ Científicos (formados en ciencias del comportamiento)

> ➢ Médicos, enfermeras, personal sanitario

> ➢ Líder militar (para ejercicios militares)

La lista podría seguir y seguir. Los Illuminati son un grupo complejo, con papeles intercambiables. La duración de la formación que necesitará un niño para su futuro papel de adulto dependerá a menudo de la complejidad de su trabajo final. A veces los trabajos se solapan o una persona será entrenada para varios trabajos. Un niño criado en torno a la pornografía puede aprender más tarde a manejar una cámara, por ejemplo. Una enfermera o un médico también pueden ser formadores o enseñar ciencias. Una persona entrenada como líder militar a menudo también se entrenará como asesino (MK-ULTRA).

Estos trabajos se enseñan mediante principios de condicionamiento desde la primera infancia. Se muestra al niño cómo el adulto o un adolescente desempeña su función, es decir, se desarrolla un "modelo" de comportamiento. El niño también verá los trabajos realizados durante su participación en el grupo. Una vez visualizados los modelos de conducta, se le dice al niño que se le van a enseñar. El niño recibe directrices claras sobre lo que se espera de él. El trabajo se divide en varios pasos y cada paso se lleva a cabo con un calendario. Se puede maltratar o torturar al niño para crear una "pizarra en blanco" o una personalidad tabula rasa que hará todo lo que se le pida. A continuación, se induce el comportamiento. Si el niño se comporta bien, se le elogia y mima. Si no, se le castiga severamente. El niño aprende que es mucho menos doloroso hacer lo que se le pide. Después, una vez aprendido el comportamiento, el adiestrador premia al niño diciéndole lo bueno que es y el maravilloso trabajo que ambos hacen para la "familia". El niño recibe las recompensas y los cuidados que ansía desesperadamente y se crea un vínculo traumático. Uno de los estados de la personalidad del niño QUIERE hacerlo bien, existe un vínculo con el entrenador o el adulto y busca constantemente la aprobación. Este vínculo durará toda su vida adulta y a menudo vemos estados de personalidad de búsqueda de aprobación que permanecen en su etapa inicial en un cuerpo adulto.

Una vez realizado el "trabajo", estos estados de perpetua búsqueda de aprobación volverán a exigirse de vez en cuando. El adulto percibirá otra recompensa en forma de ascenso de estatus si se porta bien.

Formación espiritual

Desde el principio, los Illuminati son un grupo intensamente espiritual. Rinden culto a deidades antiguas como las de Babilonia y Asiria (Baal y Astarot) y Egipto (Ra, Horus, Isis, etc.). Creen que lo espiritual es la raíz de muchas de las manifestaciones actuales. Por este motivo, todos los niños reciben algún tipo de formación o programación espiritual. También es para asegurar su apego al grupo, así como para coaccionarlos o asustarlos para que lo abandonen.

La programación espiritual comienza con la primera ceremonia de dedicación del niño a una deidad, incluso desde la etapa prenatal, en la que el feto es dedicado en el útero a una "madre celestial" u otra deidad. El mundo del niño pequeño incluirá visiones de adultos a su alrededor participando en ceremonias y se verá obligado a imitar las actividades que ha visto.

Puede haber bautizos con sangre animal. Habrá muchas consagraciones y rituales, incluida la transferencia de espíritus familiares al niño pequeño, el de su madre, o padre o abuelo. Puede haber experiencias muy aterradoras. No quiero discutir aquí sobre la existencia del demonio, pero diría que el grupo realmente cree que es real y que las manifestaciones que se ven durante estos ritos están más allá de cualquier cosa que pueda explicarse científica o racionalmente. Cuando era niño, creía firmemente en la realidad del demonio, al igual que todos los adultos que me rodeaban.

Se celebraban ceremonias en las que se invocaba al demonio y se hacían manifestaciones de su poder, como canalizaciones, predicciones o matanza de animales bajo poder medio. Utilizando las habilidades demoníacas, los objetos se movían solos o se tiraban árboles al suelo. Se involucraba a adultos en luchas de poder psíquico, se hacían "lecturas" para la gente. Y cualquier sesión de entrenamiento/programación invocaba al demonio para guiar al entrenador o infundir energía en la programación que se estaba haciendo. Y a menudo se hacía una ceremonia de invocación antes de una sesión de programación importante. Al niño se le decía que el demonio estaba dentro de él y que si intentaba irse o estropear la programación, el demonio vendría y lo mataría. Cualquier niño aterrorizado se lo creería. Podía haber "cirugía a mano desnuda", en la que se inyectaba un "ojo" en el abdomen y se le decía al niño que el ojo podía verle allá donde fuera y que le denunciaría si intentaba escapar o cuestionar al grupo. Se podían insertar implantes, finas varillas de metal, para invocar fuerzas demoníacas. Si la persona intentaba marcharse o detenía la programación, los implantes le causaban un dolor intenso.

El niño será obligado a participar en los ritos, que incluyen la mutilación o el asesinato de animales o incluso de un bebé.

Puede haber visitas a bosques o lugares sagrados donde las estatuas de las deidades se adornarán con flores y antes del ritual los participantes cantarán vestidos con túnicas.

En algunos grupos, un programa específico orientará al niño contra el cristianismo. Como el cristianismo es la antítesis de las prácticas ocultas de los Illuminati, a menudo quieren que sus miembros no puedan entrar en contacto con la esperanza que les aportaría. Las sesiones especiales pueden incluir la tortura del niño. A menudo, el niño pedirá ayuda o clamará a Dios. En ese momento, el programador le dirá al niño: "Dios te ha abandonado, no ha podido amarte, por eso estás sufriendo. Si Él fuera tan poderoso, podría parar esto".

Incluso le pedirán que rece a Dios para que pare. El niño lo hará y entonces el entrenador le pegará aún más. Esto creará un profundo sentimiento de desesperación en el niño. Realmente creerá que ha sido abandonado por Dios, que ha permanecido sordo a su llamada. El niño puede ser torturado o golpeado cuando se menciona el nombre de Jesús, para crear una barrera a la mención de Su nombre. También se puede crear aversión mediante el uso de himnos en las sesiones. La programación espiritual cubrirá una amplia variedad de áreas. Sólo he descrito brevemente algunas.

Esto es sólo una visión general de las áreas de programación de las sectas, especialmente de los Illuminati. No es en absoluto exhaustiva, hay muchísimas variaciones de técnicas específicas. También estoy seguro de que diferentes grupos utilizan diferentes métodos. Si un superviviente tiene recuerdos que difieren de lo que acabo de describir, debe confiar en sus propios recuerdos. Sólo estoy compartiendo lo que recuerdo sobre los Illuminati, un grupo específico del que formé parte en Washington, DC y San Diego, California, entre 1957 y 1995.

Espero que este artículo ayude a quienes trabajan con supervivientes o a quienes deseen saber más sobre el funcionamiento de estos grupos. Aumentará la compasión por la enorme cantidad de sufrimiento que padecen los miembros de estos grupos y la lucha que, una vez que los abandonan, deben superar tras años de condicionamiento infantil. Hace falta mucho valor para abandonar un grupo así, para decir "no" a la presión de lo conocido, para decidir cuestionar valores que se han aceptado durante años. Para mirar el sufrimiento que hay detrás de la programación y llorar por las manipulaciones y traiciones hechas desde la infancia.

TESTIMONIO DE UN SUPERVIVIENTE

Kim Campbell

Nota preliminar de Svali: Quería publicar un artículo valiente y que invita a la reflexión, escrito por un antiguo Illuminatus que todavía se está recuperando de los abusos rituales satánicos que sufrió. Este artículo se difunde con el permiso de su autor, Kim Campbell. Espero que ayude a educar a los cristianos y dé esperanza a otras víctimas del satanismo. El artículo fue escrito en abril de 1999.

Testimonio de mi liberación

Me llamo Kim Campbell. Tengo 49 años y vivo en Tulsa, Oklahoma. Estoy felizmente casada.

Trabajo como asistente médica y pertenezco a la iglesia Morning Star Testimony Church en Tulsa. En los últimos años, he experimentado la realidad de mi conversión a Cristo a través de la elección personal que hice.

En abril de 1993, me diagnosticaron un trastorno grave de la personalidad debido a que había nacido en una familia satánica y había sido objeto de abusos rituales satánicos. Sufría un desdoblamiento de personalidad, que se disociaba en múltiples personalidades.

(**Nota del traductor**: Este trastorno de la personalidad es muy común en quienes han sufrido abusos rituales.

Estos traumas pretenden dividir su personalidad en varias personalidades distintas, cada una con su propia identidad y comportamiento. Estas diferentes personalidades, cada una con sus propios sistemas de valores, creencias, emociones y experiencias, pueden turnarse para tomar el control del cuerpo al servicio del plan de Satanás. Estas diversas personalidades no son demonios, aunque los demonios pueden controlarlas. Este desdoblamiento de la personalidad permite a las víctimas de este abuso ritual sobrellevar mejor los traumas tan violentos que han sufrido, y realizar actos que su aparente personalidad "normal" no les permitiría hacer. Sólo el Señor puede sanar y restaurar plenamente a estas víctimas. Véase la página: http://www.pedopolis.com/pages/themes/mk-mind-kontrol-sous-pages/dossier-trouble-dissociatif-de-l-identite-anciennement-nomme-trouble-de-la-personnalite-multiple.html)

Debo decir que mi liberación de esta cultura satánica fue la principal prueba de mi vida. Los últimos años han sido difíciles, pero creo que mis problemas se resolvieron en gran medida hace unos tres años. Esta profunda crisis en mi vida marcó el comienzo de una auténtica fe en Jesucristo, el Salvador y Señor de mi vida. Siempre había querido vivir una fe así, pero nunca lo había logrado.

Este artículo es, por tanto, mi testimonio. Lo escribí por primera vez en 1995. Espero que instruya a aquellos que ministran a los supervivientes de los Illuminati, especialmente al Ministerio Escudo de Fe en Minneapolis, que me ha invitado a compartir mi testimonio. Ante todo, quiero dar testimonio del amor de Dios por mí, y por todos los miembros del Cuerpo de Su Hijo. Estoy absolutamente maravillado por este Dios Padre, Hijo y Espíritu Santo, que quiere desplegar Su gloria divina, una gloria que se complace en compartir conmigo, Su hijo. Conmigo y con todos sus hijos. ¡! ¡Qué gracia tan maravillosa!

Mis raíces satánicas se remontan a ambas ramas de mi familia. Mi familia "oficial" son tejanos del oeste que me enseñaron a atarme los zapatos, a hacer los deberes de aritmética y a ser educado. Son cosas normales que la mayoría de los padres hacen por sus hijos. Sin embargo, un observador agudo se habría dado cuenta de mi tendencia a la depresión, la inquietud y el desequilibrio. Pero, en cierto modo, era una privilegiada. Nadie había diagnosticado mi grave trastorno de personalidad en aquella época. Así que, aparentemente, yo era una niña más, aunque muy extraña.

Sin embargo, tras este aparente barniz, yo también era descendiente directo de una familia muy antigua inmersa en una antigua cultura satánica. Esta cultura ha sobrevivido en secreto durante miles de años. Es tan antigua como la humanidad. En esta cultura, la gente adora a Satanás como su dios. Su culto a él, y todo su estilo de vida, siempre han estado impregnados de una terrible violencia.

A través de mi pertenencia a esta cultura, estuve expuesta a todo tipo de abusos, traumas e influencias demoníacas que son típicas del satanismo. Esta cultura es increíblemente malvada, porque está controlada por el genio del mal. Casi todo en esta cultura está diseñado para destruir a los seres humanos.

Reaccioné como reaccionan todos los niños en esta cultura: disociando mi personalidad.

Toda mi vida, desde mi más tierna infancia, he estado sometida a traumas diseñados para desarrollar mi capacidad de fragmentar mi personalidad. He experimentado todo tipo de violencia forzada, como víctima y como agresor. Me sometieron a programas de programación mental muy sofisticados aquí en Estados Unidos, a menudo en clínicas e instituciones públicas, y en el Instituto Tavistock de Inglaterra. Me adoctrinaron en la Cábala y me llevaron a todo tipo de iniciaciones ocultas, para introducirme en la forma más antigua de satanismo, la religión mistérica sumeria-acadia, la que se practicaba en Babilonia.

Así que mi personalidad se fragmentó deliberadamente en elementos separados, y todas estas personalidades múltiples se construyeron y desarrollaron en mi identidad global.

Esta cultura está, por supuesto, completamente impregnada por el poder de los espíritus demoníacos. Todos estos demonios se han convertido en parte de mi vida e incluso de mi naturaleza. En una cultura que se dedica a la búsqueda del poder, los demonios son el último recurso. En la cultura estadounidense, la gente busca comodidad, estatus social y prestigio. Pero en la cultura satánica, la gente busca ansiosamente el poder de los demonios.

El satanismo ha invadido toda la civilización occidental. El satanismo es la base de lo que hoy llamamos "paganismo", en sus formas antiguas o contemporáneas. El satanismo se ha desarrollado a lo largo de los milenios, integrándose progresivamente en la cultura y las estructuras de poder de todas las naciones occidentales. Tiene adeptos en todos los ámbitos de la sociedad, a todos los niveles y en todos los estratos sociales. El satanismo ha ejercido una profunda influencia en la vida intelectual de Occidente durante los últimos siglos. Sus doctrinas y escritos han modelado el pensamiento occidental, desde los filósofos griegos, pasando por San Agustín, Santo Tomás de Aquino, los místicos cristianos del siglo XIII, hasta el movimiento carismático moderno. Descartes, Spinoza, Kant, los filósofos de la Ilustración, y muchos otros, procedían de esta cultura satánica. La religión polinesia, el animismo, el espiritismo, la religión de los indios americanos, las culturas maya e inca, la cultura del antiguo Egipto y Grecia, todas se originaron en el satanismo.

Creer que la cultura satánica gira en torno al abuso ritual es mostrar una ignorancia fundamental del satanismo y de su influencia destructiva en la historia de la humanidad. El satanismo ha influido en la política, la economía, el arte y la música. Para extender su influencia, el satanismo siempre ha utilizado el proceso psicoespiritual conocido como "disociación de la personalidad". Esta práctica de disociación es tan antigua como la humanidad.

Esta fue la cultura en la que nací y crecí. Lo menos que puedo decir es que esta cultura es completamente opuesta al Reino de Dios. Estas dos culturas nunca han dejado de luchar entre sí. Y puedo decir que, desde mi nacimiento, he vivido en medio de esta lucha. Al mismo tiempo que era satanista practicante, ¡obtuve un Master en Teología en 1976! Afirmaba abiertamente ser cristiano, pero mi vida pública demostraba las contradicciones de vivir en dos culturas irreconciliables. Mi amor por el Señor era superficial. Deseaba profundamente amarle y ser amado por Él, pero era incapaz de superar mis ansiedades y dudas sobre la existencia y el carácter de Dios. Mi vida social reflejaba un aparente éxito relativo, pero mi vida espiritual y mis relaciones con los demás eran un fracaso.

Cuando supe que padecía este trastorno de la personalidad causado por el abuso ritual, sentí un profundo choque emocional. Pero también fue para mí el verdadero punto de partida en el camino hacia el Señor. Por primera vez en mi vida, decidí que mi prioridad era convertirme en el cristiano que siempre había querido ser. Sabía que esto iba a ser muy difícil, pero sabía que si iba a convertirme en seguidor de Jesucristo, tenía que estar completamente libre de lo oculto y curado de la fragmentación de mi personalidad.

Si hubiera tenido que recurrir a los mejores métodos y técnicas de la psicología y la psiquiatría, sabía que nunca habría tenido el dinero ni el tiempo necesarios. Los especialistas tradicionales no habrían podido hacer nada por mí. A día de hoy, estoy convencida de que no existe un enfoque tradicional para tratar los problemas de una personalidad fragmentada por el abuso ritual satánico. Para liberarme, no tuve más remedio que ser liberado por Jesucristo.

Por esta razón, me tomé muy en serio mi relación como discípulo de Jesucristo. Constantemente el Señor me llamaba a la santidad y me hablaba del poder de Su amor. Él me había perdonado a través de Su Hijo, y podía librarme del poder del pecado. Todos los días, después del trabajo, en lugar de "vivir normalmente", me quedaba en casa para leer, rezar, expulsar demonios y reivindicar mi humanidad. Conectaba con mis diferentes personalidades desdobladas, las que me eran accesibles, para fusionarlas e integrarlas en la realidad de mi vida. Aprendí todo lo que pude sobre la disociación de personalidades, el abuso ritual y el proceso de curación, con el fin de aplicar todos estos conocimientos a mi propia liberación. Me uní a una iglesia para escuchar al Señor, ya que mi Padre celestial había elegido utilizar la "locura de la predicación de la cruz" como medio definitivo para reestructurar mi personalidad. Asistía a reuniones de oración en las que la presencia y el poder del Señor producían milagros en mí y en los demás. Examiné mi vida a la luz de la Palabra Viva de Dios. Sometí a la obra santificadora del Señor cualquier pecado cometido por mis diversas personalidades, consciente o pasivamente. Al fin y al cabo, esta fragmentación de mi personalidad no era otra cosa que el pecado por excelencia. Como pecador, necesitaba ante todo arrepentirme y ser perdonado. Así que recibí mi liberación obedeciendo al Señor.

Cuando me encontraba en un aprieto, o cuando los obstáculos eran demasiado difíciles para mí, pasaba tiempo con mi pastor, Doug Riggs, que me impartía el amor y el poder del Señor. En lugar de pasar horas haciendo hablar a mis diferentes personalidades, el Señor nos permitió profundizar en los acontecimientos que moldearon mi personalidad. De hecho, consistió en expulsar enérgicamente a los demonios, y orar a nuestro Padre para que me permitiera fusionar mis distintas personalidades. Mi pastor también me mostró, a partir de la Biblia, y a la luz de la Persona de Jesucristo, cómo los abusos que había sufrido habían moldeado mi vida. El Señor me permitió, a través de mi pastor, profundizar mucho más que si hubiera estado sola. Lo utilizó para transmitir Su Palabra de gracia a mí, un hombre con una personalidad disociada. A través de la voz y la presencia de mi pastor, el Señor se hizo más real para mí. Muchas veces, el Señor le dio a mi pastor revelaciones y dirección que fueron esenciales para que yo resolviera las crisis por las que estaba pasando. El Señor utiliza a hombres como él, y como tantos otros en el Cuerpo de Cristo, para ayudar a hombres como yo.

Al Señor no le intimidan las tinieblas. Después de todo, la buena noticia es que me amó mientras yo aún estaba en la oscuridad. El Señor hizo todo esto en el contexto de una pequeña y aparentemente insignificante iglesia local de treinta o cuarenta personas (incluyendo niños), ¡la mayoría de los cuales habían sido sometidos a abusos rituales satánicos o tenían personalidades disociadas! Nos habíamos unido para trabajar para acelerar el regreso del Señor por Su Novia, mientras que en el ocultismo nuestro trabajo era luchar contra la voluntad de Dios para la Iglesia, y promover la venida del Anticristo. Como cristianos orábamos unos por otros, nos exhortábamos y aconsejábamos, mientras que como satanistas nos dominábamos y perseguíamos mutuamente.

Al "trabajar en nuestra salvación con temor y temblor", a menudo nos vimos obligados por la Palabra Viva de Dios a quitar las vigas de nuestros propios ojos, mientras nos esforzábamos por quitar las pajas de los ojos de nuestros hermanos. El Señor nos limpiaba para enseñarnos el arrepentimiento. Era el Cristo Vivo obrando en Su Cuerpo, como lo hizo en Cafarnaúm antes de Su crucifixión, o en Corinto después de Pentecostés.

Así es como el Señor estaba obrando en mi vida como uno de Sus discípulos. Poco a poco, mi Padre Celestial me fue liberando, literalmente, del poder moral y demoníaco del pecado, a través de la Persona de Su Hijo, el resucitado y viviente Jesús de Nazaret. A lo largo de este proceso, nunca dejé de asombrarme de la gracia y el poder de Dios a través de Su Hijo Jesucristo.

Después de dieciocho meses de duro trabajo, seguía teniendo una personalidad múltiple. El Señor nos había dicho que fuéramos valientes. Había aprendido a reconocer que el único obstáculo real era yo mismo. No el yo interior espiritual oculto, sino el yo exterior consciente. Francamente, tenía miedo de darme cuenta de lo mala que había sido y quizá seguía siendo. Así que el Señor me hizo comprender que tenía que mirarme a la cara y aceptar enfrentarme a lo que más temía.

¡Estaba mucho peor de lo que pensaba!

En mi mente, consideraba el abuso ritual satánico de la siguiente manera: se trataba de personas extremadamente malvadas que cogían a niños pequeños y simpáticos y los convertían en satanistas. Me equivocaba. Llevábamos dieciocho meses trabajando para desnudar la superficie. Pero debajo, en el corazón de mi personalidad humana, ¡estaba la naturaleza de un satanista! En realidad, desde que tenía uso de razón, me habían adoctrinado en una cultura digna de Sodoma y Gomorra, en una pequeña casa de ladrillo del oeste de Texas. El abuso satánico que había sufrido no cambiaba el hecho de que ¡ya vivía en una cultura pagana "normal"! Todo lo que había experimentado durante esos primeros dieciocho meses de trabajo de liberación era en realidad sólo una forma de proteger y ocultar la naturaleza real de mi verdadero yo carnal. Ahora me enfrentaba al meollo de la cuestión: pertenecía a generaciones de satanistas. Esto era más que una posesión demoníaca. Estaba tocando la realidad profunda de mi personalidad humana. Era el mundo en el que había vivido. Yo era el descendiente histórico de antepasados que habían practicado el incesto, la violencia y la idolatría. Como tal, ¡estaba tan endemoniada como el peor de los cananeos!

Pero de nuevo, la gracia del Señor fue maravillosa. Hiciera lo que hiciera, mi Dios, mi Padre Celestial, cree absolutamente en la eficacia del Sacrificio de Su propio Hijo en la Cruz para lavar todo nuestro pecado. A pesar del asco y la repulsión que sentí por mí misma, esto no cambió el amor y la ternura del Señor por mí. Al contrario, esta ternura y este amor se hicieron más profundos, más ricos y más poderosos. El Señor Jesús no llamaría a mi pecado otra cosa que lo que era. No me permitía excusas ni toleraba mi irresponsabilidad. No necesitaba disminuir la gravedad de mi pecado, porque Su sacrificio era más que suficiente para eliminarlo y darme una nueva vida.

Así aprendí que el mal no era el mayor poder del universo. A medida que la gracia y el poder de Dios liberaban mis facultades para escuchar Su voz y creer, pude comprender mejor la naturaleza de Su relación conmigo. Sólo gracias a este estímulo pude seguir enfrentándome a la verdad sobre mi vida y perseverar en el camino hacia la liberación.

Esta es la estructura de mi personalidad tal como el Señor me la reveló. En primer lugar, en la superficie, había un "yo bueno" compuesto por mis diversas personalidades que trabajaban, actuaban, pasaban por el matrimonio y el divorcio, y convivían de forma "cristiana". También era este "yo" el que tenía que redescubrir todo mi pasado profundo. Bajo esta superficie había lo que yo llamaría una "capa disociativa" . Consistía en las consecuencias residuales de toda la violencia demoníaca y los traumas que había sufrido, destinados a reforzar mis múltiples personalidades disociadas. Fue esta "capa" la que dio muchos problemas a los distintos terapeutas que habían trabajado conmigo, creyendo que avanzaban hacia una solución, mientras que el núcleo del problema permanecía oculto, sin ser detectado. En el nivel más profundo, estaba finalmente el centro oculto de mi personalidad humana, depositario de todas las cosas abominables practicadas por mis antepasados en las generaciones pasadas. Había olvidado que este "centro oculto" era completamente opuesto al "yo bueno" superficial que yo creía que era mi verdadera personalidad.

Algunos dicen que las personas pueden definirse por lo que las limita o encadena, y yo creo que es cierto. El núcleo de mi personalidad había sido moldeado por mi apego emocional y afectivo a quienes habían desempeñado el papel más importante en mi vida. Mi identidad original se había conformado a partir de los vínculos afectivos que había establecido con las personas más cercanas a mí.

El nombre de mi madre era Lula Vieta Pauline Russel Campbell. Ella nació en 1917 en Farmersville, Texas y murió en 1977. El hombre que conocí como mi padre no era mi verdadero padre biológico. Mi verdadero padre, el hombre al que quería y llamaba "papá", era Edouard Philippe de Rothschild. Yo era su hijo natural, llamado Philippe Eugène. Este hombre era mi padre. En cuanto a mí, era fruto de un incesto oculto, uno de los cientos de miles de descendientes, legítimos e ilegítimos, de esta poderosa dinastía financiera y ocultista.

¿Cómo era mi vida en esta familia? La mayor parte de mi infancia y adolescencia viví con mi padre en su finca de Francia. Recuerdo cómo me hablaba cuando era pequeño. Recuerdo su amor por la vida y su pasión por todo lo humano. Su dios era la humanidad. Lo creía con toda su alma. Podía hablar durante horas de los fenomenales logros de la raza humana. Me llevaba a su biblioteca y pasaba largos ratos contándome los milagros de la humanidad. También me encantaba la relación física que teníamos. Creía firmemente en el poder emocional del incesto. En su cultura, era algo "normal", incluso digno de admiración. Yo le escuchaba, y él me transmitió su intenso gusto por el poder, e incluso su odio a Dios. Este hombre disfrutaba odiando a Dios, y yo era su hijo natural. Tal era la profunda naturaleza de la iniquidad que había heredado de mis antepasados. Siendo descendiente de los Rothschild, ¡no podía estar más endemoniadamente habitado!

¿Cómo puede ser que un niño perteneciente a una familia así pueda convertirse en cristiano? Hay que saber que las familias de satanistas tienen esta particularidad, a saber, que ponen a sus propios hijos en contacto con el Evangelio, para poder destruir después todo lo que hace a la fuerza emocional de una fe verdadera. Recuerdo cómo mi padre, por consejo del propio Dr. Joseph Mengele, me llevó a Cristo. El Dr. Joseph Mengele fue el famoso médico nazi que organizó la eliminación de los judíos en los campos de exterminio y que dirigió los abominables experimentos "médicos" realizados con los prisioneros. Permaneció ilocalizable después de la guerra).

Sus primeros y torpes intentos fracasaron a menudo, lo que le valió los duros reproches del Doctor. Pero un día lo consiguió. Comprendí el milagro por el que Dios puede convertirse en nuestro Padre. Mi corazón se abrió ardientemente a este Dios Santo, que se convirtió en mi Padre, mi "Abba". Entonces mi padre y el Dr. Mengele, mediante una perversión del mensaje de las Escrituras, me llevaron a "dar muerte al viejo hombre" (nuestra naturaleza humana no regenerada, según la teología del apóstol Pablo). En efecto, me sometieron a una muerte clínica y me "resucitaron" por medios médicos. Yo sólo tenía dos años. Entonces me pusieron ante la "disyuntiva" de amar a mi Padre Celestial, que me había llevado a la muerte, o a mi padre terrenal, que me había devuelto a la vida. Durante mucho tiempo, mi padre reforzó en mí estos dos deseos contradictorios: pertenecer al Señor o pertenecer a mi padre terrenal. Trabajó para crear en mí una increíble tensión interna entre estos dos vínculos afectivos diametralmente opuestos. No me permitió resolver esta tensión a nivel de mi personalidad. Esta fue la mayor lucha de mi vida, que desembocó en un trastorno emocional y psicológico de primera magnitud. Este conflicto se complementó más tarde con el abuso programado y el condicionamiento cuidadosamente controlado de mi personalidad mediante sofisticadas técnicas médicas.

Todo esto acaba produciendo una verdadera doble personalidad.

Así, aunque me había convertido realmente en cristiano, habiendo experimentado la maravillosa presencia del Espíritu Santo dentro de mí, y habiendo recibido la vida eterna en Cristo, fui inmediata y deliberadamente privado de estas gloriosas realidades, que ya no estaban a mi disposición como base para el desarrollo de mi personalidad. Después de experimentar realmente mi identidad como cristiano, fui inmediatamente adoctrinado de nuevo en la cultura satánica. El abuso ritual que sufrí posteriormente ¡fue para construir un edificio completamente satánico sobre estos cimientos cristianos!

Yo estaba presente cuando murió mi padre en 1988. Recibí su poder y me confió la misión de seguir mi destino en la gran conspiración familiar. Al igual que los demás hijos de la dinastía Rothschild, desempeñé un papel clave en la rebelión de mi familia contra Dios. Cuando veo las noticias en la televisión, me asombra ver tantas caras conocidas ocupando el centro del escenario en todos los ámbitos de la política, las artes, las finanzas, la moda y los negocios. Crecí con todas estas personas, y las conocí en los lugares donde practicábamos nuestros rituales satánicos, así como en los "centros de poder".

Financieros, artistas, miembros de la realeza, e incluso Presidentes y Jefes de Estado, todos eran personas con personalidades disociadas, que ahora están trabajando y conspirando para llevar a la humanidad a un Nuevo Orden Mundial, donde el ser humano ocupa el lugar más elevado, y Dios es sólo una abstracción sin rostro. Todas estas personas habían sufrido, como yo, abusos rituales satánicos que habían disociado sus personalidades. Al igual que los cientos de miles de otros hijos biológicos de mi familia ocultista, yo tenía mi lugar y función en el plan de nuestra familia para controlar el mundo. Mis esfuerzos, y los de mi familia, estaban constantemente dirigidos a reclutar a un miembro de la nobleza europea de la familia Habsburgo para ocupar el puesto más alto a la cabeza de la humanidad, que no es otro que el Anticristo de la Biblia.

Mientras que a otros miembros de mi familia se les asignó infiltrarse en el gobierno, las universidades, los negocios y las artes, mi lugar asignado estaba dentro de la Iglesia, el Cuerpo de Cristo. Yo debía ser un centro de poder espiritual y controlar la actividad satánica en la Iglesia. Toda mi vida había estado en contacto con gente que formaba parte de la Iglesia, mientras canalizaba y difundía el poder satánico del Falso Profeta y del Anticristo, a través de la familia Rothschild. Desde mi infancia me había dedicado y entrenado en la tarea vital de mantener cuidadosamente el contacto con el poder espiritual ancestral del Falso Profeta y el Anticristo. Todos nosotros, que habíamos nacido en familias satanistas, y que habíamos sido entrenados durante décadas para ejercer esta influencia en la Iglesia, estábamos todos en contacto dentro de una iglesia local. Nuestro objetivo era utilizar la Iglesia, el Cuerpo de Cristo, como medio para manifestar al Falso Profeta y al Anticristo. ¡Increíble!

Hay muchos cristianos en la Iglesia con personalidades disociadas que mantienen posiciones espirituales ocultas similares y que trabajan para el satánico Nuevo Orden Mundial. Yo representaba la "estrella de la mañana" de Lucifer, infiltrada en la Iglesia. Yo era el representante de todos los demás satanistas que estaban relacionados conmigo, y que juntos constituían esta "estrella de la mañana". En la Iglesia, sus espíritus estaban presentes en mí.

Así que yo era, en el Cuerpo de Cristo, un mero ser humano, pero también un centro espiritual de energía satánica colectiva. Había sido entrenado para ello mediante toda clase de rituales, y estaba habitado por poderosas legiones de espíritus malignos.

Fueron los Rothschild de mi familia quienes me entrenaron para ocupar esta posición espiritual oculta, como una "estrella de la mañana". Todo este edificio satánico se construyó sobre los cimientos de mi experiencia inicial como cristiano. Por fuera, yo era un falso cristiano, programado para ser hiperpío, hipócrita y superespiritual.

Pero, como satanista perteneciente a la familia Rothschild, aún tuve que pasar por la experiencia real de aceptar a Jesucristo como mi Señor a la tierna edad de dos años y cuatro meses. Este fue el fundamento de mi personalidad.

Sin embargo, fue esta misma experiencia la que fue crucial en mi liberación, así como en mi vida como cristiano.

Mi conversión a Cristo fue el acontecimiento fundamental de mi vida. Posteriormente, se me había privado deliberadamente de los beneficios de este acontecimiento y de mi verdadera identidad. Se me impidió que mi fe cristiana se manifestara en mi comportamiento. Había perdido así el motor más importante de mi personalidad.

Me pregunto si mi liberación habría sido más rápida si los que me aconsejaron se hubieran ocupado primero de mi identidad biológica y emocional como Rothschild y de mi conversión a Cristo de niño, con todos los acontecimientos que habían acompañado a esa conversión. Pues estos fueron los factores iniciales que provocaron la disociación de mi personalidad. Si hubiéramos resuelto este problema básico, creo que mi personalidad disociada habría sido despojada de todos los elementos demoníacos, psicológicos y biológicos que la habían constituido, y que este sistema demoníaco prácticamente se habría derrumbado.

Mi experiencia dista mucho de ser única. Todos los que han pasado por una liberación similar han vivido experiencias parecidas. Todos recibimos a Cristo de niños y luego pasamos por enormes conflictos emocionales, desgarrados entre nuestro apego a Dios y nuestro apego a nuestros padres. Este conflicto provocó una fractura, una disociación de nuestra personalidad. El resultado fue que nos invadieron legiones de espíritus malignos. Fueron las múltiples personalidades creadas como resultado de esta disociación las que fueron utilizadas por Satanás. Posteriormente, se crearon nuevas personalidades, formando todo un complejo sistema psicológico al servicio del Maligno.

Para los Rothschild, como para el propio Satanás, estoy seguro, este fue un ejemplo perfecto de ironía demoníaca y sadismo. Hay una forma de genio satánico en utilizar a los cristianos para trabajar por la manifestación del Anticristo. Al infiltrarse en todo el Cuerpo de Cristo, a través de sus siervos ocultos, Satanás ha sido capaz de generar las fuerzas espirituales y sociológicas necesarias para llevar a cabo el reinado del Falso Profeta y del Anticristo. Tal conspiración también impide que el Cuerpo de Cristo crezca a la perfecta estatura de Cristo, y que satisfaga plenamente el corazón de Dios para Su pueblo. Son todas estas infiltraciones satánicas, tanto dentro como fuera del Cuerpo de Cristo, las que son la fuente de la energía demoníaca, de las herejías, y de todas las acciones que resultarán en la gran apostasía predicha en 2 Tesalonicenses 2:3. Será entonces cuando se manifestará el Anticristo, el hijo de perdición.

Dentro de todas las denominaciones históricas, en el Movimiento Ecuménico, en el Movimiento Palabra de Fe, en partes del Movimiento de la Viña, y especialmente en las herejías carismáticas transmitidas dentro de la "renovación espiritual" entre metodistas y presbiterianos (entre muchos otros), en todas las prácticas "cristianas ocultas" de los movimientos que buscan la "unidad de la Iglesia por medio de señales, prodigios y milagros", iniciados por el ministerio herético de Oral Roberts, en todas partes donde Satanás ha logrado seducir y adorarse a sí mismo como un dios.

Las visiones y mensajes proclamados por todos estos "ministerios" son sólo las proyecciones demoníacas de espíritus seductores, que se expresan por boca de todos estos falsos profetas. Sus milagros son sólo actos producidos por hechiceros que no conocen ni al Padre ni al Hijo. En Mateo 7, Jesús habló de estos falsos profetas, diciendo:

Muchos me dirán aquel día: "Señor, Señor, ¿no hemos profetizado en tu nombre? ¿No hemos expulsado demonios en tu nombre? ¿No hemos hecho muchos milagros en tu nombre? Entonces les diré abiertamente: Nunca os conocí; apartaos de mí, hacedores de iniquidad" (Mateo 7, 22-23).

Por muy sinceras que sean las personas que siguen estos movimientos, por muy sublimes, maravillosas y extáticas que sean las experiencias que puedan tener, estos movimientos no proceden de Dios. Si el juicio comienza por la casa de Dios, hay una buena razón para ello. Satanás se ha servido del abuso ritual ocultista, y del fenómeno de la disociación de la personalidad, para infiltrarse en la Iglesia a través de sus falsos profetas, acompañados de sus falsos dones espirituales. El demonio ha conseguido prácticamente apoderarse de la Iglesia y mantenerla como rehén de sus intereses, como un secuestrador que se apodera de un avión de pasajeros.

Así, no sólo todos los ámbitos de la política, la vida social y la economía están preparados para el Anticristo, sino también los de la religión y la vida espiritual, incluida la Iglesia visible de Cristo.

La imagen de un mundo que se dirige al infierno, llevándose consigo a la Iglesia, es bastante sombría y desalentadora. Pero la Biblia es perfectamente clara a este respecto: el período inmediatamente anterior al regreso de Jesucristo corresponde a este cuadro que tenemos ante nuestros ojos. Si usted cree que la verdadera Iglesia será otra cosa que un débil remanente fiel en medio de la violencia y las profundas tinieblas, está tristemente equivocado, y no sabe leer las Escrituras.

El Señor Dios sabe lo que hace. Su omnisciencia, y la gracia que fluye de Su Ser, son más que suficientes para que Su verdadera Iglesia persevere en la fe y soporte tal poder maligno. Mi vida es una prueba viviente de esto. ¿Qué podría significar entonces mi liberación, y la de otros como yo, sino que Jesucristo está vivo y actúa hoy? Y que Él ha decidido, en Su gracia soberana, otorgar las incomprensibles riquezas de Cristo a los paralíticos, los cojos, los despreciados y los quebrantados de corazón, para hacernos Su pueblo del pacto, "para que los principados y potestades en los lugares celestiales conozcan hoy, por medio de la Iglesia, la multiforme sabiduría de Dios" (Efesios 3:8-10).

La victoria completa no se logró simplemente superando los lazos demoníacos y disociativos de esta conspiración satánica. Creo que el verdadero gozo que nuestro Padre experimentó al guiarnos a librarnos de nuestros problemas y lograr tal tarea le fue dado por el hecho de que fue Él mismo quien nos dio esta victoria moral sobre Satanás y sus poderes malignos a través de nuestra relación con nuestro Padre Celestial y nuestra relación de unos con otros. Esta victoria moral puede verse en el amor que nos tenemos unos a otros en nuestra pequeña asamblea.

Los obstáculos son ciertamente formidables cuando se trata de liberarnos de nuestras raíces profundamente demoníacas, y de continuar siendo fieles al Señor en medio de un mundo que corre hacia el Infierno. Pero todo merece la pena.

Porque nuestro Padre nos ha sacado del pantano donde nos hundíamos, para formar discípulos que, tanto en su vida personal como en sus relaciones mutuas, han dado a Satanás una derrota moral y espiritual. En esta lucha, personal y colectiva, el Señor está cumpliendo su deseo: "que todos sean uno, como tú, Padre, en mí, y yo en ti, que también ellos sean uno en nosotros, para que el mundo crea que tú me has enviado. Yo les he dado la gloria que tú me has dado, para que sean uno como nosotros somos uno, yo en ellos y tú en mí, para que sean perfectamente uno, y para que el mundo sepa que tú me has enviado y que los has amado a ellos como me has amado a mí" (Jn 17, 21-23).

Debido a la división de mi personalidad, nunca había podido entrar en una verdadera vida cristiana, ni en la voluntad de Dios para mí. Por la gracia de Dios, ahora he entrado en ella, y he elegido vencer el mal que hay en mí.

"El que venza heredará estas cosas; yo seré su Dios, y él será mi hijo" (Ap. 21:7). A pesar de la manipulación y la traición que había sufrido, la decisión de confiar en Jesucristo, que había tomado en mi primera infancia, era la correcta. Soy una persona corriente. Como cristiano, no soy un superhombre. Hay personas en nuestra pequeña congregación, y en otras, que han demostrado mayores cualidades de perseverancia, valentía, honradez y humildad. Hay muchos otros cristianos, con personalidades disociadas o no, que, al responder a la llamada de Jesús a ser sus discípulos, han sido llevados a profundidades extraordinarias de sufrimiento y amor por el Nombre de Jesucristo. El mundo no es digno de tales cristianos.

Toda mi vida el Señor me ha llamado a confiar en Él y obedecerle, como llama a hacer a todo hombre.

¿Cómo puedo decirle: "¡No! El Hijo de Dios, nuestro Padre, en Su gracia, me "encarceló" y me mantuvo cautivo. Fue porque Él reclamó mi vida que pude mantener un sentido de la realidad suficiente para creer que Él realmente existía, que le debía mi vida y mi amor, y que Su gracia superaba todo lo que jamás había existido.

POLIFRAGMENTACIÓN

Mecanismo de supervivencia

Nota: el siguiente artículo puede parecer un galimatías para alguien que nunca antes haya oído hablar de disociación y de alteridades independientes... Imagino que para el autor del artículo (*Svali - 2000*), expresar con palabras estas diferentes personalidades posibles en un ser ya es complicado, la traducción al francés es igual de complicada.

Este tema de la programación mental por fragmentación de la personalidad es seguramente uno de los más complejos de entender. Algunas personas lo rechazarán de plano, porque les parece demasiado descabellado. A quienes lo hagan, les invitamos a fijarse primero en lo que en psiquiatría se conoce como Trastorno de Identidad Disociativo, antes conocido *como Personalidad Múltiple*. Se trata de un punto de partida para comprender que un ser humano puede llegar a programarse metódicamente a través de traumas repetitivos, creando personalidades independientes. Si desea explorar esto más a fondo para determinar si es fantasía o realidad, puede visitar estas páginas y darnos su opinión:

Nota importante: Este artículo no pretende ser una terapia ni sustituye el seguimiento con una persona cualificada y competente, que es esencial para curarse de un trauma grave. Este artículo es sólo la opinión de un superviviente. Advertencia desencadenante: contenido sobre abuso ritual, disociación y trauma.

Para sobrevivir a los abusos rituales, el niño aprende a disociar; disocia fuertemente. El niño sufre algunos de los abusos más horribles imaginables y la mayoría encuentra una forma de *protegerse*. Una forma que se fomenta en algunos grupos es crear un complejo sistema de defensa. En términos psicológicos, se trata de fragmentar al niño una y otra vez... Al final, el niño se polifragmenta.

¿Qué es la polifragmentación? El término procede de la raíz "poly", que significa "muchos" fragmentos. En la polifragmentación compleja, la víctima tendrá un sistema de alteraciones, cientos o incluso miles de fragmentos. Se trata de piezas aisladas de su mente creadas para realizar un trabajo de forma eficaz y sin pensar.

A menudo, este trabajo sería algo aborrecible para el núcleo de la personalidad. Cuanto más se aleja uno de las creencias/morales de ese núcleo de personalidad, más disociación/fragmentación debe producirse.

En otras palabras, una persona tiene que pasar por muchos traumas para que haga cosas que nunca aceptaría hacer. Y la persona debe sentirse muy lejos de sí misma cuando hace estas cosas. La secta creará voluntariamente esta polifragmentación por esta misma razón, y también es una forma de facilitar el control.

¿Cómo se estructuran estos sistemas polifragmentados?

Son individualidades, varían no sólo de una persona a otra, sino también en relación con el grupo al que pertenece la persona, en relación con el formador, las capacidades del niño y las tareas que tendrá que realizar. No existe una receta estándar para crear la polifragmentación, pero hay ciertas características que son comunes.

¿Qué aspecto tiene un sistema polifragmentado?

Voy a compartir contigo algunos de mis recuerdos básicos de cuando yo misma era formadora de este grupo, así como algunas cosas sobre mi propia curación.

1 - Alteraciones protectoras

Son fragmentos que se han creado para hacer el trabajo que hay que hacer, y salvar la vida del pequeño.

Los protectores deben parecer aterradores, igual que los atormentadores del niño. También se convertirán en atormentadores cuando el niño sea adulto, ya que no tienen elección. Pueden ser despiadados, furiosos o parecer demonios. Algunos gruñen, sisean, se creen animales poderosos. En el fondo, todos son un niño pequeño al que se le pide que haga lo impensable, al que se le obliga a actuar de una forma que no desea. No les importa la vulnerabilidad y no confían en nadie, por una buena razón, la de su propia experiencia en la secta. Con terapia y tiempo, también pueden ayudar a la víctima de a ponerse a salvo de los abusadores.

2 - Alteraciones intelectuales

La secta QUIERE alteradores intelectuales que puedan observar, ir de un sistema a otro, aprender información rápidamente y enviarla. Puede ser a través de grabadoras, ordenadores, investigadores. Pueden saber varios idiomas, dominar diferentes filosofías. Brillantes y cognitivos, a menudo creen que pueden ser más listos que los que les rodean, incluidos los terapeutas. Conocen muy bien *la "historia de su vida"*, mejor que nadie, ya que rara vez tienen sentimientos fuertes. Estos alterados pueden *"leer la historia de su vida"* sin derramar una lágrima de emoción. Cuando están fuera, la persona parece "plana", por no decir otra cosa.

3 - Los alteradores de la negación

Son intelectuales y están creados para negar que algo malo haya sucedido. La vida era maravillosa, los padres perfectos y cariñosos y para estos alterados, las tendencias suicidas y el TEPT: http://www.pedopolis.com/blog/l-etat-de-stress-post-traumatique-espt.html son artefactos extraños sin ninguna razón real para existir. Una persona puede tener una abreacción en toda regla y, 5 minutos después, aparecerá la negación para decir que todo era una invención. A menudo les asusta el dolor que la persona pueda tener al recordar el grave trauma, eso es lo que les motiva.

4 - Los controladores alternativos/"Head Honchos"/"Top Dogs

Son los líderes del sistema, saben lo que ocurre en el sistema en cada momento. En un sistema militar, podría ser el general. En un sistema de protección, el protector más poderoso. En un sistema de metales: el platino. O en un sistema de joyas, la joya más alta como el diamante, el rubí o la esmeralda.

Normalmente hay varios líderes que comparten la responsabilidad en un sistema. También pueden convertirse en una valiosa ayuda con el tiempo si deciden renunciar a la lealtad a la secta.

5 - Niños suplentes

Quieren elogios de sus líderes adultos, que a menudo les dan recompensas o caramelos... También son el "corazón" de un sistema polifragmentado y pueden sentir amor, alegría o terror. A menudo quieren abrazos y que les digan que "están bien".

6 - Alters que castigan

¿Por qué esperar a que una persona exterior castigue si se puede crear a alguien interior que lo haga? Los niños suelen identificarse mucho con sus verdugos y, si el castigo es severo y frecuente, interiorizarán a ese verdugo para intentar mantenerse "a raya" y evitar el castigo exterior. La secta sacará provecho de ello y, a menudo, el programador dejará un alter llamado por él mismo como *"tarjeta de visita"*. *Será* un entrenador interno, un castigador o un ejecutor. Su trabajo consistirá en intentar mantener las cosas a raya y, a menudo, intentará sabotear la terapia. Suelen tener miedo al castigo externo si no hacen su trabajo. El alter castigador también activará secuencias de autocastigo: programación para *"inundarse"*, autodestruirse o suicidarse si la persona empieza a romper con la secta y sus normas. Estos fragmentos/alters pueden tardar algún tiempo en convencerse de que pueden cambiar estas viejas costumbres, ya que son responsables ante el programador si las cosas no van bien.

7 - El sentimiento se altera

Los sentimientos eran abrumadores e interminablemente traumáticos durante la infancia. Amenazaban la supervivencia y la cordura. ¿La solución? Dividir el sentimiento en partes/fragmentos internos. Dividir el sentimiento de forma que sea manejable. Estos sentimientos de alteración suelen estar profundamente enterrados, y cuando salen a la luz en terapia, al principio puede resultar violento. El alter de un niño puede salir gritando, aterrorizado o gimiendo con un dolor incontrolable hasta que se le devuelve al momento presente. A menudo, los sentimientos están fuertemente sancionados en la secta, por lo que era psicológicamente necesario enterrarlos en lo más profundo de la psique para sobrevivir. Estos fragmentos pueden estar muy separados/alejados de otros alters que sepan lo que ocurrió para causar tales sentimientos, por lo que parecerán surgir de la nada, sin ninguna razón. Con el tiempo y la curación, pueden conectar con los alters intelectuales que han observado esto desde dentro, y con otros que han pasado por el mismo trauma, lo que da sentido a los sentimientos y ayuda a resolverlos.

8 - Asesoramiento interno

La mayoría de las sectas tienen Consejos y muchos miembros los han interiorizado, directamente en ellos mismos. Otro ejemplo de la interiorización de los atormentadores, y estos alteradores tienen un gran interés en mantener las cosas en su lugar/correctas, hasta el momento en que se dan cuenta de que pueden abandonar la secta/comunidad para estar a salvo. Entonces pueden convertirse en una enorme fuerza de curación. Una persona puede tener un consejo de gobierno local interiorizado, o un consejo espiritual que represente a los externos, como un consejo druídico *interno* o un grupo de *maestros ascendidos* que ayuden a que las cosas funcionen desde dentro.

9 - Alteraciones sexuales

Están creados para poder hacer frente a los traumas/violaciones de la primera infancia en la madurez sexual.

Consideran que es demasiado para que lo entienda un niño pequeño. Algunos han tenido que aprender a *"disfrutar"* del maltrato, o fingir que lo disfrutan, y así ser muy recompensados por ello.

10 - Alteraciones amnésicas

Se les llama *"los despistados"*, *"los que no saben nada"*, etc. Tienen la tarea de no recordar, de lo contrario, como a un niño, se les castiga duramente. Tienen la tarea de no recordar, de lo contrario, como a un niño, se les castiga duramente. Suelen estar muy contentos de no recordar nada y, a veces, otros alters que han sufrido abusos les envidian o les disgustan sus antecedentes "protegidos". Esto puede crear hostilidad o guerra dentro del sistema hasta que los alters amnésicos empiezan a aceptar que ha habido abusos. Recordar a los alters maltratados que la amnesia salvó al niño (y sus vidas) y, por tanto, ayudó al sistema.

11 - Alterar a los trabajadores

Tienen trabajos en la vida cotidiana y suelen formar parte del sistema representativo (modo *público/políticamente correcto*). Se encargan de las tareas domésticas, se han casado, cuidan de los hijos y pueden tener trabajos de gran responsabilidad. Son alteridades competentes creadas para ocultar el hecho de que han sido objeto de violencia traumática y humillación/degradación. Estas partes pueden ser de gran ayuda para los otros alters más traumatizados y enterrados, ya que muestran que la vida puede ser *"buena"*.

12 - Anfitriones alternativos

Puede haber un *"anfitrión diurno"* (véase más arriba), un *"anfitrión nocturno"* (para el culto), o anfitriones para varias épocas de la vida de la persona. En ocasiones, el superviviente puede descubrir para su consternación que gran parte de su vida ha estado dedicada a actividades de culto, o que la hostia nocturna es más fuerte que la hostia diurna. Esto es lo que me ocurrió a mí. Afortunadamente, mi anfitrión nocturno es el que abandonó la secta, tenía mucha fuerza para sacarnos del grupo. También tuve un anfitrión que se creó durante los veranos que pasé en Europa cuando era niño. También un *"anfitrión oculto"* que nunca se presentó del todo, esto era para protegerse de los demás (manipulaba a los alters trabajadores para decirles lo que tenían que hacer). Cada sistema manejará esta tarea de forma diferente. En general, cuanto más grave sea el trauma, más desconfianza habrá por parte de los de fuera y más tendrá el anfitrión una fachada, una fuerte protección.

13 - El núcleo básico

Este es el niño original, el que creó a todos los demás en su interior. El sistema del niño dependerá del trauma y la creatividad del niño original, y de su necesidad de protegerse del abuso de otros que podrían haberlo destruido. En algunos sistemas, el núcleo es muy joven, si el abuso y la gravedad comenzaron a una edad extremadamente temprana. Estos núcleos suelen implicar a los padres o figuras parentales que causaron el trauma grave. Esto incluye formas de abandono, tortura y otras crueldades hacia el niño pequeño.

14 - El núcleo dividido

Esto puede hacerse de nuevo a través de un trauma severo en la primera infancia. Algunos grupos suelen practicarlo para crear sistemas aún más disociados. (fragmentación de fragmentos de personalidad...)

15 - Códigos de función, códigos de acceso

Son fragmentos creados para realizar determinadas tareas, se crean para hacer un trabajo sólo cuando son llamados por un disparador, como letras, números, frases u otros estímulos sonoros. Se crean con un trauma profundo.

16 - Alteraciones espirituales

Estos alter ego pueden tener una variedad de creencias que abarcan diferentes espiritualidades. Puede haber una o más creencias espirituales dominantes en el sistema. Por ejemplo, un sistema espiritual creado por la secta puede incluir aspectos de luciferianismo, druidismo, enseñanzas del Templo de Set, religiones mistéricas babilónicas, etc. Un alter "anfitrión" o "trabajador" puede tener un sistema de creencias totalmente contradictorio y puede haber hostilidades entre alteres con creencias opuestas. En mi propia vida, mis "anfitriones" (alters trabajadores, figura pública) eran cristianos devotos, lo que proporcionó estabilidad para sanar a los alters enterrados. Esto también abrió el camino al perdón, una de las tareas más difíciles e importantes en este proceso de sanación.

Esta fue una visión general de algunos de los tipos de personalidad que pueden encontrarse en un sistema polifragmentado. Es importante entender que cada persona es única, que la gente lidia con el trauma a su manera. Esto no quiere decir que todos los supervivientes de estas sectas tengan todas estas personalidades/alteraciones en ellos... Mi esperanza es que este artículo ayude a educar a otros sobre este tema y asunto.

ENTREVISTA CON BRICE TAYLOR

Brice Taylor es una superviviente de un programa MK-ULTRA en el que sacó a la luz los abusos rituales. Es autora del libro "Thanks for the memories: the truth has set me free" (Gracias por los recuerdos: la verdad me ha hecho libre), en el que expone las intrigas gubernamentales y el uso de "esclavas sexuales" por parte de personas de alto rango. También es propietaria de EEG Spectrum, un centro de terapia de ondas cerebrales de Carolina del Norte. Accedió amablemente a ser entrevistada para este artículo y compartir sus sentimientos sobre el tema. Merece la pena escucharla, es una persona valiente y su lucha por sí misma y por su hija es de lo más inspiradora.

Pregunta: Brice, ¿cómo llegó a denunciar los abusos rituales y/o el control mental? ¿Qué motivó tu decisión? ¿Cómo tuvo el valor de denunciarlos?

Respuesta: Empecé a hablar sobre los abusos rituales porque estaba en pleno proceso de curación de mi pasado de víctima y mi recuperación parecía exigirlo. Como madre de tres hijos, me sentí obligada a hablar para alertar a la opinión pública de lo que estaba ocurriendo y para ayudar a otras personas que sufrían los mismos abusos. Nunca tomé el camino seguro. Mi vida siempre parecía estar en peligro, así que seguí denunciando para mantenerme a salvo y ayudar a mis hijos y a los demás. No sé si actué con lo que se llama "valentía" al hacer estas revelaciones, pero mi instinto maternal era y es tan profundo que sólo hice lo que tenía que hacer, y eso me exigía hacer cosas que a la mayoría de la gente le parecerían espantosas. Como estar dispuesta a arriesgar mi vida diciendo cosas públicamente. No hacer nada era mucho más terrible para mí, porque sabía que el abuso continuaría una y otra vez a menos que fuera denunciado y detenido. El amor por mis hijos y por la humanidad sigue siendo mi único motor. Y Dios sigue siendo mi fuerza.

Pregunta: ¿Cómo empezó a recuperar los recuerdos de su propio trauma? ¿Qué factores desencadenaron el proceso de estos recuerdos? ¿Buscaste confirmar tus recuerdos? En caso afirmativo, ¿qué descubrió?

Respuesta: A principios de los años ochenta creo que empecé a recordar "inconscientemente", pero en aquella época siempre me resultó difícil traer recuerdos a mi mente consciente, debido al programa de control mental que dictaba mi vida en aquel momento. Los primeros intentos de mi mente consciente de revelar las actividades en las que estaba involucrado resultaron en migrañas relacionadas con la programación. Tan pronto como mis experiencias inconscientes crearon una amenaza de revelación de secretos bien guardados por razones de seguridad nacional. Tuve un accidente, un choque frontal, mi cabeza golpeó el parabrisas del coche. Aunque en apariencia no estaba gravemente herido, parece que este golpe en la frente hizo que mis dos hemisferios cerebrales empezaran a comunicarse de una forma nueva. Los recuerdos empezaron a inundar mi conciencia, seguidos de órdenes programadas que me hacían pensar que estaba loco, me provocaban migrañas, me hacían llamar a mis controladores e informarles de lo que recordaba y/o me impulsaban a suicidarme.

Al principio tuve que enfrentarme a mis padres. Fue difícil, pero dije la verdad. Mi madre lloró cuando le conté mis recuerdos. Le dije que ella y el resto de la familia habían participado en los abusos que yo recordaba. Nunca negó mis recuerdos, dijo que me creía, pero que ella misma los había olvidado. Ha estado conmigo todos estos años y, como financió mis dos primeros libros y me aconsejó que dijera la verdad, fuera cual fuera, creo que cree que todo es verdad, a pesar de su falta de recuerdos. Sus lágrimas fueron elocuentes. De hecho, escribió un capítulo en mi último libro, en el que explica por lo que pasó con el trastorno de personalidad múltiple que padece mi padre y todos los abusos que sufrió la familia. Agradezco la ayuda de mi madre en esto, porque lo que escribió fue de gran ayuda para otros supervivientes y sus familias.

Mis recuerdos fueron confirmados en parte por fuentes conocidas. Mis recuerdos en el Gobierno me fueron confirmados además personalmente cuando se me acercaron agentes del Servicio Secreto. En una ocasión, un agente del Servicio Secreto de la Casa Blanca se encontró (¿¡misteriosamente!?) sentado a mi lado en un avión y me dijo que no diera nombres que recordaría o hablaría. No di nombres durante muchos años cuando testificaba en iglesias o me reunía con especialistas en salud mental. Una de mis mayores confirmaciones fue cumplir los deseos del agente del Servicio Secreto de la Casa Blanca y no dar nombres.

A menudo, después de mis entrevistas (en las que no nombraba a los agresores), los supervivientes y los terapeutas se reunían conmigo para nombrar (en privado) a las personas que habían abusado de mí. Hubo todo tipo de amenazas durante aquellos años, demasiadas para mencionarlas, pero una que me hizo saber que iba absolutamente por el buen camino fue cuando se incendió mi despacho, donde se encontraba mi equipo Spectrum que utilizaba para practicar la última fase del entrenamiento de ondas cerebrales con los supervivientes. Supongo que esta tecnología que ayuda a los supervivientes de traumas a aprender a mantenerse alerta y atentos y a no disociarse es eficaz. Para asegurarse de que entendía que no se trataba de un accidente, sino de una advertencia para que cesara y desistiera, habían colocado dos bolsas de ceniza del incendio delante de mi casa, que podía ver desde la ventana de la cocina. En lugar de rendirme, pedí tres máquinas más de electroencefalografía y pude abrir un consultorio de ocho habitaciones, ¡donde podía recibir a más personas para que disfrutaran de los efectos beneficiosos de este entrenamiento de ondas cerebrales!

Como supervivientes, casi tenemos que jugar con inteligencia para salir de una pieza de la reacción violenta y, desde luego, desde la tortura y el condicionamiento a la tortura, estamos más acostumbrados a los golpes duros que la mayoría de la gente. Podemos aguantar los golpes si queremos. Yo elijo esta solución. De lo contrario, nunca habría sobrevivido. Pero eso era antes. Hoy parece más fácil salir de los grupos organizados de manipuladores que intentan controlar a los demás porque cada vez hay más profesionales que sacan a la luz el abuso ritual y el control mental, y supervivientes que se curan. Los supervivientes estamos asumiendo un papel importante, un papel que no se puede ignorar. Creo que la verdad está emergiendo como nunca antes y es un momento muy interesante. Nunca podría haber imaginado hace años que en el año 2000 se me daría la oportunidad de llegar a millones de personas en las noticias del Canal 13 para hablar sobre el abuso ritual y el control mental y que mi discurso sería validado por un jefe retirado del FBI y una terapeuta que habló de los 60 supervivientes a los que ha ayudado ¡que dicen lo mismo que yo! El psiquiatra de la FMSF

(Fundación para el Síndrome de la Falsa Memoria), cuando se le preguntó directamente si formaba parte de la CIA respondió: "No sé si soy parte de la CIA, quizá ellos sí" ¿Qué clase de respuesta es ésa?

Muchos, muchos supervivientes están recibiendo cada vez más ayuda para curarse y su curación ha allanado el camino para la gran revelación de los hechos al público. Creo que las experiencias de los supervivientes, en su conjunto, identifican claramente los numerosos problemas que deben salir a la luz para ser resueltos. Cada vez más gente está escuchando y la verdad está saliendo a la luz de un modo que, sinceramente, nunca creí posible en toda mi vida. Esto me anima.

SOBREVIVIR A LA TORTURA

Tenía cuatro años y estaba atada a una silla. Unas correas acolchadas me inmovilizaban los brazos, las muñecas y los pies; el cuello y la cabeza estaban atrapados en un sistema que impedía cualquier movimiento. Una mujer se me acercó y me habló en alemán con voz áspera. Cuando no respondí correctamente, se acercó a mí, con su cara de enfado justo encima de la mía, aterrorizada. Lenta y metódicamente, cogió el cigarrillo que tenía entre los labios y me apuntó al muslo desnudo. Mantuvo el cigarrillo allí mientras yo gritaba. Aquella mujer era mi madre y la pequeña cicatriz redonda sigue ahí.

Este es uno de los temas que más me cuesta escribir, pero cualquier debate sobre el abuso ritual está incompleto si no se aborda. No es un tema muy popular, que muchos preferirían evitar. Un tema que se pasa por alto rápidamente en los debates sobre el abuso ritual hablando de "disfunción", "trauma", "sufrimiento" o "abuso". Pero para un niño que crece en una secta satánica o luciferina, sólo hay una palabra que describa la realidad vivida. Esa palabra es tortura.

En estos grupos, los niños son sometidos a tortura física, psicológica y sexual en su forma más extrema y deben aprender a enfrentarse a esta realidad abrumadora. Tienen que vivir con la conciencia de que las personas que les torturan son sus padres, abuelos, tíos, primos y hermanos, y hacer frente a las consecuencias de la vergüenza y la traición. Este artículo ofrece una visión de los efectos de la tortura desde la perspectiva de la persona que la experimenta.

El Centro Canadiense para las Víctimas de la Tortura (CCVT) tiene una lista de síntomas psicológicos que se producen como consecuencia de la tortura, en bloque: "ansiedad, depresión, irritabilidad, paranoia, culpabilidad, desconfianza, disfunción sexual, pérdida de concentración, confusión, insomnio, pesadillas, déficit y pérdida de memoria".

"Estos síntomas aparecen cuando un individuo se rebela airadamente contra la violación de su legítimo territorio, ya sea físico o psicológico". Las pesadillas representan una búsqueda inconsciente para resolver el terrible dolor de este trauma; la desconfianza y la paranoia hablan de la confianza instintiva en la humanidad que se ha arruinado irrevocablemente. La persona que ha soportado y sobrevivido a la tortura nunca volverá a ser la misma. La pérdida de memoria se produce cuando la psique intenta desesperadamente bloquear los horrores sufridos, a menudo mediante la disociación u otros mecanismos de bloqueo. El autor prosigue:

"Los supervivientes de la tortura suelen ser reacios a compartir información sobre sus experiencias. Pueden desconfiar, tener miedo o intentar olvidar lo sucedido. Sus sentimientos pueden disuadirles de buscar la ayuda que necesitan.

Este artículo fue escrito para el personal médico que atiende a víctimas de tortura bajo regímenes totalitarios en Sudamérica y otros países, pero los síntomas son los mismos para el superviviente de abusos rituales.

La persona suele culparse a sí misma por su tortura pasada, sobre todo si ocurrió en la primera infancia. La tortura graba en su interior la profunda sensación de que algo va mal, algo que hace que los demás abusen de ella o la agredan. Se aconseja a las enfermeras: "Por ejemplo, es importante recordar que quienes buscan ayuda psiquiátrica son personas inicialmente sanas que han sido sometidas sistemáticamente a un tratamiento diseñado para destruir su personalidad, su sentido de la identidad, su confianza y su capacidad para funcionar en sociedad..."

Los supervivientes de abusos rituales a menudo luchan con estas mismas cosas. Suelen ser personas claras, competentes y con un alto nivel de funcionamiento, a las que se podría llamar superdotadas, pero la destrucción de su yo les ha hecho tanto daño que rara vez podrán alcanzar su potencial social o emocional. Los supervivientes de la tortura pueden temer los procedimientos médicos:

"Médicos (que a veces se encuentran en la cárcel y vienen a averiguar cuánto pueden maltratar los torturadores a sus víctimas o cómo causar el máximo sufrimiento sin matar a la víctima)..."

Los médicos ritualistas desempeñan esta misma función, y también utilizarán sus conocimientos médicos para reparar los daños causados tras una sesión especialmente intensa.

"Los terapeutas deben comprender que los instrumentos quirúrgicos y de exploración y los procedimientos médicos pueden ser los mismos que los utilizados para la tortura, por lo que todos los procedimientos deben explicarse cuidadosamente. Algunos tratamientos, como la fisioterapia, deben realizarse con especial conciencia de la posibilidad de un umbral de sufrimiento muy limitado."

"Los supervivientes de la tortura y sus familias también pueden perder algunos de los valores y creencias que tenían antes de sufrir el trauma. Pueden ser incapaces de confiar y, en consecuencia, desilusionarse.

Una de las luchas comunes que relatan los supervivientes de abusos rituales y tortura es la dificultad en el ámbito de la confianza y la intimidad. Incluso para los que escapan a los abusos rituales, el miedo constante a ser secuestrados o devueltos a sus torturadores les infundirá desconfianza hacia los demás. Sólo aquellos que con el tiempo demuestren ser seguros y fiables formarán parte del círculo, a menudo muy reducido, de personas en las que el superviviente confía.

"El Dr. Philip Berger, uno de los fundadores del CCVT, dijo que cuando empezó sus sesiones sobre tortura para profesionales médicos en 1977, no le creyeron. Le dijeron que probablemente la tortura existía en alguna parte y que a veces se practicaba, pero no hasta el punto de requerir una respuesta especializada. Esta negación funciona a varios niveles. La tortura es una práctica bárbara, que la mayoría de la gente prefiere evitar. Esta negación se produce al menos en tres niveles: negación por parte de la víctima; negación por parte de quien la ayuda; y negación por parte de la sociedad en su conjunto. Es el alcance de esta negación lo que autoriza tanto la práctica de la tortura como la continuación y supervivencia de sus efectos.

Si esto es cierto para la tortura documentada de víctimas de regímenes totalitarios en todo el mundo, ¡cuán convincente es el desafío y la negación para la tortura continuada de niños inocentes por parte de grupos ocultistas! La sociedad practica a menudo una negación total de este tema, o incluso su negación, porque reconocerlo significaría perder la "zona de confort" en la que casi todo el mundo vive. El reto de la curación para un individuo que ha soportado una vida de tortura es el siguiente: reconocer los sentimientos, incluida la rabia, experimentados a través del reconocimiento de la impotencia que ha llevado a una lucha contra la profunda resistencia interior a recordar o reconocer lo sucedido (no es necesario recordar todos los recuerdos, pero cierto reconocimiento de lo sucedido es una parte importante de la curación y la integración). Aprender que el superviviente tiene las herramientas para cambiar . Aprender que NO fue culpa del superviviente (los supervivientes suelen tener una imagen baja de sí mismos como respuesta a la tortura). Aprender a deshacer los mensajes dados bajo tortura, y sustituirlos por verdaderas enseñanzas para superar el miedo inducido por la tortura, enfrentarse a un viejo sistema de creencias y a viejas formas de actuar. Darse cuenta de que no fue culpa de Dios (muchos supervivientes luchan con esta idea, preguntándose por qué Él permitió la tortura, o por qué fueron ELLOS quienes tuvieron que soportarla). Perdonar a quienes atormentaron al superviviente (sólo después de pasar por los pasos anteriores).

Reconocer el pasado y luego mirar hacia un hoy mejor.

La tortura suele dejar cicatrices físicas y psicológicas duraderas en el superviviente, pero con tiempo y apoyo es posible curarse. Uno de los aspectos de la curación es ser consciente de los efectos duraderos de la tortura, que sólo ahora están empezando a documentarse en la literatura médica, reconocer estos síntomas si se producen y tomar medidas para aliviar y curar las causas subyacentes.

Otro aspecto de la curación llegará cuando los supervivientes de esta forma extrema de abuso puedan hablar de ello y cuando la sociedad deje de negar lo que está ocurriendo y empiece a actuar para poner fin a los abusos.

ENTREVISTA CON JEANNIE RISEMAN

De vez en cuando hay supervivientes con un don especial que deciden utilizar esta capacidad para ayudar a otros supervivientes. Jeannie Riseman es una de esas personas. Es una escritora y editora con talento y los frutos de su trabajo pueden verse en la revista "Survivorship". Survivorship.org creada por Caryn Stardancer, que ahora edita Jeannie.

Jeannie también creó la página de inicio de ritualabuse.us, uno de los sitios de recursos más antiguos (¡y uno de los mejores!) de la web, tanto si eres un superviviente que quiere testificar sobre el abuso ritual como si eres una persona de recursos o un terapeuta que quiere encontrar más información. Ha pasado horas recopilando información e indexándola en su sitio.

Jeannie ha accedido amablemente a ser entrevistada y a compartir con nosotros elementos de su pasado.

Pregunta: Jeannie, ¿cómo llegó a denunciar los abusos rituales y/o el control mental? ¿Qué te llevó a tomar esta decisión? ¿Cómo encontró el valor para denunciarlos?

Respuesta: Fue instintivo. Cuando recordé mi primer abuso, uno de mis primeros pensamientos fue "es un político". Empecé a hablar de ello con todo el mundo y no he dejado de hacerlo desde entonces.

P: ¿Cómo empezó a recordar sus propios traumas? ¿Hubo algún factor que desencadenara este proceso de recuerdo? ¿Buscaste validar tus recuerdos? En caso afirmativo, ¿qué encontró?

R: Mis padres y mi marido habían fallecido y mis hijos se habían criado y eran independientes. Yo solo era responsable de mí misma, lo que me parecía muy importante.

De hecho, soy una de las pocas personas que conozco que descubrió el abuso en terapia. Mi terapeuta, en quien confiaba y a quien quería, decidió probar un pequeño ejercicio de Gestalt, en el que dos personas se empujan mutuamente con las manos (se supone que así es más fácil decir "no" o algo así). Como era muy alto, se arrodilló a mi nivel y me vi en un instante a los 4 años con un hombre de rodillas haciendo lo suyo. ¡Mi pobre terapeuta no entendía por qué estaba sollozando y en silencio!

Esto liberó un montón de recuerdos, mi primera violación por un hombre, luego recuerdos del grupo y de la experiencia en la secta. No puedo validar ninguno de los recuerdos, quizá porque la generación que me precedió está casi muerta. Y la nuestra era una tradición oral; no guardábamos nada por escrito.

P: ¿Cuáles han sido sus experiencias con alguna o ambas combinaciones de: a) control de sectas y programación b) control mental gubernamental c) cualquier otro tipo de abuso intencionado?

R: Hace unos cinco años pude reconstruir un elaborado sistema de programación, que luego escribí. Poco a poco llegué a creer que yo era uno de los sujetos de prueba originales del control mental de Nueva York (en la década de 1940). Al principio de mi adolescencia, me despidieron antes de que recibiera la programación completa. Creo que ese proyecto, o subproyecto, fue abandonado. Nunca he conocido a nadie con una programación como la mía.

No sé los nombres de las personas implicadas ni dónde tuvo lugar, pero creo que las personas y el sitio o sitios tenían que ver con el mundo académico.

P: ¿Cree que hay grupos organizados que se dedican a esto? ¿Por qué cree que hacen esto a la gente?

R: Sí, sin duda. Lo hacen por poder, ya sea por ascenso personal o por "seguridad nacional".

P: Muchos supervivientes tienen que luchar para recibir tratamiento con una sociedad que no les cree, con su propio dolor interior y con la falta de validación de sus familiares. ¿Qué les diría? ¿Qué opina de estos problemas?

R: He elegido rodearme de gente que me cree, al menos la mayor parte del tiempo. No me relaciono con quienes dudan de mí, simplemente digo "bueno, creo que no estamos de acuerdo" y lo dejo así. Hay cierto poder en decirle a alguien que puede pensar si le apetece que eres un psicótico, que no te importa, y luego actuar de forma completamente sensata y racional. Tengo la suerte de que toda la gente a la que quiero de verdad me cree.

Por último, Jeannie comparte algunas ideas excelentes sobre cómo los supervivientes pueden apoyarse mutuamente y qué escollos evitar:

Es importante comunicar nuestras experiencias en la medida de lo posible, tanto sobre el abuso como sobre la curación. Cuanto más sepamos, cuanto más podamos contextualizar nuestras experiencias, mejor. La comunicación toca la base misma de la programación al mostrar que es posible hablar y vivir para volver a hablar. Contrarresta el aislamiento, la sensación de estar "loco" y la mentira de que "les pertenecemos" para siempre.

Creo que es importante evitar la mirada de los demás si queremos eliminar nuestro sufrimiento o "arreglarnos", y también es importante no intentar controlar a otros supervivientes. Ninguno de nosotros tiene todas las respuestas: sólo colectivamente podemos construir una base de conocimientos sobre cómo vivir con dignidad después de un abuso tan extremo.

CÓMO AYUDAR A UN SUPERVIVIENTE

Una de las preguntas más frecuentes que me hacen es: "¿Cómo puedo ayudar a un superviviente? Me la hacen esposas, amigos, miembros de la iglesia, y representa el deseo de querer ser de alguna ayuda.

Detrás de esta pregunta se esconde a menudo la petición velada: "No quiero hacer nada perjudicial por error.

No existe una fórmula mágica ni un conjunto de acciones que garanticen esta ayuda. Cada persona es diferente y tiene necesidades distintas. Yo, por ejemplo, NO soy un experto en ayuda. Al mismo tiempo, sé que en mis propios esfuerzos de sanación personal y de aquellos con los que he hablado, algunas cosas han sido útiles, mientras que para otros ha sido todo lo contrario. Esto debe seguir siendo un debate informal de ayuda y no un consejo terapéutico.

Entonces, ¿qué será útil para un superviviente de abuso ritual que acaba de empezar a recordar, o que lleva varios años recuperando recuerdos, o que está intentando abandonar un grupo de culto destructivo? He aquí algunas ideas.

1) Escuchar. El superviviente que ha sufrido daños en un grupo sectario ha oído toda su vida que no debe hablar del abuso que ha sufrido, que no debe decir nada. Es lo que se denomina "el código del silencio". En cuanto el superviviente empiece a recordar, seguirá necesitando compartirlo con alguien en quien confíe. Lo ideal es que esta persona sea su terapeuta, pero puede que quiera compartir con un amigo sus sentimientos, sus dudas, sus sentimientos de horror, su desesperación y su alegría por los pequeños pasos de curación y liberación que están empezando a darse. Por encima de todo, lo que importa es que la persona que escucha ESTÉ PRESENTE y no lo rechace. Pero ten en cuenta que lo que revele puede asustarla o reactivar programaciones. Así que no metas prisa a la persona. Déjala ir a un ritmo con el que se sienta cómoda.

2) Creer. A los supervivientes de grupos ocultistas se les ha dicho que nadie les creerá si hablan (y con razón: ¡gran parte de la sociedad actual niega este tipo de abusos!). Los líderes del grupo le dijeron que les tacharían de "locos" y les enviarían a un hospital, o les tacharían de mentirosos. Esto, junto con la amenaza de castigos severos si hablan, hace que muchos supervivientes sean reacios a recordar y contar sus abusos. Si un superviviente da este importante paso, es importante ratificarlo, aunque lo que revele te horrorice o ponga a prueba tus propias creencias sobre la naturaleza humana. Lo ocurrido parece insoportable y la crueldad supera la capacidad humana, pero a menudo estos hechos iniciales son sólo la punta del iceberg. Intenta no decirle nunca a la persona que no le crees, de lo contrario puedes decirle, en caso de que te pregunte si le crees, "sé que sí y no importa lo que yo piense personalmente" (lo preguntará una y otra vez debido a la programación antes mencionada de que no se le creerá. Cada vez que digas "sí" la estarás ayudando a romper el poder del círculo vicioso.

3) Infórmate sobre el abuso ritual. Una cosa es escuchar la historia de alguien y poner a prueba tu capacidad de creerla. Pero leer lo que han escrito miles de personas que recuerdan estas cosas jugará con tu credulidad y podrás informarte. También aprender un poco más sobre el abuso ritual te ayudará a conocer los posibles escollos y problemas a los que se enfrenta el superviviente durante el viaje. La mejor fuente de información es un terapeuta comprensivo que conozca el abuso ritual. Si quieres ponerte en contacto con uno, hazle saber que eres una persona de recursos y pregúntale si puedes reunirte con él y hacerle algunas preguntas.

Otras fuentes pueden proceder de sitios web (como éste). Pero no te limites a uno solo; consulta varios sitios, ya que los distintos supervivientes tendrán perspectivas diferentes.

En tu biblioteca local hay al menos unos cuantos libros sobre el tema. (**nota:** en Francia, siempre puedes buscar un libro sobre personalidades múltiples/IDT en una biblioteca, que sería un buen punto de partida para el tema, pero en cuanto a un libro francés sobre abuso ritual/programación mental...) Leer la historia de un superviviente y cómo se recuperó puede ser útil.

Las conferencias sobre abuso ritual pueden ser excelentes fuentes de información. Puedes ponerte en contacto con grupos nacionales que se ocupan de la disociación y asistir a sus conferencias.

4) Aprende sobre programación. Muchos supervivientes de abusos graves por parte de sectas habrán experimentado diferentes formas de programación. No es necesario ser un experto en programación para ofrecer apoyo. Pero es importante ser consciente de que la programación para la autolesión y el suicidio, así como el deseo de volver a conectar con la secta (programación de contacto) pueden ocurrir. Si tu amigo dice sentirse capaz de autolesionarse, suicidarse o acudir a una reunión de la secta y siente que no puede controlar sus impulsos, debes ponerle inmediatamente en contacto con su terapeuta. Puede ser necesaria la hospitalización si el impulso es grave y un lugar seguro para deshacer la programación. El terapeuta también puede trabajar con él como paciente externo para romper el control de la programación.

Si la persona vuelve a entrar en la secta, hacerle saber que puede vivir una buena vida fuera de ella es importante para escapar de la programación. Que volver a entrar solo hará que se sienta peor y que puede cambiar sus malos hábitos.

5) Pasarlo bien, divertirse, sentirse seguro, compartir distracciones, como ir a una barbacoa, de compras, pensar en manualidades para divertirse son cosas que pueden ayudar a un superviviente que ha estado atrapado en una vida de privación emocional (que le hace dependiente de la secta). Al descubrir una realidad diferente sin abusos por PRIMERA vez en su vida, pueden resurgir facetas infantiles. Dale la oportunidad de expresarlos y sé consciente de que puede actuar de una manera que no esté relacionada con su edad real, es decir, fácilmente infantil. Cuantas más experiencias sanas y adecuadas tenga, más rápida será la curación, porque su infantilismo impide al superviviente manifestar sus capacidades emocionales. Se apresurará a compartir este recurso y pronto saldrán otros elementos para "verificar lo que ocurre". En realidad, pondrá a prueba la fiabilidad del amigo y si es realmente posible tener un amigo que no abuse de él y no intente utilizarlo.

6) Echar una mano cuando las cosas van mal: En ocasiones, el superviviente puede pasar por un momento caótico, o puede haber realizado un gran trabajo interior que, de otro modo, deja poco espacio para mucho.

Un amigo íntimo puede ayudarle llevándole a terapia esos días si no puede conducir. Las pequeñas cosas pueden marcar la diferencia, como cuidar de él en un día difícil y cocinar para él. O simplemente salir juntos y asumir el papel de una persona externa que le tranquilice puede ser a menudo suficiente.

7) Establecer buenas notas: es importante no hacer por el superviviente lo que puede hacer por sí mismo. La idea es NO desempeñar el papel de padre o madre, ya que de lo contrario se crea una dinámica malsana en la relación. La superviviente tendría fuertes necesidades de dependencia insatisfechas derivadas de su vida de privación emocional. Hazle saber que eres su AMIGO. Pero no una niñera. Existe un equilibrio entre ayudar de vez en cuando en un día realmente malo y ser excesivamente dependiente. Muchos supervivientes pueden realizar muy bien las tareas cotidianas, al menos la mayor parte del tiempo. Anímales a hacerlo. Si la parte infantil se expresa constantemente, sin que aparezca ninguna parte adulta, puede ser una señal de estrés en un sistema sobrecargado, una señal de que lo necesita (las partes adultas fueron maltratadas o castigadas y se destruyeron a sí mismas) o una señal de dependencia malsana. Es el propio superviviente quien aprenderá a apoyarse a sí mismo y un amigo comprensivo le animará a ello.

8) Rezar por él: He dejado para el final lo que considero más importante. Curarse de un abuso ritual y abandonar un grupo ocultista es la batalla espiritual más intensa de este tipo. Cualquier persona con recursos puede sufrir un ataque espiritual (y en raras ocasiones también amenazas físicas). Una fe inquebrantable, un conocimiento de los medios de guerra espiritual para ti y tu amigo es el mayor regalo de todos. Si están abiertos al cristianismo, compartir su amor y el amor de Dios puede ayudar mucho a anular las falsas creencias sobre Él enseñadas por la secta al superviviente. A menudo mostrarán ira, rabia, amargura e incluso odio hacia Dios y Jesús. No te escandalices por esto ni te alejes del superviviente durante un tiempo porque han sufrido toda una vida de abusos y se han establecido con Dios que era un violador (es difícil amar a Jesús cuando alguien vestido como él te violó cuando eras un niño pequeño y te dijeron que eso es lo que Jesús hace a los niños).

Con amor, oración y paciencia, esta ira se calmará y podrá comenzar la curación real del mayor espacio de sufrimiento del superviviente, el espiritual. Un superviviente necesita ver el amor de Dios en acción en los demás, ver que la secta le ha mentido, que el cristianismo es real, no sólo hipocresía, y que los cristianos cumplen su palabra mediante la oración y los actos de caridad.

MK-ULTRA

PROGRAMAR UN ASESINO

En los próximos meses tengo previsto escribir artículos sobre métodos Illuminati para formas de programación más complejas. Este es el primero de la serie y espero que su información sea útil.

Como es imposible hablar de programación sin mencionar cómo se hace, tenga en cuenta, como superviviente de este tipo de abuso, que esta lectura puede ser un desencadenante.

Por favor, protégete y lee sólo si estás con tu terapeuta o en un lugar seguro.

Una de las formas más crueles de entrenamiento a la que un niño pequeño tiene que someterse es convertirse en asesino, o ser capaz de quitar la vida a otro ser humano a sangre fría cuando se le ordene. En el grupo Illuminati al que yo pertenecía, casi todos los niños y adolescentes tenían que someterse a este entrenamiento militar.

Los resultados son dramáticos. El niño tiene que disociarse fuertemente para soportar la terrible experiencia de la programación y las exigencias imposibles para su psique. A un niño se le puede enseñar y entrenar para hacerlo, pero nunca puede aprender a sentirse cómodo con la culpa que ello implica.

El adiestramiento suele comenzar a una edad muy temprana. A un niño de dos años se le mete en una jaula metálica conectada a electrodos o se le tortura sobre una mesa o una silla. Después de mucho tiempo, se le libera. Se sentirá aturdido y apenas podrá andar. Le dan un animal pequeño, a menudo un gatito, y le dicen que le retuerza el cuello. El niño se negará. Se le vuelve a meter en la jaula o se le colocan de nuevo los electrodos y se le aplica otra descarga como castigo. Le vuelven a soltar y le dicen que retuerza el cuello de un animal joven. El niño llorará y temerá otra tortura. Temblando, finalmente hará lo que se le ha ordenado. Después, suele irse a un rincón a vomitar, mientras su adiestrador le felicita por el "buen trabajo" que ha hecho. El niño habrá creado una fragmentación que obedece al entrenador, para evitar el horrible sufrimiento de la desobediencia (cuanta más programación, más lejos de los valores naturales básicos del niño, más severo será el nivel de sufrimiento utilizado para crear la programación). Este es el primero de una horrible serie de pasos. Esto continúa a lo largo de los años y los animales serán cada vez más grandes. El objetivo es insensibilizar al niño al concepto de quitar una vida. Durante el entrenamiento militar, los niños mayores (entre 7 y 10 años) aprenderán a manejar un arma con precisión. Aprenden a limpiar un arma, recargarla, descargarla y disparar a blancos. Se les recompensa por su precisión y se les reprende y castiga si cometen errores. A los doce años, la mayoría de los niños se desenvuelven muy bien con una pistola pequeña o un rifle. Entonces se les lleva a un recinto y se les enseña a disparar a animales que han sido drogados para ralentizar ligeramente sus movimientos. El niño aprende a apuntar a la cabeza o al corazón. Los blancos se transforman entonces en fotos de modelos humanos realistas.

Y todo el tiempo, van aumentando su nivel de ira a medida que continúa la tortura y el abuso. Al niño se le dice que "utilice su ira" para aumentar su rendimiento. Durante los ejercicios de realidad virtual, los objetivos animales se sustituyen por objetivos humanos. El niño aprenderá a golpear a los "malos" y a dirigir su rabia contra ellos. La precisión en estos ejercicios se recompensa y elogia, y los errores se castigan.

El niño aprende a obedecer un código de órdenes para iniciar la secuencia de "búsqueda del objetivo" y, a continuación, ejecutar la secuencia de "asesinato", que consiste en matar al objetivo. Bajo drogas e hipnosis, el joven adolescente estará convencido de que esto es la realidad. Un día será puesto a prueba y se le dirá (en realidad virtual, pero no se da cuenta bajo hipnosis) que dispare a sus padres o hermanos, que están simulados gráficamente en el programa de realidad virtual. Y lo hacen.

En este punto, se considera que el niño es "fiable" a "la orden". Si dispara a la persona que más quiere cuando se lo ordena, se considera que la programación está "arraigada", y ahora solo hay que reforzarla periódicamente.

Esto suena horrible, pero así es como entrenaban a un asesino en el grupo en el que yo estaba.

Lo sufrí y tuve que hacerlo pasar a otros. Hoy lo lamento tanto. Fue un proceso perfectamente planificado, con una progresión paso a paso. En estos grupos nadie le da una pistola a un adolescente y le dice: "Ve a matar a alguien", porque el niño se negaría y sería incapaz de hacerlo. Empiezan en una edad preverbal y desarrollan cada habilidad de modo que se superponga a las demás.

Se basan en la impotencia y la rabia del niño pequeño hacia los demás para alimentar la programación.

Muchas de estas técnicas se basan en la investigación MK ULTRA realizada por la CIA en los años sesenta y setenta. Los instructores Illuminati estaban en estrecho contacto con miembros de la comunidad de inteligencia militar que trabajaron en estos proyectos, como el Cnel. Aquinos, Sidney Gottlieb y Alan Dulles, entre otros. Estos conocimientos sobre cómo condicionar a un sujeto se transmitían a los formadores de los distintos grupos y se ponían en práctica con modificaciones según la edad.

Se espera que los niños de los Illuminati completen estas tareas por etapas y avancen al siguiente nivel tan pronto como puedan demostrar su maestría. Un comandante del ejército pedirá a un joven líder adolescente que mate a alguien delante de los demás con sus propias manos para demostrar su lealtad y obediencia.

El adolescente recibirá un estatus más alto y recompensas por hacerlo bien y rápido.

Este tipo de programación puede ser desmantelada, con tiempo, terapia y esfuerzo concertado, y especialmente oración, para disolver los horribles traumas que han sido inducidos. Ningún ser humano debería verse obligado a hacer estas cosas o a someterse a esta forma de entrenamiento. Genera una disociación masiva y un intenso dolor cuando la persona se da cuenta de lo que ha hecho. Me ayudó a darme cuenta de que:

- Entonces no tenía elección. De pequeña, fui obligada a ello por niños mayores. Los alteres creados que aprendieron a aceptar o incluso disfrutar de este entrenamiento fueron puestos en su lugar por la necesidad de disociación y escape psicológico causado por este horrible trauma y estos elementos contienen profundo dolor y heridas.

- Puedo poner mi carga a los pies de Dios y poner mi sufrimiento y heridas de por vida de intenso dolor y culpa que estas experiencias han causado a otros y conocer Su perdón

- Ahora puedo elegir y he optado por alejarme de este tipo

de actividad.

- Puedo rezar para que otros se salgan con la suya con este horrible tipo de abuso

- Puedo expresar a Dios la rabia y el sentimiento de indignación que esta manipulación deliberada ha provocado en mí y en los demás, y encontrar la curación. Esta rabia a menudo ha hecho posible soportar abusos pasados y, a medida que disminuye, el control de la programación también puede debilitarse.

Este tipo de programación es una forma muy insidiosa de control mental y la curación es posible. Es un proceso largo y lento, pero merece la pena.

EXPERIENCIAS AL BORDE DE LA MUERTE

Programación por NDE

(**Nota**: el contenido de este artículo trata en detalle la programación traumática y podría ser un desencadenante importante para los supervivientes que han sufrido este tipo de abuso. Si eres un superviviente, por favor, no leas a menos que estés con una persona que te tranquilice o con tu terapeuta) Este artículo forma parte de una serie que estoy escribiendo como borrador sobre la programación compleja para la secuela de mi primer libro, "Romper las cadenas". Voy a hablar de una de las formas más traumáticas de programación que puede experimentar un superviviente. Esta programación implica el uso de experiencias cercanas a la muerte. Los Illuminati llevan años estudiando la neurofisiología humana y los efectos del condicionamiento traumático en el cerebro y la psique. En la búsqueda de métodos mejores y más fiables para inculcar la programación, han utilizado la investigación de diversas fuentes: agencias gubernamentales, regímenes totalitarios, y sus propios experimentos en curso (y secretos).

Pero algunos de los fundamentos de este tipo de programación existen desde hace siglos. Uno de los rituales más antiguos utilizados por los Illuminati es la "ceremonia de resurrección". El ave fénix, símbolo de muerte y nueva vida, es de hecho uno de sus símbolos más preciados, pues simboliza la llegada del Nuevo Orden y de su líder.

¿Cómo funciona la programación de la resurrección o sus variantes? Compartiré lo que he experimentado y/o presenciado.

Un niño pequeño, de unos dos o tres años, sufrirá graves traumas durante una ceremonia ocultista. Será violado, golpeado, electrocutado e incluso asfixiado y se le administrarán drogas que le crearán un estado cercano a la muerte. El niño siempre sentirá presencias que se ciernen sobre su cuerpo en ese momento, observando el cuerpo inconsciente que ha sido torturado hasta el punto de estar al borde de la muerte. El personal médico competente siempre participará en la programación de esta muerte, vigilando el estado físico del niño para reanimarlo.

Disponen en todo momento de equipos de resurrección y medicamentos. El niño que ha llegado a este punto llorará en su corazón y recobrará el conocimiento con un dolor extremo. Entonces se le dirá que tiene una "elección": enfrentarse a una muerte segura o elegir vivir invitando a un poderoso demonio a entrar en él.

El niño elige la vida. Entra un demonio, el niño se hunde en la inconsciencia y luego despierta con ropa limpia, en una cama blanda, untado con ungüentos curativos. Está extremadamente débil y tembloroso y una voz femenina (o masculina) suave y cariñosa le dice que está muerto, pero que el demonio "le ha devuelto a la vida", que está en deuda con él y con los que le "salvaron" la vida y los latidos de su corazón. También se le dice al niño que si le pide a la entidad demoníaca que se vaya, volverá al estado cercano a la muerte en el que se encontraba cuando entró.

Este es uno de los tipos de experiencias ECM utilizadas para controlar y aterrorizar a un niño muy pequeño y obligarle a aceptar una espiritualidad demoníaca en las circunstancias más traumáticas y coercitivas imaginables.

El niño se siente marcado y elegido de por vida por esta experiencia e influye profundamente en sus propias creencias internas y en su realidad más básica. También es una de las manipulaciones más horribles a las que debe someterse un niño pequeño y está diseñada para arrebatarle su libre albedrío o capacidad de elección.

Otra forma de programación límite ocurrirá bajo condiciones que a menudo han sido llamadas "control mental gubernamental", pero que siempre he visto vinculadas a la programación Illuminati (ya que entrenadores/científicos de ambos bandos han intercambiado y compartido información).

Por ejemplo, en el Centro Médico Tulane, había un lugar llamado "El Instituto" al lado. El Instituto se dedicaba a experimentar con técnicas de control mental llevadas a cabo en las circunstancias más extremas, incluyendo en un momento dado cerca de la muerte física. Para algunos de estos programas, el "sujeto" (como odio esta palabra utilizada por los entrenadores para distanciarse emocionalmente del hecho de que es un ser humano con sentimientos y emociones con el que se está trabajando) entra en una habitación del hospital aislada de las demás por paredes desnudas de color gris claro. El sujeto es atado por cuatro sitios y también por la cintura y el cuello. A continuación, se le envuelve en una especie de capullo de vendas suaves que limita el movimiento o suprime toda sensación en las extremidades.

Los "sujetos" suelen ser alimentados por vía intravenosa y después son sometidos a una privación sensorial severa, bombardeados por ruidos extremadamente fuertes. La oscuridad de la habitación se intercala con deslumbrantes luces blancas en mitad de la noche, y el "sujeto" pierde la noción del día y la noche.

El sujeto, casi destrozado, es entonces electrocutado fuertemente y drogado. Se les puede poner un respirador artificial y administrarles drogas paralizantes. El nivel de ansiedad alcanza puntos extremos a medida que avanza el abuso y he oído de personas que han sufrido literalmente ataques al corazón debido al miedo experimentado en ese momento. La persona es drogada y electrocutada de nuevo y se le dice que se está muriendo. Ven su cuerpo desde arriba y en ese momento se sienten realmente felices de haberse liberado por fin de sus días de tortura.

Entonces llega un entrenador de voz suave y le dice una y otra vez "mereces vivir, no te dejaré morir. Me debes la vida". También se reproducen continuamente mensajes grabados que describen el destino futuro de los "sujetos" hacia la "familia", etc. Por último, lentamente, se permite al sujeto despertar, salir de la inconsciencia, acompañado del mensaje constante de que ha "renacido" para el grupo familiar. Personas con rostros amables consuelan al sujeto mientras se recupera de esta secuencia de programación terriblemente traumática. La persona se siente extremadamente agradecida de estar viva, de estar libre de los horrores de aquellos días en los que yacía en el Instituto en un estado cercano a la muerte y se aferraba como un niño pequeño a los adultos que la rodeaban. Es muy vulnerable en este momento y extremadamente receptiva a los mensajes incrustados en el trauma. Yo lo sé. Fui "sujeto" del Instituto de niño en los años sesenta y principios de los setenta y luego, de adulto, como "consultor".

Es un nivel intenso de programación llevado a cabo en circunstancias extremas y el nivel de miedo de un superviviente que empieza a recordar este tipo de trauma puede ser extremadamente alto. Me gustaría poder adornarlo, que no es tan malo, pero realmente lo es. Sé que algunas personas se mostrarán incrédulas, pero este tipo de programación existe (junto con otros tipos de sofisticados métodos de control mental). Hay muchas variaciones de la programación de la frontera de la muerte y sólo estoy tocando dos de ellas (también hay otras formas).

La programación que se instala en un estado cercano a la muerte existirá en el nivel más fundamental, porque el nivel de supervivencia en ese punto toca el núcleo del ser, independientemente de si el sujeto está bien protegido o no. La persona que ha sido sometida a él puede pensar que morirá si intenta romperlo. Que se encontrará en un estado cercano a la muerte. Que se le parará el corazón. Yo he pasado por todos estos miedos y más mientras lidiaba con este tipo de programación interna y ahora lucho contra el terror residual que me ha dejado de vez en cuando. Las mentiras contadas en este estado casi inconsciente serán creídas a un nivel profundo, ya que el niño que es sometido a ello tiene una necesidad desesperada de creer a los adultos que literalmente tienen su vida y su muerte en sus manos. El niño ha sido completamente destrozado por el horrible trauma programado y adoptará estos mensajes como verdaderos.

Esta es la razón por la que las creencias y mensajes arraigados son tan difíciles de eliminar a este nivel. Esto requiere un apoyo excelente, un entorno seguro y conocimientos y discernimiento espirituales, ya que la fortaleza demoníaca también será muy grave. La ayuda de un terapeuta que conozca la programación y la guía espiritual de personas que sepan cómo exorcizarla serán una parte vital de la terapia. El superviviente que haya alcanzado este nivel de programación interior habrá tocado fondo. Esta programación será una de las más integradas y seguirá siendo imposible de precisar a nivel consciente a menos que exista una profunda cooperación, un clima seguro y la confianza de las personas externas que ayudan al superviviente. Aquí es también donde la fe en Dios, en su capacidad para curarlo TODO, incluso los traumas físicos, emocionales y espirituales más graves, marcará la diferencia. Este tipo de programación puede requerir un entorno hospitalario seguro o un entorno al aire libre extremadamente seguro, ya que el miedo puede causar pánico y su liberación a medida que comienza a escurrirse. Puede producirse una pérdida de realidad a medida que las secuencias de programación salen a la superficie y se necesitará una ayuda poderosa para garantizar que los recuerdos emergen lentamente y son manejables. Probablemente se necesitará medicación para contrarrestar la fuerte tendencia a la depresión, la sensación de pérdida, abandono y traición que conlleva este tipo de programación.

Habrá desesperación por las decisiones que se han tomado y un cuestionamiento de si se puede sobrevivir a los recuerdos. Una actitud compasiva de aliento puede marcar la diferencia. También será muy importante leer pasajes de las Escrituras que recuerden a la persona el amor de Dios y su capacidad para curar, su cuidado y sus promesas de perdón. Desconectarse de este tipo de programación es extremadamente agotador y requiere mucho descanso y alimentos nutritivos. NO es el momento de añadir causas externas de estrés. Permitir que el superviviente desahogue su miedo, tranquilizarle, rezar con él y permanecer atento se convertirán en guías vitales. Escuchar su rabia por lo que le hicieron cuando habla de los "hijos de puta que le hicieron esto" será curativo y no le precipitará a un perdón prematuro o falso. El superviviente tendrá que mirar el trauma y las heridas y reconocerlos para luego descubrir que hay esperanza de sobrevivir a los recuerdos del trauma incrustado. Proporcionar buenas experiencias, no obligatorias, como jugar, dibujar o pasear por la naturaleza será curativo. Las salidas como llevar un diario y hablar de los sentimientos serán muy importantes en el proceso de este tipo de programación.

Acabo de describir una de las programaciones más traumáticas que se pueden hacer en este grupo a un niño o joven. Se puede superar, lentamente, con tiempo y apoyo cariñoso y oraciones. Espero que al contarlo no haya sido demasiado sangriento o crudo, sino que haya ayudado a otros a comprender que este tipo de programación ocurre y que el superviviente del abuso ocultista ritualizado tiene la necesidad de superarlo.

TRASTORNOS ALIMENTARIOS Y ABUSO RITUAL

"Estás engordando un poco", comentó mi padrastro. Ese año había vuelto del colegio y había engordado dos kilos. Se rió de mí cuando llegué a casa. Tenía 14 años y decidí empezar una dieta. Mi agresiva dieta fue un éxito inmediato, ya que el autocontrol y la disciplina de hierro me habían enseñado desde niña a ignorar las señales de mi cuerpo. Estaba orgullosa de mi capacidad para comer sólo pequeñas cantidades a pesar de un hambre persistente. Perdí peso rápidamente. "Estás demasiado delgada, se te ven todas las costillas", me dijo mi compañera de cuarto aquel año en el colegio. "Estoy preocupada por ti.

"No, estoy demasiado gorda", insistí. Me miraba en el espejo y veía a alguien obesa, que tenía que perder más peso para verse bien. ¿Por qué los demás no podían ver que yo estaba demasiado gorda? Varias semanas después, mi madre tuvo que venir a buscarme. Me falló el hígado y me hospitalizaron. Medía 1,77 m y pesaba 41 kilos.

Me repetía una y otra vez que estaba demasiado gorda. Estuve a punto de morir a causa de este trastorno en los primeros años de mi adolescencia y pasarían años antes de que me acercara a mi peso normal. Nunca recibí ningún tratamiento terapéutico para ello, porque mis padres no creían en ello. En su lugar, mi madre me daba una orden programada: "come, no te mueras" cuando me negaba a comer. Me hicieron volver a casa. Temblé durante horas y finalmente cogí la cuchara y me tragué la sopa. Un niño pequeño privado sistemáticamente de comida y agua para darle una lección o para doblegarlo y hacerlo más accesible a los mensajes de programación experimentará estos efectos a largo plazo. Morir de hambre o de inanición son los elementos principales de muchas secuencias de programación Illuminati infligidas a niños de tan sólo dos años de edad.

El niño se desesperará por comer una vez superada la privación y asociará la comida con la comodidad de los adultos que le rodean. La comida se convierte en un área adicional controlada por los adultos y los entrenadores, y el niño empieza a darse cuenta de ello muy pronto.

Aunque es muy pequeño, el niño no puede controlar la cantidad de comida permitida ni si se le permite comer.

Los padres de culto, basándose en las lecciones aprendidas por la noche, también pueden hacer pasar hambre al niño durante el día o castigarle si se atreve a comer porque tiene hambre.

No es de extrañar que muchos supervivientes de abusos rituales y programación de sectas padezcan posteriormente trastornos alimentarios.

Existen varios tipos de trastornos. Uno de ellos es la anorexia, en la que la persona que padece el trastorno se mata de hambre. La anorexia tiene muchas causas, pero los terapeutas que trabajan con este problema han observado una necesidad básica de control y una depresión subyacente, combinadas con una imagen negativa y autoodio. El odio a sí mismo se polariza en torno a la imagen corporal y la gordura. Algunas supervivientes con este trastorno han confesado que se mataban de hambre cuando eran adolescentes para retrasar la menarquia, retrasar el desarrollo de los senos u otras características. Otras con alteraciones masculinas querían tener el pecho plano propio de la delgadez. Y otras se mataban de hambre para aliviar el dolor. Las investigaciones actuales sobre la anorexia muestran que los niveles elevados de serotonina están asociados a la ansiedad y la angustia, y algunos investigadores han teorizado que el rechazo de la comida disminuye este exceso de serotonina y ayuda eficazmente a bloquear estos sentimientos desagradables.

Otro trastorno alimentario es la bulimia. Este trastorno se caracteriza por la alternancia de atracones o ingesta de grandes cantidades de comida (a menudo más allá del punto de incomodidad) en muy poco tiempo, y la posterior evacuación de los alimentos. La evacuación se realiza tomando laxantes, provocándose el vómito, tomando diuréticos, realizando una actividad física excesiva o dejando de comer después del atracón. La persona que padece bulimia siente que no puede controlar el atracón y se avergüenza después.

La evacuación es el "castigo" por comer.

Janna luchó contra la bulimia durante años. Nunca hablaba de ello, ni siquiera con su hermana o sus mejores amigas. Empezó cuando entró en secundaria, después de engordar. Como no conseguía adelgazar, empezó a provocarse el vómito después de las comidas copiosas. También empezó a utilizar laxantes para "eliminar" las calorías. "Sabía que necesitaba ayuda", dice, "pero me daba demasiada vergüenza hablar de ello". A los 27 años, su bulimia se descontroló. Parecía empeorar cuando estaba estresada, como ocurrió cuando la ascendieron a un puesto de responsabilidad. Tanto es así que empezó una terapia para encontrar las causas de la depresión y el sufrimiento que habían llenado su vida desde que tenía memoria.

El tercer trastorno alimentario reconocido por los expertos se denomina trastorno por atracón. Al igual que en la bulimia, la persona tiene una necesidad incontrolable de comer y, en algunos casos, se da atracones hasta el punto de sufrir dolor abdominal. Hace acopio de comida y a menudo se da atracones en secreto, comiendo muy poco delante de los demás. La persona con este trastorno suele estar muy angustiada porque siente que no puede parar. Esta persona suele tener sobrepeso y tiene que luchar con los problemas que ello conlleva.

Sarah esconde donuts en casa y también otras comidas favoritas. "Una vez me comí una tarta de queso entera de una sentada", admite. Odia el sobrepeso y admite: "Mi médico me dijo que este peso me está matando, que es una amenaza para mi vida. Daría lo que fuera por poder adelgazar". Pero también lucha con otros sentimientos. "Ser tan fuerte me hace sentir segura, a pesar de todo", dice. Sé que los hombres no me mirarán". Esto es importante para ella porque ha sido violada por todos los hombres de su familia de origen.

La programación, los abusos sexuales y los traumas sufridos dentro de la secta contribuyen a los trastornos alimentarios con los que luchan los supervivientes. Las razones para afrontar un trastorno alimentario suelen ser complejas y, con frecuencia, inconscientes. Un niño que ha pasado hambre durante los años preescolares puede conservar una ansiedad por la comida, abasteciéndose de alimentos en casa para asegurarse de que nunca volverá a pasar hambre. Los alteradores de un niño que pasa hambre constantemente debido a estas experiencias pueden apagar la luz por la noche y el superviviente se despertará para vaciar una bolsa de dulces o restos de postres guardados en la mesilla de noche.

En algunos casos, a pesar de los riesgos para la salud (todos los trastornos alimentarios son peligrosos), el superviviente conservará un deseo inconsciente de castigar su cuerpo e infligirse enfermedades o sufrimiento. En otros, el deseo puede llegar hasta la muerte y formar parte de un programa suicida.

Cindy es una mujer inteligente de 34 años y un modelo de belleza. Su corazón está fallando porque no para de morirse de hambre.

"Sé que puedo morir de ello, sé que tengo que comer, mi médico no deja de decírmelo", se encoge de hombros y sonríe. "No sería una gran pérdida, ¿verdad?" Le cuesta creer que los demás la cuiden y la vean como una persona maravillosa, mientras lucha con sus mensajes internos de inutilidad y dolor. "Mi madre solía pegarme repetidamente si comía demasiado de niña", cuenta. "Quizá por eso hoy me cuesta darme permiso para comer".

La recuperación de un trastorno alimentario suele ser un proceso largo que requiere superar la negación existente (el superviviente suele pensar que no existe un problema real, que los amigos y la familia se preocupan demasiado).

La terapia con alguien que entienda el trauma subyacente y que trabaje con un dietista cualificado puede ser muy valiosa. Comprender cómo se siente el superviviente con respecto a la comida, qué ha conformado esos sentimientos y cómo se siente consigo mismo forma parte del protocolo.

Si es la programación lo que está provocando el trastorno, también es importante analizar cómo se hizo y por qué. Los supervivientes han descrito muchos casos de programación de "sobrealimentación hasta la muerte" o "morirse de hambre", especialmente si intentan abandonar el grupo/secta.

Se les puede ayudar corrigiendo una falsa imagen corporal, enseñándoles a quererse a sí mismos y devolviéndoles los patrones alimentarios normales. Los alters de un niño traumatizado pueden tranquilizarse si el superviviente no tolera que pasen hambre, y planificar comidas que les den la oportunidad de elegir sus alimentos favoritos puede ayudar a limitar los atracones nocturnos. Como cada persona es única, la curación requerirá tratar sus propios problemas individuales. La curación es posible con la orientación de un terapeuta formado y con una cooperación cada vez mayor.

Un día en la vida de un entrenador

Advertencia: Este artículo contiene descripciones gráficas de actividades de sectas. Por favor, no lo lea si presenta un riesgo desencadenante.

Muchas personas me han escrito preguntándome cosas como: "¿Cuándo fuiste a las reuniones?" o "¿Qué les pasó a tus hijos cuando estabas en el grupo?" e incluso "¿Cómo separaste la actividad de la secta de tu vida normal?".

Este artículo intentará responder a estas preguntas y dar una mejor comprensión de cómo funciona la disociación en una persona activa en una secta. Este "día" se basa en más de 12 años de terapia y es un collage de muchos recuerdos diferentes de cómo era mi vida hace siete años, cuando todavía estaba activo en el grupo de San Diego. Espero que ayude a las personas de recursos y a los terapeutas a comprender mejor la grave brecha amnésica entre las actividades de la secta y la vida cotidiana, y que explique que un miembro abusivo de una secta ocultista puede ser un buen cristiano en la vida cotidiana.

7 de la mañana: Me despierto cansada, como siempre. Es como si el cansancio no me dejara en paz, aunque me acueste temprano. Me despierto con el despertador sonando y me levanto. Ya estoy vestida, porque desde hace más de dos años mi marido y yo nos acostamos completamente vestidos.

Nos reímos y coincidimos en que así ahorramos tiempo al vestirnos por la mañana. Llevo el atuendo de cualquier ama de casa americana: pantalones de jogging cómodos y top a juego, y zapatillas de tenis. En el trabajo me visto más elegante. Levanto a mis dos hijos y les preparo un sencillo desayuno de cereales y tostadas. Luego se preparan para ir al colegio y los llevo a la pequeña escuela católica. Allí soy profesora de primaria; mi hija está en el último curso. Tengo un dolor de cabeza persistente que me obligo a ignorar cuando llego a la escuela.

8:45: Empieza la clase. Enseño los tres primeros cursos de primaria en un colegio católico al que van mis hijos. Los eduqué en casa durante varios años. Me ofrecieron una sustitución en este colegio cuando uno de los profesores titulares se marchó y pronto me pidieron que enseñara a tiempo completo. Me encanta enseñar y me va bien con varios grados a la vez; paso de la clase preparatoria a los grados siguientes, dando a cada uno actividades para hacer. Mi plan de estudios está preparado para todo el semestre. Se me considera amable y paciente, los niños me quieren y yo a ellos, a pesar de los dolores de cabeza crónicos. A veces son intensos al final del día.

15:30: La jornada escolar ha terminado. Mi hija ha invitado a una amiga a jugar a casa, así que les recuerdo que se abrochen el cinturón para volver a casa. Estoy cansada, pero también creo que es importante que mis hijos tengan la oportunidad de relacionarse. Su tendencia a encerrarse en sí mismos a veces me molesta y les animo a tener más amigos. Montamos a caballo en el prado que hay detrás de casa. Mi hijo comenta: "Bueno, mamá, eres mucho más amable conmigo en casa que cuando eres mi profesora", y yo me río y le digo: "Eso es porque no quiero tener favoritos en el colegio".

17.30: Llevo al amigo a casa. La cena está en el horno. Hasta ahora mi día ha sido exactamente como el de cualquier persona que no sufra un trastorno de identidad disociativo ni pertenezca a una secta.

Esto se debe a que son mis personalidades diurnas las que se expresan. Son amables, cariñosas, cristianas y desconocen por completo la otra vida que llevo. Si me detuvieras en este punto y me preguntaras: "¿Participas en alguna actividad nocturna?", no tendría ni la más remota idea de lo que me estás hablando. Fui hecho específicamente para parecer, actuar y ser normal en todos los sentidos durante el día.

Podrías haberme seguido todo el día y no habría habido ningún indicio de que estoy viviendo otra vida. El único indicio son las migrañas y los ocasionales e inexplicables ataques de depresión en los que no dejo de temblar. Ambas cosas me han perseguido toda la vida.

18:30: Mi marido llega a casa y cenamos todos juntos. Él y yo somos buenos amigos, aunque distantes en algunos aspectos: él vive su vida y yo la mía. Rara vez discutimos o discutimos abiertamente. Ayudo a los niños con los deberes mientras él trabaja en el caso de un cliente.

19.45: Una llamada de teléfono y, cuando contesto, alguien dice: "¿Está Samantha?" Es uno de mis nombres en clave e inmediatamente me comunican. "Vuelve a llamar en unos minutos", digo. "Quince minutos", dice la voz. Mando a los niños arriba a bañarse. 8 de la mañana: Otra llamada. "¿Samantha?" Cambio al instante. Mi voz se vuelve monótona y respondo con voz apagada. "Sí, ¿qué pasa?"

"Recuerda traer los objetos de los que hablamos anoche", me dicen. Entonces recito un código a esta persona, que es el entrenador jefe, que se asegura de que recuerdo su mensaje. Después cuelgo.

20:30: Leo un cuento a mis hijos. Tienen mucho, mucho miedo a la oscuridad, incluso con seis y diez años, e insisten en dejar una luz en su habitación toda la noche. A medida que avanza la noche, se ponen cada vez más nerviosos. "Mamá, tengo miedo", dice mi hija. "¿De qué tienes miedo?", le pregunto. "No lo sé", responde. Lo repite varias veces y yo me preocupo por mi hija hipersensible y ansiosa. Por dentro sé que esos miedos no son normales y que algo va mal, pero no sé qué. Mi marido me dice que me preocupo demasiado y que nuestra hija se suma a ello. Me quedo con los niños hasta que se duermen. Es nuestra rutina nocturna y creo que es lo menos que puedo hacer.

21:30: Me preparo para ir a la cama. Necesito dormir entre diez y doce horas cada noche, de lo contrario estoy totalmente agotada. Cuántas veces me he quedado dormida leyéndoles a mis hijos. Justo antes de dormirme le digo a mi marido "no te olvides" y le doy un código que nos avisará de que tenemos que levantarnos más tarde. Él responde en alemán que ya se acordará.

1 de la madrugada: Mi marido me despierta. Él y yo nos turnamos para despertar a los demás. No necesitamos un timbre, porque nuestro reloj interior nos despierta. Me duermo con la ropa puesta para que me resulte más fácil levantarme en mitad de la noche. Por fin soy yo, ahora puedo salir y mirar el mundo exterior sin los barrotes de mi jaula como durante el día. "Ve a buscar a los niños", me dice en voz baja. Subo y les digo "prepárate". Se levantan al instante, totalmente obedientes, lo que es muy diferente del día.

Rápidamente, en silencio, se ponen los zapatos y los meto en el coche.

Mi marido conduce y yo voy de copiloto. Conduce con las luces apagadas hasta que estamos en la carretera para no despertar a nuestros vecinos. Vivimos en la tierra de los caminos de tierra y hay que tener cuidado con algunas casas. Mi trabajo consiste en mantenerme alerta, vigilar que no nos siga nadie y avisar si viene alguien.

Una vez en la carretera asfaltada, enciende los faros y nos dirigimos a la reunión. "No he terminado los deberes", dice mi hijo. Mi marido y yo nos volvemos brevemente hacia él, enfadados. "¡No hablamos del día por la noche, NUNCA!", le recordamos. "¿Quieres que te pegue?", pone cara de incomodidad, y el resto del trayecto transcurre en silencio, con los niños mirando por la ventanilla del coche mientras nos deslizamos en silencio hacia nuestro destino.

1.20 h: Llegamos al primer control de la base militar. Pasamos por la entrada trasera y nos saludan, los vigilantes reconocen nuestro coche y nuestra matrícula.

Detendrían a cualquier persona desconocida o no autorizada. Pasaremos dos puestos más antes de llegar a la zona de reunión. Está cerca de un gran campo en una base naval muy grande que ocupa decenas de hectáreas. Se han instalado pequeñas tiendas de campaña y bases provisionales para ejercicios nocturnos. Venimos aquí o a uno de los otros tres lugares de reunión tres veces por semana. La gente charla y toma café. Aquí hay muchos amigos, porque todos trabajan por el mismo objetivo. El trabajo es intenso y las amistades también. Me uno a un grupo de formadores que conozco bien.

"Parece que Chrysa ha desaparecido", dije. "Apuesto a que es perezosa... pe no podía salir de la cama." Soy muy diferente por la noche. Uso palabras que me horrorizarían durante el día y soy mala y desagradable. Los demás se ríen. "También llegó tarde hace quince días", dice otro. "Está bromeando, pero en parte va en serio. A nadie se le permite llegar tarde o enfermo. O demasiado pronto. Hay un plazo de diez minutos para que los miembros se presenten a las reuniones. Si no, se les castiga si no hay una buena excusa. Fiebre alta, cirugía o un accidente de coche se consideran excusas.

El síndrome premenstrual, la fatiga o una avería del coche no lo son. Tomamos café para mantenernos despiertos, porque incluso en estado disociado el cuerpo protesta por estar despierto en mitad de la noche después de un día lleno de actividad. Voy a los vestuarios a ponerme el uniforme. Todos llevamos uniforme por la noche y también tenemos rangos, según nuestra posición en el grupo y nuestra hoja de servicios.

1:45: Empezamos nuestras tareas asignadas. He traído conmigo los registros, el famoso "objeto" de que me pidieron que no olvidara. Los tengo escondidos en un armario de casa, encerrados en una caja metálica. Estos libros contienen los datos de los distintos "temas" en los que estamos trabajando.

Voy a la oficina del entrenador jefe en un edificio cercano. Trabajo con él, soy el segundo entrenador jefe después de él. Nos odiamos y sospecho que le gustaría hacerme daño, ya que he hecho varias bromas crueles a su costa. Se supone que debo tenerle miedo y lo tengo, pero tampoco puedo respetarle y él lo sabe. Le señalo sus errores delante de los demás y a menudo intenta vengarse.

1:50: La sala situada en el interior de un edificio en forma de cobertizo está preparada para el trabajo de los sujetos.

Dispone de una mesa, una lámpara y material. La sala está separada de las actividades exteriores, para que los demás no se distraigan con lo que hacemos aquí. El sujeto está aquí, dispuesto a trabajar sobre sí mismo. Hay otra persona, una entrenadora más joven, que ayuda y a la que le digo que administre la droga. Estamos trabajando con fármacos que ayudan a inducir estados hipnóticos y estudiando los efectos de estos medicamentos, en combinación con hipnosis y descargas eléctricas. Inyectamos la droga por vía subcutánea y esperamos. En diez minutos el sujeto se duerme y su respiración se hace más lenta y pesada, pero sus ojos están abiertos, que es lo que queremos. (No describiré aquí el resto de la sesión, es demasiado doloroso para mí hablar de ello. Creo que la experimentación humana es cruel y debería detenerse, pero el grupo al que pertenecí lo hacía con regularidad). Registramos los datos en el cuaderno de bitácora durante toda la sesión y yo también tengo un portátil donde registro la información. No sólo hacemos un perfil de la droga, sino también de la respuesta individual de la persona. Tenemos perfiles muy completos y minuciosos de esa persona, desde la infancia. Puedo extraer un perfil especial que me dice todo sobre él: sus colores favoritos, lo que come, sus preferencias sexuales, las técnicas que le calman y una lista de todos los códigos que le harán responder. También hay un diagrama de su mundo interior que se ha ido creando a lo largo de los años. El trabajo es fácil y las cosas van bien. En un momento dado, corrijo al joven entrenador que empieza algo demasiado pronto. "Tienes que aprender a tener paciencia", le digo, reprendiéndola en alemán. Por la noche todos hablamos alemán, ese idioma y el inglés son las dos lenguas de este grupo. "Lo siento, creía que era el momento", dice. Entonces le enseño las señales que indican que el tema está listo. Por eso soy entrenador jefe. Entreno a los jóvenes reclutas, porque después de tantos años conozco la anatomía, la fisiología y la psicología. Por suerte, pillé a esta joven entrenadora antes de que cometiera un error; si lo hubiera hecho, habría tenido que castigarla. Por la noche no se aceptan errores, nunca. A partir de los dos o tres años, se espera que los niños rindan bien o se les intimida. Esto continúa en la edad adulta.

2:35: La sesión está a punto de terminar y el sujeto se está recuperando. La medicación tiene un efecto rápido y se habrá recuperado a tiempo para irse a casa. Lo dejo al cuidado del joven entrenador y me dirijo a la cafetería para tomar un descanso. Me fumo un cigarrillo mientras tomo café con los demás entrenadores. Nunca he fumado durante el día y el café me sienta mal, pero aquí por la noche es completamente diferente. "¿Cómo te va la noche?", le pregunta una amiga a Jamie. Sólo la conozco como Jamie, que no es su verdadero nombre, pero por la noche sólo usamos nuestros apodos. También es una de las profesoras de la escuela durante el día, pero allí no somos amigas. "Despacio. Tuve que corregir a otro niño estúpido", digo. No soy amable por la noche, porque nadie lo ha sido nunca conmigo. Es un ambiente del tipo "el hombre es un lobo para el hombre", y es muy político, donde gana el más cruel.

"¿Y tú?", le pregunto. Hace una mueca. "He tenido que marchar con niños sucios", dice, refiriéndose a los ejercicios militares con niños de entre 8 y 10 años. Hay simulacros todas las noches, porque el grupo está planeando un posible golpe de Estado. Los niños se dividen en grupos según su edad y diferentes adultos se turnan para instruirlos. Charlamos unos minutos y luego volvemos a nuestro "trabajo".

2.45: se trata de una sesión corta. Se trata de la "armonización" de un miembro que es jefe militar. Saco su perfil y lo reviso antes de empezar. El formador jefe y otro formador trabajan conmigo.

La inducción hipnótica se hace rápidamente y él recuerda su programa. Lo reforzamos con un electroshock y controlamos todos los parámetros. Todos están activos y bien colocados. Suspiro aliviado. Ha sido un caso fácil, sin agresiones contra nosotros. Después, le consuelo y me muestro amable. "Buen trabajo", le digo. Una pequeña parte de mi estómago se revuelve ante la brutalidad de la enseñanza. Él asiente, todavía un poco aturdido por la sesión. "Deberías estar orgulloso", le digo dándole una palmadita en la mano. Después le damos su recompensa: pasará algún tiempo con un niño. Es pedófilo y así se consuela después de la sesión.

3.30 a.m.: Nos hemos cambiado, nuestros uniformes van a un cesto especial para la ropa sucia antes de la limpieza. Me vuelvo a poner la ropa, que estaba bien doblada en una estantería, y subimos todos al coche para volver a casa. Mi hija comenta: "Me van a ascender la semana que viene", dice orgullosa. "Me han dicho que esta noche lo he hecho muy bien en los ejercicios.

Sabe que yo y otros adultos estaremos en la ceremonia de homenaje a los ascensos. Le digo que me alegro por ella. Por alguna razón estoy muy cansada. Normalmente estaría contenta, pero esta noche, a pesar de ser una noche rutinaria, ha sido difícil. Últimamente siento un frío que me invade y tengo ataques de terror. A veces oigo llorar a un niño por dentro, muy dentro, y sudo cuando trabajo con niños o adultos. Y me pregunto cuánto duraré así. He oído hablar de entrenadores que se derrumban o no pueden hacer su trabajo y también he oído historias susurradas de lo que les ocurre. En el fondo son pesadillas y reprimo mi ansiedad.

4 de la madrugada: Llegamos a casa y nos desplomamos en la cama, dormidos al instante. Los niños se han dormido por el camino y mi marido y yo nos los llevamos a la cama. Todos dormimos un sueño profundo y sin sueños.

7 de la mañana: Me despierto con el timbre, cansado. Parece que siempre estoy cansada y esta mañana tengo un ligero dolor de cabeza. Me apresuro a levantar a los niños y a prepararme para otro día de colegio. Me pregunto si me pasa algo, porque cada vez necesito dormir más y siempre me levanto cansada. No tengo ni idea de que la noche anterior estuve despierta viviendo otra vida.

A algunos lectores les puede parecer increíble que una persona pueda vivir otra vida y no tener ni idea, pero ésa es la naturaleza de la amnesia. Si se programa correctamente, es casi indetectable y la persona experimentará una amnesia completa de sus otras actividades. Esto se llama disociación y existe en casi todos los miembros maltratados de sectas, como la que acabo de describir.

NAVIDAD EN LA SECTA

L a Navidad es una época de cálidas reuniones familiares en torno al árbol de Navidad, del reparto sonriente de regalos y de la emoción de los niños con ojos soñolientos por ver lo que ha traído Papá Noel mientras los adultos beben ponche de huevo y se deleitan con alegres tradiciones.

Pero para un niño criado en una secta satánica, la Navidad tiene un significado muy diferente. El día se dedica a las actividades normales de compras y entretenimiento, y la familia podrá "calentarse" durante el día.

Pero por la noche las cosas son muy diferentes. El niño que durante el día espera a Papá Noel y sus regalos tiembla de terror al pensar en lo que le espera por la noche.

El solsticio de invierno es el 21 de diciembre y es uno de los días sagrados más fuertes en la tradición pagana celta, ya que para la secta el "Año Nuevo" comienza después de esta fecha. Se planifican ceremonias especiales para garantizar un Año Nuevo lleno de energía y es el retorno solar del alargamiento de los días (muchas ceremonias ocultistas también se basan en la veneración de una antigua deidad solar). Además, es una festividad cristiana que celebra el nacimiento de Cristo, despreciado por el grupo ocultista, y se programan ceremonias especiales para profanar y distorsionar el significado del día. Para muchas familias ocultistas, la semana del 21 al 26 de diciembre está llena de actividades, ya que las familias se reúnen y no hay necesidad de explicar las ausencias escolares de los niños.

La crueldad en torno a la Navidad y el solsticio es intensa. A menudo, los niños son víctimas de abusos por parte de miembros de una secta disfrazados de Papá Noel; o se representa una parodia de la natividad con el resultado de que el "Rey Herodes" consigue asesinar al Niño Jesús (acompañado del asesinato ritual de un bebé). Un niño puede ser violado bajo el árbol de Navidad, y se da un giro totalmente nuevo y macabro a esta fiesta religiosa.

En lugar de celebrar el nacimiento, el niño criado en una secta familiar vivirá la Navidad como una época de horror y muerte. A veces se realiza una programación en la que se implantan imágenes relacionadas con la fiesta religiosa y se le dice al niño que ver esas imágenes (como un árbol de Navidad iluminado o un belén) significará contacto con la "familia" u otros mensajes inducidos por el trauma.

Los niños (y los adultos) pueden recibir regalos con mensajes ocultos que les recuerdan Navidades pasadas y traumas relacionados con el vínculo "familiar". Es posible una parodia de una fiesta sagrada, pero en lugar de ponche de huevo y jamón, la comida consiste en alimentos repulsivos.

Éstas son sólo algunas de las asociaciones que se producen en los alters disociados del niño criado en una secta familiar y ésta es la razón por la que muchos supervivientes sienten una mezcla de excitación y miedo cuando llegan las fiestas. Además, una vez que el niño ha crecido, los miembros de la familia de la secta harán todo lo posible por volver a conectar con el niño en la época de estas fiestas religiosas, a las que se espera que asistan todos los miembros de la familia.

El superviviente adulto puede sentir pánico y ansiedad en los aniversarios de traumas y rituales intensos, y puede preguntarse por qué una festividad asociada a la unión implica encogerse de miedo.

Si el superviviente comprende por sí mismo de dónde procede el pánico y cuáles son los desencadenantes, puede encontrar ayuda. Esto suele hacerse en terapia o escribiendo un diario.

Si el superviviente ha interrumpido el contacto con sus familiares, recibirá un aluvión de tarjetas y regalos de Navidad, y deberá ser muy cauteloso al respecto y consciente de que estos objetos pueden ser desencadenantes intensos. El deseo de "llamar y volver a conectar" con los miembros de la familia a menudo se despertará por esto y el superviviente necesitará trabajar esto en terapia. Los alter ego del niño guardan los recuerdos más horribles, por lo que escucharlos y permitirles abordar sus traumas y miedos en terapia, a través de diarios y trabajos manuales, también puede ayudar.

Crear nuevas tradiciones navideñas que se vivan como seguras también puede ayudar.

Algunos supervivientes celebrarán la Navidad haciendo cosas muy diferentes a las de su familia de origen para ayudarse a convencerse de que son capaces de liberarse de todas las tradiciones asociadas a ella. Y, por supuesto, el apoyo externo y la seguridad serán lo mejor durante todo este periodo.

La Navidad es una época especialmente difícil para muchos supervivientes. Como adultos, pueden elegir liberarse del significado traumático del pasado y crear una Navidad tranquilizadora para ellos.

Svali

PARA QUÉ SE UTILIZAN SUS IMPUESTOS

Escribo este artículo para expresar cierto enfado, pero no puedo evitarlo. Me enfada que se utilicen mis impuestos, y también los vuestros, para financiar determinados proyectos. Al escribir esto corro el riesgo de que se eliminen mis artículos en este sitio, pero no puedo callarme.

Existen proyectos dirigidos por la CIA en Langley, Virginia. Estos proyectos son estudios sobre técnicas para diversas formas de control mental y sobre cómo coaccionar fácilmente a los "sujetos", drogarlos, hipnotizarlos, traumatizarlos o someterlos a cualquier otra forma de control y convertirlos en dóciles maniobreros que realmente piensan que están haciendo "cosas buenas" por su "país" o su "familia".

Yo lo sé. He sido víctima de estas experiencias brutales y las he vivido en otras personas más adelante en mi vida.

Hay una tonelada de documentación y pruebas tanto de los archivos del gobierno como de Internet de que estas cosas realmente están sucediendo. Estos proyectos MK-ULTRA, BLUEBIRD, ARTICHOKE, MONARCH y otros financiados con tus dólares han sido y siguen siendo utilizados en secreto para abusar y torturar a niños inocentes y más tarde a adultos. El hecho de que EXISTA documentación disponible a pesar de la monumental cantidad de papeles que van a parar a las trituradoras del gobierno demuestra la enorme masa de documentos y notas que se guardaban y que no se podían eliminar completamente de los registros públicos.

Sabemos por el proyecto PAPERCLIP que médicos nazis (los que experimentaron con personas en Alemania durante la Segunda Guerra Mundial) fueron llevados a Estados Unidos. Aunque aparentemente estaban allí para ayudar a EE.UU. a desarrollar su tecnología, muchos de ellos también compartieron sus conocimientos de neurofisiología humana en y fueron contratados para supervisar futuros experimentos.

Basta ya de hablar en tercera persona. Quiero compartir mis recuerdos personales.

LAS CRÓNICAS DE SVALI

A los 8 años, por las tardes, el Dr. Timothy Brogan, de la Universidad George Washington, mi instructor principal, y mi madre me llevaban a Langley. Recuerdo árboles oscuros en los campos detrás de edificios largos y siempre íbamos al mismo edificio.

En la planta baja había aulas que se utilizaban para el entrenamiento. Me sentaba en un grupo con otros niños y veíamos películas sobre cómo matar a alguien (nos obligaban a analizar estas películas, interrogados por el "profesor" sobre qué había hecho mal el "sujeto" u "objetivo" al que mataban, y cómo se había organizado el asesinato. Analizábamos y discutíamos todo, incluida la dirección del viento, el tipo de arma utilizada, el alcance, etc.

Ejercicios de tiro: había un campo de tiro y pasamos horas disparando. Aprendimos a desmontar un arma y volver a montarla en diez segundos como máximo. Nos cronometraban.

Películas de formación: nos proyectaban películas sobre todos los temas imaginables, como las películas "aquí están vuestros líderes" con una mesa redonda en la que los líderes Illuminati estadounidenses se levantaban cuando un líder entraba en la sala.

Las películas eran sexualmente explícitas, de violencia y sobre la lealtad. Practicamos cómo desdibujar las líneas (con alguien siguiéndonos) y cómo seguir a alguien sin ser detectados. Había una cámara de aislamiento en una habitación. No se utilizaba para ejercicios en grupo, sino para sesiones especiales de entrenamiento. Por lo demás, la sala estaba sellada cuando no se utilizaba. Formación lingüística: diferentes personas venían y nos enseñaban diferentes idiomas tanto con la clase como individualmente. A veces mi madre se sentaba a charlar con su amigo, Sidney Gottlieb, o con el Dr. G. Steiner, un médico que trabajaba en este proyecto con niños. No sé quiénes eran los otros niños ni de dónde venían. Sus familias les acompañaban y volvían a por ellos después, normalmente la madre o el padre o un amigo de la familia. Los ejercicios terminaban a las 4:30 de la mañana.

El Centro Médico Tulane (donde reside "El Instituto") era conocido como uno de los centros de investigación más avanzados de Estados Unidos en técnicas de control mental y exploración de lo paranormal, ECM y el uso repetido sin cesar de mensajes grabados. Creían que el estado cercano a la muerte ayudaría a incrustar un mensaje o creencia en los niveles más profundos del inconsciente y la experiencia del "renacimiento" (que creaba un nuevo alter a un nivel muy profundo) daba un "sujeto" muy, muy leal. Este fue el caso. El sujeto estaba aterrorizado y se le decía que si alguna vez desobedecía sería devuelto a ese estado "a las puertas de la muerte", así que no había muchos que fueran "desleales" en estas circunstancias.

El equipo que se utilizó el dinero de nuestros impuestos para comprar a estas organizaciones que operaban al amparo del gobierno era muy sofisticado: equipos de realidad virtual y el uso de las técnicas neurolingüísticas más elaboradas. Y se enseñaba a la gente a utilizarlas de la forma más eficaz.

El año en que cumplí 23 años era entrenador jefe en San Diego. Por la noche seguía experimentando con otros, bajo la supervisión de Jonathan Meier y al final del día del coronel Aquinos, que era el director regional de nuestro grupo.

Y, por supuesto, al final de cada tarde, descargábamos nuestros datos altamente encriptados a los bancos de datos de Langley. En el centro de datos de la CIA, teníamos que pasar por seis niveles de contraseñas de seguridad antes de llegar al lugar donde se podían descargar los datos. Querían conocer los resultados de los experimentos en todas partes, y había protocolos estrictos para informar de cualquier reacción inusual, anomalía o nueva combinación de fármacos que fuera especialmente eficaz.

Creo que la mayoría del público estadounidense no tiene ni idea de cómo se utiliza su dinero para ciertas organizaciones gubernamentales. También creo que la mayoría de las personas que leen esto no creerían que la CIA y un respetado centro médico pudieran ser el lugar de tales experimentos en la mente y la psique de niños y adultos (se hizo en ambos). Pero es la verdad y lo siento, porque me enfada que el dinero de mis impuestos vaya a subvencionar abusos. Mi único deseo es que algún día esto se descubra, salga a la luz y el público pueda escudriñar lo que ha ocurrido y sigue ocurriendo, y que se le ponga fin.

PASCUA EN LA SECTA

Hay ciertas épocas del año que son especialmente difíciles para quienes han sobrevivido a rituales ocultistas. Se trata de las "fiestas" que corresponden a rituales celebrados por grupos ocultistas. Aunque los rituales y prácticas reales pueden variar algo entre los grupos, existen algunas similitudes entre ellos.

La Pascua es uno de esos momentos. En el grupo en el que crecí, durante el día se me permitía vivir con normalidad. La Pascua era una celebración de la primavera, el alargamiento de los días y las primeras flores que señalaban el final del invierno. Me gustaba jugar con las ramas de la caja el Domingo de Ramos y buscar huevos de Pascua por la iglesia. Y, por supuesto, aparecía una cestita de Pascua con un conejito o un cordero de chocolate.

Pero por la noche el día sagrado se celebraba de forma muy diferente. Gran parte de la semana anterior se dedicaba a prepararla (cuando yo era niño no había colegio en Semana Santa, en los años anteriores a las "vacaciones de primavera" que se convirtieron en algo habitual. La mayoría de las escuelas cerraban una semana o incluso diez días durante esa semana). Los acontecimientos de este periodo eran bastante dolorosos, e incluían brutalidad, abusos sexuales y otros rituales en torno a los ritos de fertilidad, que culminaban al final de la semana con el simulacro de crucifixión. A menudo se elegía a un niño para sufrir la crucifixión, una siniestra caricatura de la celebración cristiana, y los adultos declaraban que este ritual era una ofrenda para degradar la tradición cristiana y mostrar su falta de sentido. Sé a ciencia cierta que se elegía a muchachos jóvenes para este ritual y era horrible verlo. A veces se hacía un simulacro de ceremonia de "resurrección", pero el resucitado no era Jesús, sino una entidad demoníaca que entraba en la persona llevada en un estado próximo a la muerte.

Las raíces espirituales de estas ceremonias se crearon para permitir que el demonio pasara a los participantes, y para "sellarlos" como participantes. A veces se pasaba un cáliz de oro entre los participantes, que bebían de una copa llena de la sangre de un niño.

Cada vez descubro más en la terapia que participé en estas oscuras ceremonias ocultistas cuando era niña, como las que se describen aquí. Estas ceremonias permitieron la entrada de un demonio, y uno de los elementos más difíciles de desmantelar de la programación realizada por el grupo fue el dominio que estos recuerdos, y la destrucción espiritual que siguió, tenían sobre mí. Parte de mi proceso de curación consiste en dejar atrás lo que sufrí y sustituir la horrenda espiritualidad negativa de mi infancia por una creencia en el amor, la compasión y el perdón, la antítesis de las brutales y duras ceremonias que viví. Una de las tareas más importantes para los supervivientes cuando recuerdan tales acontecimientos (y los aniversarios a menudo traen de vuelta los recuerdos) es ser capaces de curarse y perdonarse a sí mismos por haber participado, y poner en marcha un sistema de creencias que pueda sustituir a lo negativo. Para mí, esa creencia es el cristianismo y espero que otros encuentren este consuelo en esta difícil época del año.

También puede ser muy útil darse cuenta de que muy a menudo el grupo hace que ciertas cosas parezcan definitivas. "Estáis condenados de por vida", les dicen a los niños, o "habéis aceptado y ahora sois de los nuestros para siempre". Esto es absurdo. Ningún contrato es permanentemente vinculante, especialmente uno creado por coacción, y una vez que la persona tiene elección, puede decidir romper los contratos espirituales de la infancia hechos bajo coacción. El grupo, durante estos momentos de celebraciones y rituales, intenta inculcar un sentimiento de impotencia y la sensación de que "ahora nunca podré ser libre", pero este mensaje es absolutamente falso y juega con el miedo del niño pequeño. Como adulto, en cambio, el superviviente tiene elección y puede optar por romper esas convenciones y ser libre.

Es una lucha y no quiero que parezca fácil. No lo es y sigo luchando con ello, pero merece la pena liberarse del control que estas ceremonias e implicaciones demoníacas ejercen sobre la vida del superviviente.

NEGACIÓN Y DISOCIACIÓN

"... Cuando la negación ya no es necesaria, tampoco lo es la disociación".

La negación, antes considerada un mero apéndice molesto en el diagnóstico del trastorno de identidad disociativo, se reconoce ahora como el "pegamento" que mantiene la disociación en su sitio.

El hecho es que el TID no existiría sin la necesidad de la negación. En otras palabras, cuando la negación deja de ser necesaria, tampoco lo es la disociación. El TID comienza cuando los traumas infantiles graves y repetidos que causan conflictos intolerables en la psique joven, con tensiones extremas, se resuelven mediante una división en identidades separadas. Esto permite a la persona reprimir el acontecimiento intolerable para que otras partes de ella puedan vivir como si nada hubiera ocurrido.

Los llamados conflictos intolerables surgen siempre que se ven amenazadas creencias aparentemente vitales.

Estas creencias pueden estar relacionadas con la supervivencia, la seguridad, la funcionalidad, la identidad, la moralidad, las tendencias religiosas o cualquier otra cuestión que se considere imposible de superar. Por ejemplo, la mayoría de los niños pequeños, debido a su extrema vulnerabilidad, creen que no pueden sobrevivir sin un padre o cuidador protector. Por tanto, si papá hiere a sus hijos con violencia, se crea un conflicto intolerable con la creencia del niño sobre la necesidad de supervivencia. El niño resuelve el conflicto creando una división disociativa en su mente, que le permite "no enterarse" del suceso y así poder seguir creyendo que tiene un familiar protector y, por tanto, un medio de supervivencia.

El mismo tipo de conflicto intolerable se produce cuando la persona se enfrenta a una necesidad absoluta de funcionar, pero está demasiado angustiada por el impacto del trauma como para hacerlo, o cuando una persona comprometida con elevadas normas morales se ve obligada a participar en actividades "impensables". De nuevo, la disociación proporciona un medio para que la persona se separe de la conciencia del trauma y, de este modo, le permite hacer cosas tan cruciales como funcionar con normalidad o mantener su identidad moral.

Los torturadores, debido a su conocimiento de los mecanismos de disociación, pueden crear deliberadamente este tipo de conflictos en sus víctimas siempre que su agenda requiera una mayor disociación o un secretismo absoluto. Pueden hacerlo fácilmente sometiendo a sus víctimas a un trauma al que creen que no sobrevivirán, o invocando emociones intolerables, como el miedo que pone en peligro la vida, la vergüenza humillante, la culpa insoportable, u obligándolas a participar en actividades que entran en grave conflicto con sus creencias morales o religiosas.

Cada una de estas situaciones provocará una intensa necesidad de negar la ocurrencia del suceso, lo que invariablemente creará el muro disociativo deseado por el torturador. Por lo general, se aseguran de que la persona esté tan profundamente imbuida de él que nunca pueda deshacerse de él, lo que significaría que, de lo contrario, se enfrentaría a la realidad o a emociones insoportables. Cuando se reconoce el elemento determinante que desempeña la negación en el origen y el mantenimiento de una disociación, es posible un profundo cambio de visión terapéutica. Ya no es necesario preceder los recuerdos traumáticos con experiencias. En su lugar, para una verdadera curación, es necesario abordar la necesidad de barreras de disociación erigidas entre el peso del trauma y los elementos de mantenimiento de la negación. Esto requiere identificar y resolver los conflictos intolerables cuya existencia parece obligatoria. Este puede ser un proceso muy peligroso, pero centrará la terapia en los problemas reales que mantienen la disociación.

El superviviente puede abandonar la negación en etapas sucesivas. Al principio, a menudo se puede negar la idea de la personalidad múltiple. Cuando por fin se acepta la realidad de una división, puede que se siga negando la realidad de todo o parte del trauma. Puede ocurrir que se acepte un abuso por parte del perseguidor, pero no otro, o que se acepten finalmente los recuerdos de abusos sexuales, pero no los que implican satanismo.

La realidad del trauma puede llegar a aceptarse en su totalidad, pero su posesión puede crear resistencia. En otras palabras, la identidad primitiva en negación aceptará que todas estas cosas horribles sucedieron, pero querrá seguir manteniéndose separada de ellas. Sólo cuando esta identidad clave se identifique personalmente con los acontecimientos y sus implicaciones podrán caer las barreras disociativas.

Como esto implica un cambio importante, más para la negación básica que para los elementos de disociación, la orientación terapéutica jugará más que antes con estas identidades. Su umbral de tolerancia debe elevarse de algún modo a un nivel psicológico más profundo. Lo que antes se consideraba absolutamente inaceptable ahora debe convertirse en "apropiado".

Cambiar esta perspectiva exigirá identificar, afrontar y rectificar muchas creencias falsas. También significará enfrentarse a horribles emociones y profundos problemas de identidad. La verdad sólo se revelará al superviviente a través de una enorme motivación, fuerza interior y coraje. Sin embargo, si crees en Dios, debes saber que Él ha prometido dar gracia y fuerza para lograrlo todo.

Artículo publicado originalmente en Restoration Matters, otoño de 2001, Vol.7, n° 1, en línea en www.rcm-usa.org. Diane W. Hawkins, M.A., reproducido con permiso.

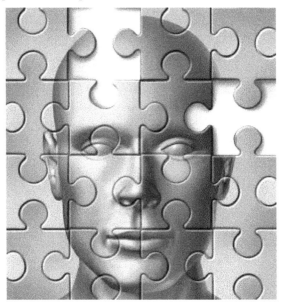

YA PUBLICADO

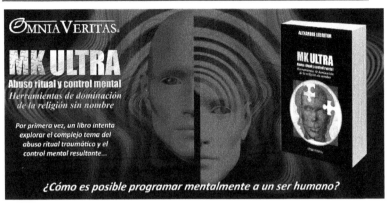

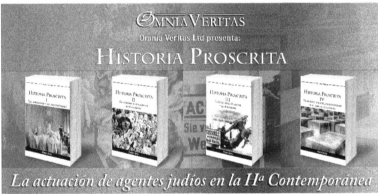

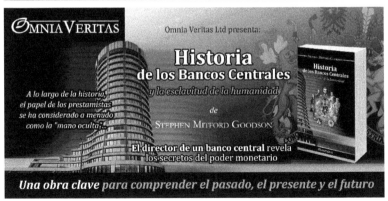

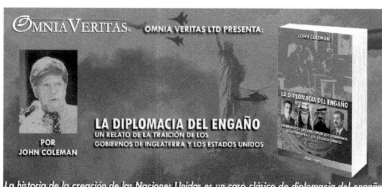

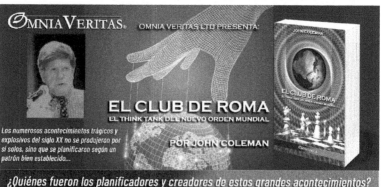

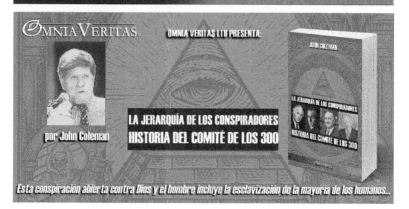

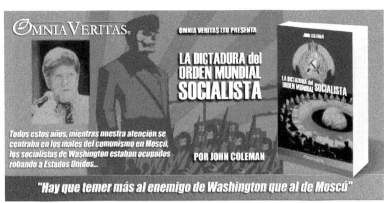

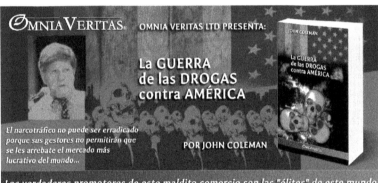

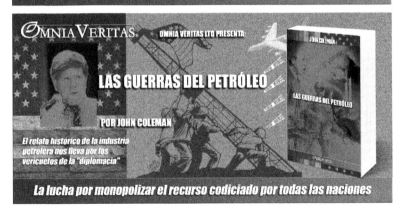

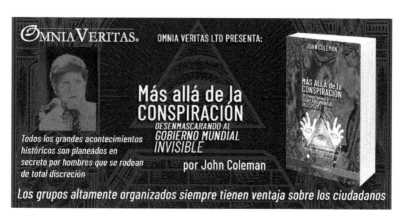

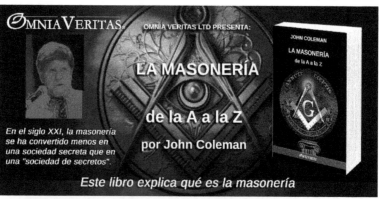

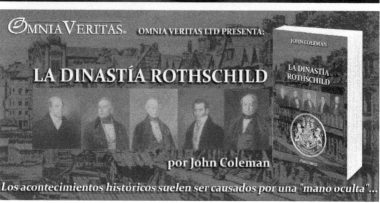

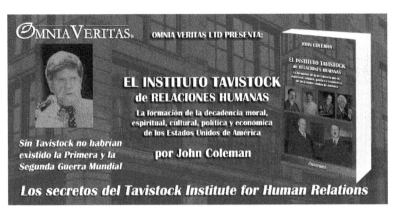

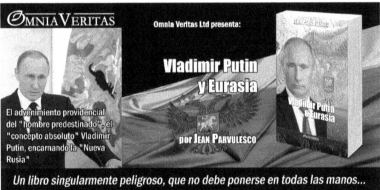

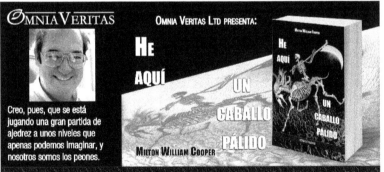

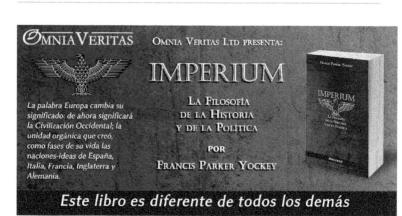

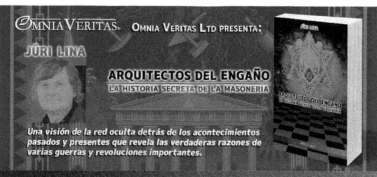

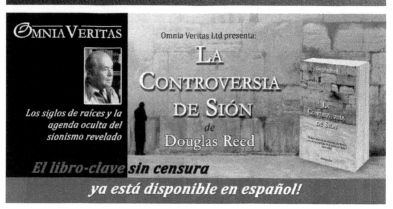

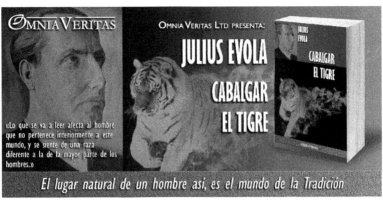

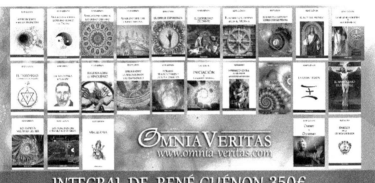

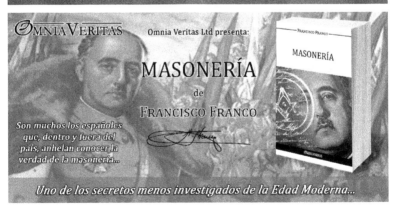

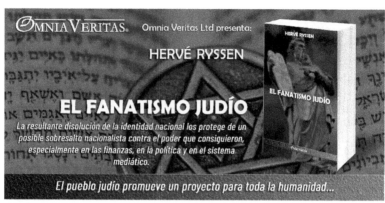

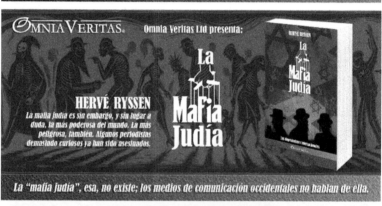

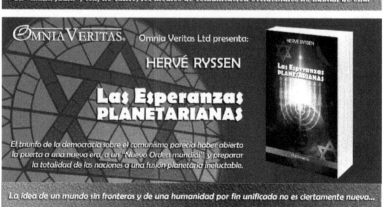

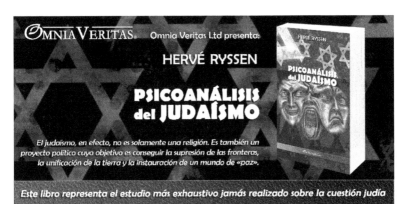

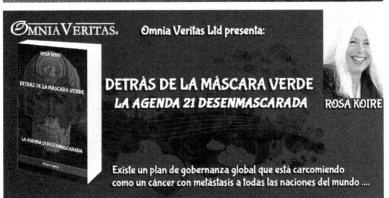

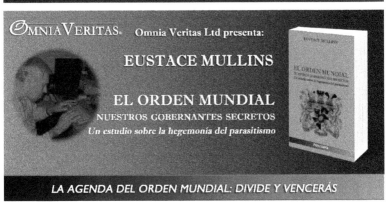

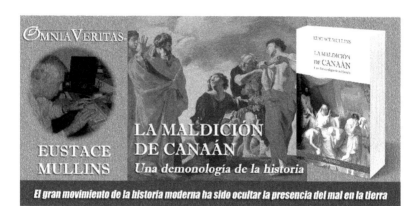

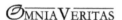

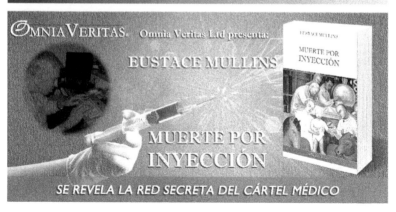

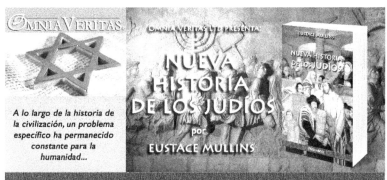

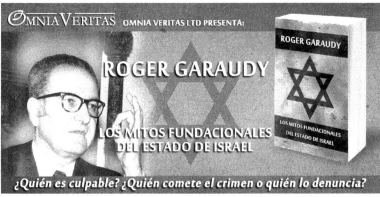

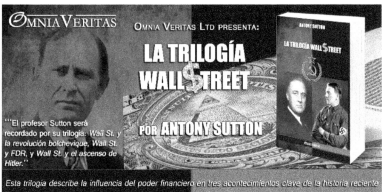

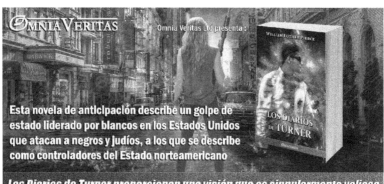

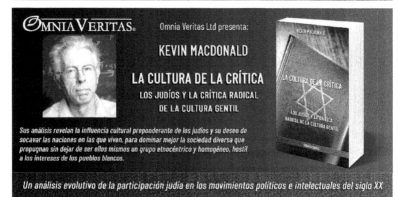

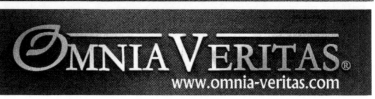